高等医学教育课程"十四五"规划基础医学类系列教材

本书可供临床、预防、基础、口腔、麻醉、影像、药学、检验、护理、法医、生物工程等专业学生使用

BINGYUAN SHENGWUXUE YU MIANYIXUE SHIYAN

病原生物学与免疫学实验

（第2版）

主　编　李　梅　黄筱钧

副主编　牛莉娜　熊亚南　全　芯　周兰英　邓毛子

编　者　（以姓氏笔画为序）

牛莉娜　海南医科大学

邓毛子　湖北科技学院

全　芯　济宁医学院

刘　洋　牡丹江医科大学

李　丽　内蒙古医科大学

李　梅　天津医科大学

李　琴　首都医科大学

杨　瑞　遵义医科大学珠海校区

陈小军　天津医科大学

周兰英　湖南医药学院

赵　艳　河北医科大学

黄筱钧　湖北民族大学

崔　妍　天津医科大学

熊亚南　华北理工大学

潘海婷　内蒙古医科大学

魏　培　遵义医科大学珠海校区

华中科技大学出版社

http://press.hust.edu.cn

中国·武汉

内 容 简 介

本书为高等医学教育课程"十四五"规划基础医学类系列教材。

本书共四章,主要包括医学微生物学基础实验、医学免疫学基础实验、人体寄生虫学基础实验、综合实验等内容。

本书可供临床、预防、基础、口腔、麻醉、影像、药学、检验、护理、法医、生物工程等专业学生使用,也可作为检验医师等人员的参考用书。

图书在版编目(CIP)数据

病原生物学与免疫学实验 / 李梅,黄筱钧主编. -- 2 版. -- 武汉 : 华中科技大学出版社,2024. 8.
ISBN 978-7-5772-1203-6

Ⅰ. R37-33;R392-33

中国国家版本馆 CIP 数据核字第 2024M7F045 号

病原生物学与免疫学实验(第 2 版)   李 梅 黄筱钧 主编
Bingyuan Shengwuxue yu Mianyixue Shiyan(Di-er Ban)

策划编辑:黄晓宇
责任编辑:毛晶晶 余 琼
封面设计:原色设计
责任校对:朱 霞
责任监印:周治超
出版发行:华中科技大学出版社(中国·武汉)   电话:(027)81321913
                 武汉市东湖新技术开发区华工科技园   邮编:430223
录 排:华中科技大学惠友文印中心
印 刷:武汉市洪林印务有限公司
开 本:889mm×1194mm 1/16
印 张:16.75
字 数:486 千字
版 次:2024 年 8 月第 2 版第 1 次印刷
定 价:59.80 元

高等医学教育课程"十四五"规划基础医学类系列教材

编委会

（以姓氏笔画为序）

于瑞雪（平顶山学院）　　　　　张红艳（河北工程大学）

马兴铭（西华大学）　　　　　　陈洪雷（武汉大学）

王　广（暨南大学）　　　　　　罗　海（湖南医药学院）

王　韵（陆军军医大学）　　　　周永芹（三峡大学）

牛莉娜（海南医科大学）　　　　郑　英（扬州大学）

史岸冰（华中科技大学）　　　　郑月娟（上海中医药大学）

包丽丽（内蒙古医科大学）　　　赵艳芝（首都医科大学）

齐亚灵（海南医科大学）　　　　胡煜辉（井冈山大学）

孙维权（湖北文理学院）　　　　侯春丽（陆军军医大学）

李　梅（天津医科大学）　　　　秦　伟（遵义医科大学）

李明秋（牡丹江医科大学）　　　贾永峰（内蒙古医科大学）

李艳花（山西大同大学）　　　　钱　莉（扬州大学）

李瑞芳（河南科技大学）　　　　黄　涛（黄河科技学院）

杨文君（海南医科大学）　　　　焦　宏（河北北方学院）

肖　玲（中南大学）　　　　　　强兆艳（天津医科大学）

闵　清（湖北科技学院）　　　　蔡　飞（湖北科技学院）

宋　洁（牡丹江医科大学）

编写秘书：蔡秀芳　　黄晓宇

基础医学是现代医学体系的基础,其包括基础医学基本理论、基本技能和科学研究手段等。国务院办公厅印发的《关于加快医学教育创新发展的指导意见》及《关于深化医教协同进一步推进医学教育改革与发展的意见》指出,要始终坚持把医学教育和人才培养摆在卫生与健康事业优先发展的战略地位。

随着健康中国战略的不断推进,我国加大了对医学人才培养的支持力度。在遵循医学人才成长规律的基础上,还需要不断提高医学青年人才的实践能力和创新能力。教材是人才培养首要的、基本的文化资源和精神食粮,加强教材建设,提高教材质量,是党和国家从事业发展需求和未来人才培养的战略高度所构筑的基础工程和战略工程。

本科基础医学教材(第 1 版)经过了一线教学实践的数年打磨,亟待修订更新,以使其做到与时俱进,更加完善。故此,华中科技大学出版社对现有高等教育实际需求进行了认真、细致的调研,吸取了广大师生意见和建议,组织了全国 50 多所高等医药院校的 300 余位老师共同修订编写了本套高等医学教育课程"十四五"规划基础医学类系列教材(第 2 版)。相较于第 1 版,这次修订改版,主要突出以下特点。

(1)紧跟"十四五"教材建设工作要求,以岗位胜任力为导向,注重"三基"培养,突出专业性和实用性。

(2)融入思政内容,将专业知识和课程思政有机统一,注重培养学生工匠精神与家国情怀,以及对生命和科学的敬畏之心。

(3)做到纸质教材与数字资源相结合。在每个章节后设置了相关知识点的拓展链接,重点阐述学科新进展以及与知识点有关的前沿理论和实践,便于学生更加深入地理解知识点和课堂重点内容。

(4)设置课后小结、思考题、推荐文献阅读,引导和促进学生自学。

本套教材得到了教育部高等学校教学指导委员会相关专家及全国高校老师的大力支持,我们衷心希望这套教材能在相关课程的一线教学中发挥积极作用,得到广大师生的青睐与好评。我们也相信这套教材在使用过程中,通过教学实践的检验和实际问题的解决,能不断改进、完善和提高,最终成为符合教学实际的精品系列教材,为推进我国高质量医学人才培养贡献一份力量。

由于时间紧、任务重,书中不妥之处在所难免,恳请使用本套教材的师生不吝赐教,提出宝贵意见和建议,以便后续继续完善。

高等医学教育课程"十四五"规划基础医学类系列教材
编写委员会

　　《病原生物学与免疫学实验(第2版)》在编写上坚持"三基"(基本理论、基本知识、基本技能)和"五性"(思想性、科学性、先进性、启发性、实用性)原则,以培养学生无菌观念、生物安全意识,严谨、认真的科学态度和诚信品质及创新精神、人文精神等为素质目标;以掌握各种实验的规范操作技术为技能目标;以掌握病原生物学与免疫学相关实验技术原理为知识目标。本教材在编写上保留了第1版教材的"四章加附录"格式,第一章至第三章分别为医学微生物学基础实验、医学免疫学基础实验和人体寄生虫学基础实验,第四章为综合实验。在实验后面附有思考题。《病原生物学与免疫学实验(第2版)》更新了部分临床案例和提示问题,补充了较为成熟的实验和技术,以培养学生创新能力。

　　《病原生物学与免疫学实验(第2版)》采用纸质教材与数字资源相融合的编写模式,在传统纸质教材的基础上增加了数字资源内容,通过二维码技术展示思考题答题要点,以帮助学生更好地掌握所学内容,激发学生的学习兴趣。本教材内容具有紧密贴合一线教学需要、结合临床实际,紧跟前沿、突出新特性、深度与广度兼顾的特点,适用于教师授课、学生自学和做实验准备工作,也可作为检验医师等人员的参考用书。

　　《病原生物学与免疫学实验(第2版)》的编写是在华中科技大学出版社领导及编辑老师的大力支持下完成的,在此向上述所有人员表示衷心感谢。由于病原生物学与免疫学发展日新月异,本教材内容难免有疏漏和不足之处,恳请广大读者批评指正。

编　者

目 录

MULU

第三章　人体寄生虫学基础实验

第四章　综合实验

第一章 医学微生物学基础实验

医学微生物学实验是病原生物学课程的重要内容,目的在于使学生加深对理论知识的理解,同时学习和掌握医学微生物学的基本操作技术。本章将介绍医学微生物学基础实验。在实验过程中,学生须严格执行无菌操作,为今后相关疾病的诊治与科研工作奠定基础。

实验一 细菌形态学检查方法

各种细菌在一定的环境条件下,有相对恒定的形态与结构。了解细菌的形态、结构特征不仅有助于鉴别细菌,而且有助于分析细菌的致病性和致病机制。

【实验目标】

知识目标:掌握细菌的基本形态和一些特殊结构。

能力目标:熟悉细菌单染色法、复染色法和负染色法。通过观察各种细菌的染色标本,了解细菌的形态、结构特征。熟悉细菌动力的检查方法,观察细菌运动现象。

【实验内容】

(一)细菌的基本形态与特殊结构的观察

1.基本形态(示教) 按照在适宜的生长条件下所显示的正常形态,细菌主要分为三大类:球菌、杆菌和螺形菌。不同细菌的排列方式不同,在鉴别细菌时有一定的参考价值。

1)材料

(1)球菌示教片:葡萄球菌、链球菌和脑膜炎奈瑟菌。

(2)杆菌示教片:大肠埃希菌和炭疽芽胞杆菌。

(3)螺形菌示教片:霍乱弧菌。

2)方法

(1)使用油镜观察球菌、杆菌和螺形菌的示教片。

(2)注意观察各种细菌的形态、大小、染色性和排列方式等。

3)结果记录 将实验结果记录于表 1-1-1 中。

表 1-1-1 不同细菌的基本形态记录表

项 目	葡萄球菌	链球菌	脑膜炎奈瑟菌	大肠埃希菌	炭疽芽胞杆菌	霍乱弧菌
细菌形态						
染色性						
细菌排列方式						

2.特殊结构(示教) 细菌的特殊结构是某些细菌所具有的结构,其形成受一定条件的限制。虽然特殊结构不是细菌生存所必需的,但能赋予细菌一定的功能,在致病性、免疫性及对细菌的鉴别等方面有一定意义。

1

1)材料

(1)芽胞示教片:破伤风梭菌。

(2)荚膜示教片:肺炎链球菌。

(3)鞭毛示教片:变形杆菌。

(4)菌毛的电镜照片:伤寒沙门菌。

2)方法

(1)使用油镜观察细菌的芽胞、荚膜和鞭毛的示教片。

(2)观察菌毛的电镜照片。

(3)注意观察芽胞在菌体上的位置和大小;荚膜的薄厚及其与菌体的关系;鞭毛和菌毛的形态、数量及位置。

3)结果记录　将观察到的细菌特殊结构的特征记录于表 1-1-2 中。

表 1-1-2　不同细菌的特殊结构的特征记录表

项　目	破伤风梭菌	肺炎链球菌	变形杆菌	伤寒沙门菌
特殊结构				

(二) 细菌不染色标本检查法

鞭毛是细菌的运动器官。有鞭毛的细菌能定向地从一个地方较快地移动到另一个地方。无鞭毛的细菌因受所处环境中液体分子的冲击而呈现摇摆颤动的现象(布朗运动)。检查细菌动力的方法有很多,较常用的有悬滴法、压滴法、半固体琼脂培养基法等。许多杆菌和螺形菌具有鞭毛,有动力;一般球菌无鞭毛,没有动力。检查不染色活细菌的动力时,使用相差显微镜、暗视野显微镜效果更好。

1. 悬滴法

1)材料

(1)菌种:变形杆菌、葡萄球菌肉汤培养物。

(2)凹玻片、盖玻片、凡士林等。

2)方法

(1)取一接种环的变形杆菌或葡萄球菌肉汤培养物,置于盖玻片中央。在盖玻片四角点上少许凡士林。

(2)取凹玻片一张,将凹玻片翻转,使凹窝对准盖玻片中心,覆于其上,轻轻按压,粘住盖玻片后再翻转。以接种环柄轻压盖玻片周边,使其与凹窝边缘粘紧,以防水分蒸发。

(3)先用低倍镜找到悬滴的边缘,再换用高倍镜观察(因凹玻片较厚、油镜焦距很短,故一般不用油镜进行观察)。

3)结果观察　变形杆菌有鞭毛,可向不同方向迅速运动。葡萄球菌无鞭毛,不能自主运动,在液体中水分子的撞击作用下呈布朗运动。

2. 压滴法

1)材料

(1)菌种:变形杆菌、葡萄球菌肉汤培养物。

(2)盖玻片、载玻片、镊子等。

2)方法

(1)以接种环取变形杆菌或葡萄球菌肉汤培养物 2~3 环,置于载玻片中央。

(2)用镊子夹住盖玻片,覆盖于菌液上。放置时,先使盖玻片一边接触菌液,缓缓放下,以不产生气泡为佳。

（3）用高倍镜或油镜观察。注意标本片制好后应尽快观察，以免水分蒸发而影响观察结果。

3）结果观察 基本与悬滴法的结果观察相同，油镜下观察更为清晰。

3. 半固体琼脂培养基法 具有鞭毛的细菌在半固体琼脂培养基中能冲破低浓度琼脂的阻力，自原接种处向四周扩散生长，使周围的培养基呈现混浊状；无鞭毛、不具动力的细菌仅在接种部位生长繁殖，不向四周扩散生长。

1）材料

（1）菌种：变形杆菌、葡萄球菌肉汤培养物。

（2）培养基：半固体琼脂培养基。

2）方法

（1）用灭菌的接种针蘸取菌液，以穿刺法接种至半固体琼脂培养基中央。

（2）37 ℃孵育 18～24 h 后，分别观察两种细菌在半固体琼脂培养基内的生长情况，观察穿刺线是否清晰，以判断细菌有无动力。

3）结果观察 变形杆菌有鞭毛，可运动，在培养基中呈扩散生长，致培养基呈混浊状；葡萄球菌无鞭毛，不能运动，只沿穿刺线生长，培养基清亮。

（三）细菌染色标本检查法

活细菌为无色半透明状，在普通光学显微镜下不易观察。若用染色的方法使菌体着色，与背景形成鲜明对比，可在显微镜下清晰地观察其形态特征。

一般染色法分为单染色法和复染色法。单染色法只用一种染料使细菌着色，可观察细菌大小与形态等。复染色法又称鉴别染色法，用两种或两种以上染料使细菌着色，有协助鉴别细菌的作用。常用的复染色法有革兰染色法和抗酸染色法。此外，尚有负染色法，以及针对细菌芽胞、鞭毛、荚膜等特殊结构的染色方法。

1. 单染色法 使用一种染料对细菌进行染色，主要用于观察细菌形态、大小与排列方式。

1）材料

（1）菌种：大肠埃希菌、葡萄球菌琼脂斜面培养物。

（2）染色液：碱性美蓝（亚甲蓝）染色液或石炭酸复红染色液（参见附录 C）。

2）方法

（1）制片：①涂片：取洁净载玻片 1 张，做好标记后置于实验台上。点燃酒精灯，右手以持笔式握持接种环，置火焰中烧灼灭菌。用灭菌接种环取无菌生理盐水 1～2 环，置于载玻片的一端。将接种环再次放在火焰上灭菌，用灭菌接种环自菌种管挑取少许大肠埃希菌或葡萄球菌琼脂斜面培养物与生理盐水混匀，涂布成大小约为 1.0 cm×2.0 cm 的菌膜（若用液体培养物，直接取 1～2 环菌液涂片即可），涂膜应薄而均匀。接种环取菌后，再通过火焰灭菌，才能放回原位。②干燥：涂片在室温中自然干燥。③固定：手持载玻片的一端（即涂有菌膜的远端），标本面向上，在火焰外层快速地来回通过 3～4 次，共 2～3 s，以载玻片反面触及皮肤不觉过烫为度。放置待冷后，进行染色。

（2）染色：滴加碱性美蓝染色液或石炭酸复红染色液 1～2 滴，使染色液盖满菌膜。染色 1～2 min，再用细小水流洗去多余的染色液。

3）结果观察 涂片用吸水纸轻轻吸干后，先在低倍镜下找到适宜的视野，然后滴加一滴香柏油，用油镜观察，菌体呈蓝色或红色。

2. 复染色法 用两种或两种以上染料，将不同细菌染成不同的颜色，可用于鉴别细菌。

1）革兰染色法 革兰染色法是细菌学中使用最广泛的一种染色方法，是由丹麦医生 Hans Christian Gram 于 1884 年创建的。利用此法可将细菌分为革兰阳性（G^+）菌和革兰阴性（G^-）菌

3

两大类。革兰阳性菌因细胞壁中含有大量肽聚糖和磷壁酸,可保留结晶紫与碘的复合物,不易被乙醇(又称酒精)脱色,故呈蓝紫色。革兰阴性菌因细胞壁中肽聚糖含量少,脂质含量高而更容易被乙醇脱色,经复染后呈红色。

(1)材料。

菌种:葡萄球菌、大肠埃希菌琼脂斜面培养物。

革兰染色液:参见附录C。

其他:载玻片、接种环、酒精灯、无菌生理盐水等。

(2)方法。

涂片:取洁净载玻片1张,做好标记后置于实验台上。点燃酒精灯,右手以持笔式握持接种环,置火焰中烧灼灭菌。用灭菌接种环取无菌生理盐水1~2环,分别置于载玻片左、右两端。左手持琼脂斜面培养物,右手仍以持笔式握持接种环,并将接种环再次放在火焰上灭菌,待接种环冷却后,挑取葡萄球菌,混合于其中一处生理盐水中,涂抹均匀使其成一层薄膜(若检材是液体,则不必加无菌生理盐水),薄膜的大小约为1.0 cm×2.0 cm。按上述方法在载玻片的另一处制备大肠埃希菌涂片。

干燥:室温下自然干燥。

固定:将细菌涂片在酒精灯火焰上快速通过3~4次,以固定细菌,使其在染色过程中不易从载玻片上脱落。注意不要将涂片直接放在火焰上烤,以免破坏细菌细胞结构。

染色:①初染:在菌膜上滴加结晶紫染色液1~2滴,染色1 min,用细小水流冲洗,并轻轻倾去载玻片上的积水。②媒染:加卢戈碘液1~2滴,染色1 min,用细小水流冲洗,并将表面积水甩干。③脱色:滴95%乙醇数滴于载玻片上,频频摇晃以脱色(约30 s),然后立即用细小水流冲洗(若涂膜较厚,可适当延长脱色时间)。④复染:滴加石炭酸复红染色液1~2滴,复染1 min后用细小水流冲洗。最后用吸水纸吸干水分。

(3)结果记录:用油镜观察染色结果,并将实验结果记录于表1-1-3中。

表1-1-3 细菌革兰染色结果记录表

细 菌	染色性	形 态	排列方式
葡萄球菌			
大肠埃希菌			

2)抗酸染色法 结核分枝杆菌是结核病的病原体,菌体细长,略弯曲,有分枝生长趋势。因其细胞壁含有大量脂质,一般不易着色,经加温或延长染色时间或提高染色液浓度而着色后,能抵抗盐酸乙醇溶液的脱色,故又称抗酸杆菌。

(1)材料。

①标本:肺结核患者痰标本涂片(或卡介苗涂片)和枯草芽胞杆菌涂片(阴性对照)。

②抗酸染色液:参见附录C。

(2)方法:①初染:在已固定的细菌涂片上滴加石炭酸复红染色液数滴,染色8~10 min,用细流水冲洗。②脱色:滴加3%盐酸乙醇溶液,频频摇晃以脱色,至染色液的颜色不再继续脱下为止,时间为0.5~1 min,用细流水冲洗。③复染:滴加碱性美蓝染色液2~3滴,1 min后用细流水冲洗。最后用吸水纸吸干水分,于油镜下观察。

(3)结果记录:结核分枝杆菌为抗酸染色阳性,在蓝色背景下可见染成红色的细长或略带弯曲的杆菌,有分枝生长趋势,有时菌体内含浓染颗粒,呈念珠状。枯草芽胞杆菌为抗酸染色阴性,菌体被染成蓝色。将实验结果记录于表1-1-4中。

表 1-1-4　细菌抗酸染色结果记录表

细　菌	染色性	形　态
枯草芽胞杆菌		
结核分枝杆菌		

3. 特殊染色法　细菌的某些结构,如鞭毛、荚膜、芽胞、细胞壁等,需用特殊染色法才能着色,或使其染上与菌体不同的颜色,以利于观察和鉴别。

1)鞭毛染色法

(1)材料。

菌种:变形杆菌普通琼脂平板培养物。

染色液:鞭毛染色液(参见附录 C)。

其他:载玻片、接种环、酒精灯、蒸馏水等。

(2)方法。

涂片:在洁净无油的载玻片中央滴加 1~2 滴蒸馏水,用灭菌后的接种环选取迁徙至最远处的变形杆菌菌苔,轻点于载玻片中央的蒸馏水中,令其自由分散,切勿研磨或振动。将载玻片静置于 37 ℃恒温箱中干燥,制成涂片,不能用火焰固定。

染色:取 1~2 滴鞭毛染色液滴于制备好的涂片上,染色 5~10 min(时间越长,鞭毛越粗)。以蒸馏水轻轻冲洗载玻片,用吸水纸吸干水分,于油镜下观察。

(3)结果观察:菌体及鞭毛呈红色或紫色。

注意事项:染色效果好坏与涂片过程有密切关系。载玻片的清洁度也是影响涂片效果好坏的关键因素,要求使用新的载玻片,并用肥皂水煮沸 2~3 min,冲洗干净后置于蒸馏水中,用前捞出擦净。

2)荚膜染色法

(1)材料。

菌种:肺炎链球菌感染致死的小白鼠腹腔液。

染色液:鞭毛染色液、碱性美蓝染色液。

其他:载玻片、接种环、酒精灯等。

(2)方法。

涂片:取注射肺炎链球菌后死亡的小白鼠腹腔液涂片,于空气中自然干燥,不能加热固定。

染色:用鞭毛染色液染色 1 min。用水轻轻冲洗,再用碱性美蓝染色液复染 5 min。用水轻轻冲洗,干燥固定后,即可进行镜检。

(3)结果观察:菌体呈红色,荚膜呈蓝色。

此外,用结晶紫染色液进行负染是一种更简单、实用的观察细菌荚膜的方法。参见本实验的"负染色法"相关内容。

3)芽胞染色法

(1)材料。

菌种:枯草芽胞杆菌琼脂斜面培养物或破伤风梭菌血琼脂平板 3~5 天培养物。

染色液:石炭酸复红染色液、碱性美蓝染色液、95%乙醇。

其他:载玻片、接种环、酒精灯、无菌生理盐水等。

(2)方法:制备上述细菌涂片,自然干燥,火焰固定。滴加石炭酸复红染色液于涂片上,并用弱火加热,以染色液冒蒸汽但不沸腾为宜,染色约 5 min。冷却后水洗,并用 95%乙醇脱色 2 min。水洗,用碱性美蓝染色液复染 30 s。水洗,吸干水分后进行镜检。

(3)结果观察:芽胞呈红色,菌体为蓝色。

4)细菌细胞壁染色法

(1)材料。

菌种:葡萄球菌肉汤培养物。

染色液:0.5%结晶紫染色液、0.5%刚果红溶液、5%单宁酸溶液。

其他:载玻片、接种环、酒精灯、无菌生理盐水等。

(2)方法:制备葡萄球菌涂片,在空气中干燥后,置于5%单宁酸溶液中0.5～1 h,水洗。以0.5%结晶紫染色液染色1.5～2 min,水洗。再以0.5%刚果红溶液作用2～3 min,水洗。

(3)结果观察:油镜下观察,细胞壁呈蓝紫色。

5)细菌核质染色法 细菌的核质处于细胞质内,细胞质中含大量 RNA,容易和碱性染料结合,影响核质的着色。故先将细胞质中的 RNA 用强酸处理使之水解,再进行染色,方可使细菌的核质清晰显现。

(1)材料。

菌种:蜡样芽胞杆菌琼脂斜面培养物。

试剂:甲醇、盐酸(1 mol/L)、吉姆萨染色液、双蒸水。

(2)方法。

涂片:制备蜡样芽胞杆菌涂片,待涂片自然干燥后,用甲醇固定。

染色:将涂片置于 60 ℃盐酸(1 mol/L)中水解 10 min,取出,水洗。于 10 mL 双蒸水中加入吉姆萨染色液 20～30 滴,将涂片置于此染色液中染色 30 min,取出。

(3)结果观察:油镜下观察,细胞质呈浅紫红色,核质呈深紫色。

6)细菌异染颗粒染色法 某些细菌(如白喉棒状杆菌)细胞内存在异染颗粒。用奈瑟(Neisser)或阿氏(Albert)染色法染色后,这些颗粒呈现与菌体不同的颜色,可用于细菌鉴别。

(1)材料。

菌种:白喉棒状杆菌培养物。

染色液:奈瑟染色液(含甲液、乙液)、阿氏染色液(含甲液、乙液)。

(2)方法:制备白喉棒状杆菌涂片,待涂片自然干燥后,火焰固定。用甲液染色 3～5 min,水洗。再用乙液染色 1 min,水洗。油镜下观察。

(3)结果观察:奈瑟染色法中白喉棒状杆菌菌体呈黄褐色,异染颗粒呈蓝黑色;阿氏染色法中白喉棒状杆菌菌体呈蓝绿色,异染颗粒呈蓝黑色。

7)螺旋体镀银染色法(Fontana 镀银染色法) 虽然密螺旋体和钩端螺旋体的革兰染色也呈阴性,但非常不易着色,故常用 Fontana 镀银染色法对密螺旋体和钩端螺旋体进行染色和形态观察。

(1)材料。

标本:梅毒患者下疳渗出液、梅毒疹渗出物或淋巴结抽出液(无菌操作下穿刺腹股沟淋巴结,注入 0.3 mL 无菌生理盐水并反复抽吸 2～3 次,取少量淋巴液直接滴于载玻片上,加盖玻片后立即进行暗视野显微镜检查或备用)。

染色液:固定液、单宁酸媒染液、Fontana 银溶液。(附录 C 螺旋体镀银染色液)

其他:载玻片、盖玻片、接种环、酒精灯等。

(2)方法。

制片:取下疳渗出液、梅毒疹渗出物或淋巴结抽出液涂片,涂片宜薄,自然干燥(不可用火焰固定)。也可以采用组织切片。

固定:用固定液固定 1～2 min,再倾去固定液,滴加 95%乙醇洗涤 3～5 min。

染色:在涂片上滴加单宁酸媒染液 2～3 滴,用酒精灯缓慢加热至产生蒸汽,染色约 2 min 后水洗。滴加经氨水处理的 Fontana 银溶液,并轻微加热至产生蒸汽,染色约 2 min(时间延长或缩短会使涂片着色过深或过浅,室温较高时可不加热),水洗,自然干燥。

封片:加盖玻片,用加拿大树胶封片(若不加盖玻片,香柏油可使螺旋体脱色)。

(3)结果观察:油镜下观察,梅毒螺旋体呈棕褐色至黑色,背景为淡黄色,菌体细长,宽 0.2～0.5 μm,长 8～30 μm,波幅 0.3 μm,有 8～14 个细密而规则的螺旋,两端尖直。

4.负染色法

1)墨汁染色法

(1)材料:新生隐球菌感染致死的小鼠腹腔渗出液、墨汁(印度墨汁)、生理盐水。载玻片、盖玻片等。

(2)方法:取生理盐水 1 滴置于洁净的载玻片上,加一接种环的新生隐球菌感染致死的小鼠腹腔渗出液,再滴加 1 滴墨汁混合均匀,加盖玻片,镜检(及时观察,勿干燥)。

(3)结果观察:高倍镜下可见背景为黑色,菌体呈球形、大小不等,无色发亮,外围有一发亮的厚荚膜,厚度可与菌体相等,或大于菌体。有芽生孢子,孢子内有一个较大的反光颗粒(蜡质颗粒)和许多小颗粒。

注意事项:若无印度墨汁,可用普通墨汁或碳素墨水代替,但应注意颗粒不能太粗。也可用 2% 刚果红溶液负染。

2)刚果红染色法　可观察奋森疏螺旋体及梭杆菌。

(1)材料:2% 刚果红溶液(2 g 刚果红溶于 100 mL 蒸馏水)、浓盐酸(分析纯)、无菌生理盐水、无菌牙签、载玻片等。

(2)方法。

涂片:用接种环取无菌生理盐水 1 环,置于洁净载玻片一端。用无菌牙签挑取恒磨牙牙垢,加到载玻片的生理盐水中,混匀。

染色:于载玻片的另一端滴 1 滴 2% 刚果红溶液。用接种环将待检标本与刚果红溶液混匀后制成薄膜,自然干燥。置于盛有浓盐酸的瓶口熏,利用浓盐酸挥发出来的氯化氢气体的强酸作用,使涂片颜色逐渐由红色完全变为蓝色。

(3)结果观察:油镜下观察,在蓝色背景中,可见未着色的螺旋体,有 3～8 个疏而不规则的螺旋,同时还可见梭杆菌等。

3)结晶紫染色法(Hiss 法)　可观察细菌荚膜。

(1)材料。

菌种:肺炎链球菌感染致死的小白鼠腹腔液。

染色液:结晶紫染色液、20% 硫酸铜溶液。

其他:载玻片、接种环、酒精灯等。

(2)方法。

涂片:取肺炎链球菌感染致死的小白鼠腹腔液涂片,空气中自然干燥,或用电吹风机冷风吹干,用乙醇固定。切勿加热固定。

染色:用结晶紫染色液覆盖菌膜,在弱火上略加热至出现蒸汽,染色 1 min,用 20% 硫酸铜溶液冲洗染色液,此后切勿再用水洗。用吸水纸吸干后镜检。

(3)结果观察:菌体呈蓝紫色,荚膜呈淡蓝色或无色。

注意事项:①涂片要尽量薄。②荚膜为可溶性结构,薄且易变形,可因剧烈的冲洗而丢失或脱离,故染色过程中,冲洗操作要轻柔。③因荚膜含水量高,故制备涂片时不能加热固定,以免荚膜皱缩变形。

▶▶ 思考题

1.在光学显微镜下能观察到细菌的哪些特殊结构? 其在医学上各有何意义?

思考题答题要点

Note

2.试述革兰染色法的步骤及医学意义。

(李 梅)

实验二 细菌培养技术

一般细菌可用人工方法进行培养,使其生长繁殖,以便进一步观察和研究其生物学特性。为了获得良好的细菌培养物,在分离培养细菌时,除采用适宜的培养基并考虑其他的培养条件(如温度、湿度、酸碱度、气体等)外,掌握各种细菌的分离、培养和接种技术,也是至关重要的。

【实验目标】

知识目标:掌握培养基的种类及主要用途。熟悉细菌分离和培养的基本技术。了解细菌在不同培养基中的生长现象。

能力目标:掌握无菌操作技术。熟悉细菌的接种方法。了解细菌培养基的制备。

【实验内容】

(一)培养基的配制

常用培养基的配制方法见附录B。

(二)细菌的接种方法

1.材料

1)菌种和培养基 详见表1-2-1。

表 1-2-1 菌种和培养基

项 目	平板划线接种法	斜面培养基接种法	液体培养基接种法	穿刺接种法
菌种	葡萄球菌和大肠埃希菌混合菌液	大肠埃希菌培养物	大肠埃希菌培养物、枯草芽胞杆菌培养物	变形杆菌培养物、痢疾杆菌培养物
培养基	普通琼脂平板	琼脂斜面培养基	肉汤培养基	半固体琼脂培养基

2)其他 接种环、接种针、酒精灯、记号笔、试管架等。

2.方法

1)平板划线接种法 采用四区划线接种法。

(1)在培养皿底部,用记号笔注明接种的菌名、接种者姓名和班级、接种日期等。

(2)点燃酒精灯,右手以持笔式握持接种环并放置火焰中烧灼灭菌(图1-2-1)。先将接种环的金属丝部分置于火焰中,待金属丝烧红并蔓延至金属环端,再直接烧灼金属环直至烧红,然后由金属环至金属杆方向快速通过火焰,随后反方向通过火焰,如此2~3次。将接种环移开,待其冷却。注意:接种环不能距离火焰过远,一般应在距火焰10 cm范围之内(视此范围为无菌环境);灭菌后的接种环不能再碰及他物。

(3)左手持装有葡萄球菌和大肠埃希菌混合菌液的试管(菌种管),用持有接种环的右手手掌及小指轻轻转动并拔取菌种管透气胶塞,将管口迅速通过火焰2~3次进行灭菌。

将已灭菌且已冷却的接种环伸入菌种管中,取一接种环的混合菌液,再将接种环从菌种管内抽出。将管口再次通过火焰2~3次灭菌,塞好透气胶塞,将菌种管放至原来的位置。

(4)分区划线接种细菌(图1-2-2)。左手持琼脂平板培养基(将皿盖反放在操作台酒精灯附

8

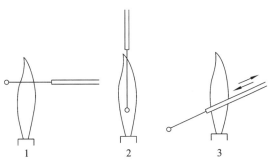

图 1-2-1 接种环的灭菌操作

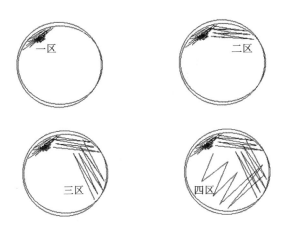

图 1-2-2 四区划线接种法

近),尽量使之直立,以免空气中的细菌落入其中,并靠近火焰。右手持接种环在琼脂平板上端来回划线,涂成一细菌薄膜(约占平板面积的 1/10),此为一区。划线时接种环与平板表面成 30°～40°角,以腕力在平板表面轻快地来回滑动。切记,接种环不应嵌进培养基内,以免将琼脂表面划破。

将琼脂平板旋转 90°。烧灼接种环,以杀灭接种环上的残留细菌,将接种环触及培养基表面以使其冷却。将灭菌接种环通过细菌薄膜处做连续平行划线(约占平板面积的 1/5),此为二区。注意接种环只通过细菌薄膜 1～2 次,以获取细菌薄膜处少量的细菌。

将琼脂平板旋转 90°。接种环烧灼灭菌并使之冷却。将灭菌接种环接二区连续平行划线(约占平板面积的 1/4),此为三区。接种环只通过二区 1～2 次以获得少量细菌。

将琼脂平板旋转 90°。接种环不必再灭菌,接三区连续平行划线,划满平板其余部分,此为四区。

注意事项:各区接种线间尽量互不交接,以达到逐渐稀释细菌的目的。

(5)划线完毕,将琼脂平板盖上皿盖,将培养皿倒置(避免培养过程中凝结水自皿盖滴下,冲散菌落),放入 37 ℃恒温箱中培养。

(6)培养 18～24 h,再将培养皿取出。观察琼脂平板表面生长的各种菌落,注意其大小、形状、边缘、表面光滑度、透明度、颜色、气味等。

2)斜面培养基接种法

(1)用记号笔在待接种的培养基管上做标记。

(2)点燃酒精灯,左手拇指、示指、中指及无名指分别握持菌种管与待接种的培养基管(两支斜面试管),使菌种管位于左侧,斜面均应向上,勿呈水平状态,以免凝结水浸润培养基表面,甚至沾湿透气胶塞。

（3）以右手拇指和示指捏持转动两管透气胶塞，使其松动，以便于接种时拔取。

（4）右手持接种环，在火焰上烧灼灭菌。

（5）以右手手掌及小指、小指及无名指分别拔取并夹持两支试管的透气胶塞，将两支试管管口灭菌。

（6）将已灭菌且已冷却的接种环伸入菌种管内，从斜面上轻轻挑取少量菌苔后退出菌种管（注意：一要防止取菌过多；二要防止弄破培养基表面）。再伸进待接种的培养基管进行斜面接种（图 1-2-3），从斜面的底部向顶端轻轻弯曲划线，不要触破培养基表面。沾有细菌的接种环进出试管时，不应触及试管内壁和试管口。

（7）接种完毕，灭菌两支试管的管口，塞好透气胶塞，放至原来的位置。重新烧灼接种环，灭菌后放回试管架。接种好的试管置于 37 ℃恒温箱中培养 18～24 h，观察细菌生长情况。

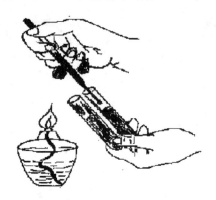

图 1-2-3　斜面培养基接种法

3）液体培养基接种法

（1）用记号笔在待接种的培养基管上做标记。

（2）与斜面培养基接种法一样，左手握持菌种管及待接种的培养基管（肉汤管）。

（3）接种环灭菌并冷却后伸入菌种管，取少量细菌再伸入肉汤管内，在接近液面的管壁处轻轻研磨，蘸取少量肉汤调和，使细菌混于肉汤中（图 1-2-4）。塞好透气胶塞后，摇动肉汤，使细菌在肉汤中均匀分布。

（4）接种完毕，将接种环灭菌后放回试管架上。肉汤管放于 37 ℃恒温箱中培养 18～24 h，观察细菌生长情况。

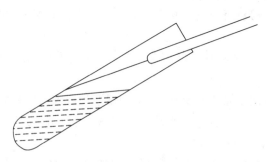

图 1-2-4　液体培养基接种法

4）穿刺接种法

（1）用记号笔在待接种的培养基管上做标记。

（2）与斜面培养基接种法类似，左手握持菌种管及待接种的半固体琼脂培养基管。

（3）右手持接种针，灭菌并冷却后，用接种针挑取菌苔，垂直刺入半固体琼脂培养基的中心，刺至近管底部，但不要接触管底，然后循原路抽出接种针（图 1-2-5）。

(4)接种完毕,接种针重新灭菌后放至试管架上。试管口烧灼后塞好透气胶塞,置于 37 ℃恒温箱培养 18～24 h,观察细菌的生长情况。

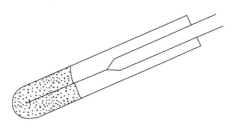

图 1-2-5 穿刺接种法

（三）细菌的培养方法

根据培养物特性及培养目的不同,可采用不同的方法对细菌进行培养。常用的培养方法有以下三种。

1.一般培养法(需氧培养法) 将已接种好的平板、肉汤管、半固体和斜面培养基置于 37 ℃恒温箱中,一般的细菌培养 18～24 h 即可观察到生长现象,但生长较慢的细菌需培养 3～7 天,甚至更长的时间才能观察到生长现象。

注意事项如下。

(1)恒温箱内不应放过热或过冷物品,取放物品时要随手关闭箱门,以维持恒温。

(2)恒温箱内培养物不宜过挤,以保证培养物受热均匀。

(3)金属孔架上物品不应过重,以免压弯孔架,导致物品滑脱,打碎培养物。

(4)恒温箱底层温度较高,培养物不宜与之直接接触。

(5)如需要较长时间培养,恒温箱内需保持一定的湿度,以防培养基干裂。

2.二氧化碳培养法 淋病奈瑟菌、脑膜炎奈瑟菌、布鲁菌等少数细菌培养时需要 5％～10％二氧化碳(CO_2),方能生长良好,尤其是初次分离培养时要求更严格。

1)烛缸法 最简单的二氧化碳培养法,在可密封的玻璃缸(如磨口标本缸或干燥器)内放置培养物,于缸盖、缸口处涂凡士林(起密封作用)。点燃一支蜡烛直立于缸内,密封缸盖,当烛火因缺氧自行熄灭时,缸内气体含 5％～10％ CO_2。连同烛缸一起放进 37 ℃恒温箱中培养。

2)化学法(碳酸氢钠-盐酸法) 在放有接种后平皿的标本缸或干燥器内,按每升容积碳酸氢钠 0.4 g 与浓盐酸 0.35 mL 的比例,将两药分别置于平皿内,将标本缸或干燥器的盖子盖紧后倾斜标本缸或干燥器,碳酸氢钠与浓盐酸接触生成 CO_2。

3)二氧化碳孵箱培养法 将培养物放入正常运行的二氧化碳孵箱培养即可,通常将 CO_2 含量调至 5％,温度调至 37 ℃。

3.厌氧培养法 厌氧性细菌在有氧环境下不能生长,须将培养环境或培养基中的氧气去除,或将氧化型物质还原,降低氧化还原电势,厌氧性细菌才能生长。厌氧培养法可分为生物法、化学法及物理法。

1)生物法 组织中的可氧化物质(如肌肉、脑磷脂中的不饱和脂肪酸)被氧化时消耗氧气,有利于厌氧性细菌的生长。例如,庖肉培养基中的肉渣含有不饱和脂肪酸及谷胱甘肽,能吸收培养基中的氧,使氧化还原电势下降,适于培养厌氧性细菌。同时培养基表面覆盖一层无菌凡士林,隔绝空气中的游离氧,使培养基形成更为良好的厌氧环境。盖有凡士林的庖肉培养基,接种前应置于火焰上微加热,使凡士林熔化,然后进行接种。

2)化学法 利用还原作用强的化学物质,将环境中或培养基内的氧气吸收,或将氧化型物质还原,降低氧化还原电势。

(1)硫乙醇酸钠:硫乙醇酸钠是一种还原剂,加入培养基中能去除其中的氧或使氧化型物

11

质还原,促进厌氧性细菌生长。其他可采用的还原剂有葡萄糖、维生素 C、半胱氨酸等。

将细菌接种至含 0.1% 硫乙醇酸钠的液体培养基中,37 ℃孵育 24～48 h 并进行观察。该培养基中加有美蓝(作为氧化还原指示剂),在无氧条件下,美蓝被还原成无色美蓝。

(2)焦性没食子酸法:焦性没食子酸与碱能生成棕色的焦性没食子橙,此碱性溶液能迅速吸收空气中的氧,形成厌氧环境。

在接种厌氧性细菌的血琼脂平板盖的外侧面中央,放一直径约 4 cm 圆形纱布 2 层或脱脂棉 1 片,其上放 0.2 g 焦性没食子酸,再盖上同样的纱布或脱脂棉。然后加 10% NaOH 溶液 0.5 mL,迅速将接种好的培养皿底倒扣在培养皿盖上,周围用熔化的石蜡密封,置于 37 ℃恒温箱中培养 24～48 h 观察结果。

3)物理法 利用加热、密封、抽气等物理学方法,驱除或隔绝环境或培养基中的氧气,形成厌氧环境,有利于厌氧性细菌的生长。

(1)厌氧袋法:厌氧袋是一种特制的不透气的塑料袋,袋中放有气体发生小管、催化剂小管(内放钯粒)和厌氧环境指示剂(美蓝)。将接种好的平板放入袋中,排出袋中气体,卷叠好袋口,用弹簧夹夹紧,然后折断气体发生小管中的安瓿,使其发生反应产生 CO_2、H_2 等。在催化剂钯的作用下,H_2 与袋中剩余 O_2 生成 H_2O,使袋内形成厌氧环境。约 30 min 后,再折断含厌氧环境指示剂的安瓿(美蓝在厌氧环境中呈无色,在有氧环境中变蓝色),如指示剂不变蓝,表示袋内已是厌氧环境,即可放入 37 ℃恒温箱中培养。

(2)厌氧罐法:将已接种厌氧性细菌的平板置于厌氧罐内,拧紧盖子。用真空泵抽出罐中空气,使压力真空表指针至 -79.98 kPa,再充入 N_2 使压力真空表指针回到零,如此反复三次,以排出绝大部分空气。最后当罐内压力为 -79.98 kPa 时,充入 80% N_2、10% H_2、10% CO_2(或 20% CO_2、80% H_2),若罐中有残留的 O_2,在罐中催化剂钯的作用下,O_2 与 H_2 化合成水。排气过程中厌氧环境指示剂美蓝呈淡蓝色,待罐内厌氧环境建立后,美蓝则呈持续无色状态。

(3)厌氧箱培养法:厌氧箱由手套操作箱和传递箱两个主要部分组成。传递箱有两个门,一个与手套操作箱连接,一个与外部相通起缓冲作用,以保持手套操作箱内的厌氧环境。由外向内传递物品时,先关闭内侧门,物品由外侧门进入传递箱,然后关闭外侧门。用真空泵排气减压,充入 N_2。重复排气一次,其中的 O_2 可被排出 99% 以上。再通过手套操作箱打开内侧门,无氧的气体则从操作箱自动流入传递箱,保持厌氧状态。手套操作箱内有接种环、标本架等用品,标本接种、分离培养和鉴定等全部操作过程均在箱内进行,有利于厌氧性细菌的检出。

(四) 细菌在培养基中的生长现象

1. 平板培养基中细菌的生长现象

1)材料 以平板划线接种法接种的金黄色葡萄球菌和大肠埃希菌混合菌液的 18～24 h 培养物。

2)结果观察 观察并区分大肠埃希菌和金黄色葡萄球菌的菌落,观察菌落特征,注意两种菌落在形状、大小、边缘、湿润度、透明度和色素等方面的区别。

2. 斜面培养基中细菌的生长现象

1)材料 大肠埃希菌在普通琼脂斜面培养基的 18～24 h 培养物。

2)结果观察 观察大肠埃希菌在斜面培养基中生长形成的菌苔。

3. 液体培养基中细菌的生长现象

1)材料 大肠埃希菌和枯草芽胞杆菌在液体培养基中的 18～24 h 培养物;乙型溶血性链球菌血清肉汤培养物(示教)。

2)结果观察 观察三种不同细菌在液体培养基中的生长现象。可观察到大肠埃希菌呈均匀混浊生长;乙型溶血性链球菌呈沉淀生长;枯草芽胞杆菌在液体培养基表面生长形成菌膜。

4.半固体培养基中细菌的生长现象

1）材料　痢疾杆菌和变形杆菌在半固体培养基中的 18～24 h 培养物。

2）结果观察　观察两种不同细菌在半固体培养基中的生长现象。注意观察穿刺线的清晰度和培养基的混浊度。若细菌仅沿穿刺线生长,穿刺线清晰,培养基透明度无变化,表示该细菌无动力,即无鞭毛。若细菌向四周扩散生长,穿刺线模糊或呈根须状、羽毛状,培养基变混浊,表示该细菌有动力,即有鞭毛。

▶▶ 思考题

1.细菌生长繁殖需要哪些条件?

2.何谓专性厌氧性细菌,为何它不能在有氧环境中生长?

3.平板划线接种法接种完毕后,为什么要将琼脂平板倒置放进恒温箱进行细菌培养?

思考题答题要点

（李　梅）

实验三　细菌生化鉴定方法

细菌的生化反应是鉴定细菌的重要手段。不同细菌由于酶系统不完全相同,对糖、蛋白质等营养物质的分解能力也不一致,代谢产物也不同,这些代谢产物具有不同的生物化学特性。因此,可以利用生物化学方法来鉴定不同的细菌。

【实验目标】

知识目标:掌握细菌生化反应的原理、实验方法和结果判断;熟悉生化反应的注意事项及临床应用;了解细菌生化反应的试剂和材料。

能力目标:能在临床细菌学检验中,根据生化反应结果,初步鉴定细菌。

【实验内容】

（一）材料

1.菌种和培养基　常见的细菌生化反应菌种和培养基见表 1-3-1。培养基的配制方法详见附录 B。

2.试剂　吲哚试剂(靛基质试剂)、甲基红、V-P 试验甲液和乙液(参见附录 C)、10% 去氧胆酸钠溶液、奥普托欣(Optochin)纸片、生理盐水、氧化酶试剂(四甲基对苯二胺)、3% H_2O_2 等。

3.其他　试管(带小倒管)、接种环(针)、滴管、酒精灯、记号笔、试管架、恒温培养箱等。

（二）细菌的生化反应

1.糖发酵试验

1）原理　不同细菌含有不同的分解糖的酶,对各种糖的分解能力不同,产生的分解产物也不同,有的细菌仅产酸,有的细菌既产酸又产气,有的细菌不能利用某种糖类,借此可协助鉴别菌种。如大肠埃希菌有甲酸脱氢酶,能发酵葡萄糖,并将产生的甲酸进一步分解为 CO_2 和 H_2,即产酸产气;伤寒沙门菌也可发酵葡萄糖,但缺乏甲酸脱氢酶,故只产酸不产气。

2）方法

(1)接种与培养:以无菌操作技术将大肠埃希菌、伤寒沙门菌分别接种于葡萄糖、乳糖发酵培养基中,将已接种细菌的培养基置于 35～37 ℃ 恒温培养箱,培养 18～24 h,观察结果。

表 1-3-1　常见的细菌生化反应菌种和培养基

项目	糖发酵试验	IMViC 试验	硫化氢试验	尿素酶试验	明胶液化试验	胆汁溶菌试验(Optochin 试验)	氧化酶试验	触酶试验	克氏双糖铁复合试验	动力-靛基质-尿素酶复合试验
菌种	大肠埃希菌、伤寒沙门菌	大肠埃希菌、产气肠杆菌	大肠埃希菌、变形杆菌	大肠埃希菌、变形杆菌	大肠埃希菌、变形杆菌	肺炎链球菌、甲型溶血性链球菌	铜绿假单胞菌、表皮葡萄球菌	葡萄球菌、链球菌	大肠埃希菌、肖氏沙门菌	大肠埃希菌、变形杆菌
培养基	葡萄糖发酵培养基、乳糖发酵培养基	葡萄糖蛋白胨水培养基、枸橼酸盐培养基	乙酸铅琼脂培养基	尿素琼脂培养基	明胶培养基	血琼脂平板	普通琼脂培养基	普通琼脂培养基	克氏双糖铁琼脂斜面培养基	动力-靛基质-尿素酶半固体培养基

Note

(2)结果观察:待检菌能分解葡萄糖产酸产气,则培养基由紫色变黄色,小倒管中有气泡(固体培养基出现裂隙),用"⊕"表示。待检菌能分解葡萄糖产酸不产气,则培养基变黄色,小倒管中无气泡(固体培养基无裂隙),用符号"+"表示。待检菌不分解葡萄糖,则培养基不变色,小倒管中无气泡(固体培养基无裂隙),用符号"一"表示。

2. IMViC 试验

1)吲哚试验(indole test)

(1)原理:吲哚试验又称靛基质试验。某些细菌含有色氨酸酶,能够分解培养基中的色氨酸产生吲哚(靛基质),加入吲哚试剂(对二甲氨基苯甲醛)后生成红色的玫瑰吲哚。本实验主要用于肠杆菌科细菌的鉴定。

(2)方法:①接种与培养:以无菌操作技术分别将大肠埃希菌、产气肠杆菌接种于葡萄糖蛋白胨水培养基中,并保留一支未接菌的培养基试管作为对照,置于35～37 ℃恒温培养箱中培养18～24 h,取出后沿管壁加入吲哚试剂 0.5 mL,摇匀后静置,观察液面上层颜色的变化。②结果观察:吲哚试剂与培养基接触面呈现玫瑰红色,为吲哚试验阳性;不呈现玫瑰红色为阴性。

2)甲基红试验(methyl red test)

(1)原理:某些细菌在糖代谢过程中,分解葡萄糖产生丙酮酸,丙酮酸进一步分解,产生甲酸、乳酸等,使培养基的 pH 降至4.5 以下,加入甲基红指示剂呈红色,为甲基红试验阳性;若分解葡萄糖产酸量少,或产生的酸进一步转化为其他物质(如醇、酮、醛、气体和水),则培养基 pH 在 6.2以上,加入甲基红指示剂呈黄色,为甲基红试验阴性。

(2)方法:①接种与培养:以无菌操作技术分别将大肠埃希菌、产气肠杆菌接种于葡萄糖蛋白胨水培养基中,置于35～37 ℃恒温培养箱中培养 18～24 h,取出培养物,滴加 2～3 滴甲基红指示剂,摇匀后观察培养基颜色变化。②结果观察:培养基呈红色为阳性,培养基呈黄色为阴性。

3)V-P(Voges-Proskauer)试验

(1)原理:某些细菌在糖代谢过程中,分解葡萄糖产生丙酮酸,丙酮酸脱羧产生乙酰甲基甲醇,乙酰甲基甲醇在碱性环境中被氧化为二乙酰,二乙酰与培养基中精氨酸的胍基反应生成红色的化合物,为 V-P 试验阳性。

(2)方法:①接种与培养:以无菌操作技术分别将大肠埃希菌、产气肠杆菌接种于葡萄糖蛋白胨水培养基中,置于35～37 ℃恒温培养箱中培养 18～24 h,取出培养物,沿管壁加入 V-P 试验甲液和乙液各一滴,摇匀后观察液体颜色变化。②结果观察:培养基出现红色为阳性,不出现红色为阴性。

4)枸橼酸盐(citrate)利用试验

(1)原理:枸橼酸盐琼脂培养基不含任何糖类,某些细菌能以磷酸二氢铵为唯一氮源,并以枸橼酸盐为唯一碳源,分解培养基中的枸橼酸盐产生碱性碳酸盐和碳酸氢盐,使培养基呈碱性,指示剂溴麝香草酚蓝由绿色变为深蓝色。若细菌不能利用枸橼酸盐,则不能生长,指示剂不变色。

(2)方法:①接种与培养:以无菌操作技术分别将大肠埃希菌、产气肠杆菌接种于枸橼酸盐琼脂培养基(内含溴麝香草酚蓝指示剂),置于35～37 ℃恒温培养箱中培养 18～24 h,观察培养基颜色变化及细菌生长状况。②结果观察:培养基由绿色变为深蓝色且有细菌生长者,为枸橼酸盐利用试验阳性;培养基未变色且无细菌生长者为阴性。

3. 硫化氢试验

1)原理　某些细菌可分解培养基中的含硫氨基酸(如胱氨酸、半胱氨酸),产生硫化氢,硫化氢与铅离子或亚铁离子反应生成黑色的硫化铅或硫化亚铁。

2)方法

(1)接种与培养:以无菌操作技术分别将大肠埃希菌、变形杆菌接种于乙酸铅琼脂培养基上,置于35～37 ℃恒温培养箱中培养 18～24 h,观察培养基颜色变化及细菌生长状况。

(2)结果观察:培养基变黑色,为硫化氢试验阳性,不变色为阴性。

4. 尿素酶试验

1)原理　某些细菌具有尿素酶,分解尿素释放出氨,使培养基呈碱性,含有酚红指示剂的尿素琼脂培养基由黄色转变为粉红色,为尿素酶试验阳性。

2)方法

(1)接种与培养:以无菌操作技术分别将大肠埃希菌、变形杆菌接种于尿素琼脂培养基中,置于35～37 ℃恒温培养箱中培养18～24 h,观察培养基颜色的变化。

(2)结果观察:培养基呈粉红色,为尿素酶试验阳性,不变色为阴性。

5. 明胶液化试验

1)原理　明胶是一种动物蛋白质,为胶原蛋白的水解产物,在低于20 ℃的条件下呈固体,高于20 ℃的条件下自行液化,呈液态。某些细菌具有明胶酶,可使明胶分解为氨基酸,失去凝固力,在低于20 ℃的条件下,明胶培养基仍呈液态,为明胶液化试验阳性。

2)方法

(1)接种与培养:以无菌操作技术分别将大肠埃希菌、变形杆菌穿刺接种于明胶培养基中,置于35～37 ℃恒温培养箱中培养48 h后取出,在冰浴中观察培养基有无液化情况。

(2)结果观察:明胶培养基呈液体状态即为阳性结果,呈半固体状态为阴性结果。

6. 胆汁溶菌试验和 Optochin 试验

1)原理　胆汁或胆盐能使肺炎链球菌自溶酶活化,促使细菌裂解自溶。Optochin 对肺炎链球菌有特异性抑制作用,而对其他链球菌抑制作用较弱或无抑制作用。

2)方法

(1)胆汁溶菌试验:①平板法:以无菌操作技术分别将肺炎链球菌、甲型溶血性链球菌接种于血琼脂平板上,置于35～37 ℃恒温培养箱培养24 h。滴加10%去氧胆酸钠溶液于菌落上,置于35～37 ℃恒温培养箱培养30 min,观察菌落溶解情况。②试管法:将细菌接种于液体培养基中,生长成混浊菌液后,分别取肺炎链球菌和甲型溶血性链球菌培养液0.8 mL 于2支试管中,各加10%去氧胆酸钠溶液0.2 mL(用生理盐水做对照),摇匀后置35～37 ℃水浴15 min后观察结果。

(2)Optochin 试验:以无菌操作技术用无菌棉拭子或接种环,将待检菌均匀涂布于血琼脂平板,贴上一张含5 μg Optochin 的纸片,置于35～37 ℃恒温培养箱培养18～24 h,观察抑菌圈大小。

(3)结果观察。

①胆汁溶菌试验:a.平板法:菌落溶解为胆汁溶菌试验阳性,菌落未溶解为阴性。b.试管法:混浊的液体培养基变澄清,为胆汁溶菌试验阳性;混浊的液体培养基无改变为阴性。

②Optochin 试验:测量抑菌圈直径,判断细菌对 Optochin 是否敏感。肺炎链球菌的抑菌圈直径常在20 mm以上,甲型溶血性链球菌(约98%)的抑菌圈直径小于12 mm。

7. 氧化酶试验

1)原理　氧化酶(细胞色素氧化酶)是细胞色素呼吸酶系统的最终呼吸酶。某些细菌具有氧化酶,可将二甲基对苯二胺或四甲基对苯二胺试剂氧化成红色的醌类化合物,即为氧化酶试验阳性。

2)方法

(1)接种与培养:以无菌操作技术分别将铜绿假单胞菌、表皮葡萄球菌接种于普通琼脂培养基上,置于35～37 ℃恒温培养箱中培养18～24 h,取氧化酶试剂分别滴加在铜绿假单胞菌及表皮葡萄球菌的菌落上,几分钟内观察结果。

(2)结果观察:立刻出现红色,继而逐渐加深者为阳性,不变色者为阴性。

8. 触酶(过氧化氢酶)试验

1)原理 某些细菌具有过氧化氢酶,能分解过氧化氢,生成 O_2 而出现气泡。

2)方法

(1)接种与培养:以无菌操作技术分别将葡萄球菌、链球菌接种于普通琼脂培养基上,置于 35~37 ℃恒温培养箱中培养 18~24 h,挑取单个菌落置于载玻片上,加数滴 3% H_2O_2。

(2)结果观察:立即出现大量气泡为阳性结果,无气泡或气泡很少为阴性结果。

9. 克氏双糖铁(KIA)复合试验

1)原理 克氏双糖铁琼脂斜面培养基以酚红作为指示剂,在酸性环境呈黄色,在碱性环境呈红色。该培养基葡萄糖与乳糖含量比例为 1:10。若细菌分解葡萄糖、乳糖产酸产气,培养基的斜面与底层均呈黄色,且有气泡。若细菌只分解葡萄糖而不分解乳糖,分解葡萄糖后产酸使 pH 降低,但葡萄糖含量较少,生成的少量酸因接触空气而被氧化,且斜面细菌利用含氮物质生长繁殖,生成碱性化合物,中和部分酸,因而使培养基的斜面部分变为红色;培养基的底层由于处于缺氧状态,细菌分解葡萄糖生成的酸类不被氧化而保持黄色,即培养基的斜面为红色,底层为黄色。若细菌产生硫化氢,则硫化氢与培养基中的硫酸亚铁反应,形成黑色的硫化亚铁。

2)方法

(1)接种与培养:以无菌操作技术采用穿刺接种的同时斜面划线的方法,分别将大肠埃希菌、肖氏沙门菌接种于克氏双糖铁琼脂斜面培养基,置于 35~37 ℃恒温培养箱中培养 18~24 h。

(2)结果观察:若细菌分解葡萄糖和乳糖产酸产气,则培养基的斜面和底层均呈黄色,且有气泡;若细菌只分解葡萄糖,不分解乳糖,产酸不产气,则培养基的斜面呈红色,底层呈黄色,且无气泡。如果培养基变黑,说明该菌能产生硫化氢,生成黑色的硫化亚铁。

10. 动力-靛基质-尿素酶(MIU)复合试验

1)原理 培养基为含尿素、蛋白胨成分的半固体培养基,指示剂为酚红。具有色氨酸酶的细菌能分解蛋白胨中的色氨酸,产生吲哚,加入吲哚试剂后,在培养基上层的吲哚试剂会变红;具有尿素酶的细菌能分解尿素产氨,使培养基变碱性而呈红色;有动力的细菌可沿穿刺线扩散生长。

2)方法

(1)接种与培养:以无菌操作技术将大肠埃希菌、变形杆菌用穿刺接种的方法分别接种于动力-靛基质-尿素酶半固体培养基,置于 35~37 ℃恒温培养箱中培养 18~24 h,观察结果。

(2)结果观察:观察培养基的颜色变化、吲哚试剂颜色是否变红、细菌是否沿穿刺线扩散生长。

(三) 实验结果

1. 糖发酵试验 将实验结果记录于表 1-3-2 中。

表 1-3-2 糖发酵试验结果

菌 种	大肠埃希菌	伤寒沙门菌
葡萄糖		
乳糖		

2. IMViC 试验

1)吲哚试验 将实验结果记录于表 1-3-3 中。

表 1-3-3　吲哚试验结果

菌　种	大肠埃希菌	产气肠杆菌	对　照
结果			

2)甲基红试验　将实验结果记录于表 1-3-4 中。

表 1-3-4　甲基红试验结果

菌　种	大肠埃希菌	产气肠杆菌	对　照
结果			

3)V-P 试验　将实验结果记录于表 1-3-5 中。

表 1-3-5　V-P 试验结果

菌　种	大肠埃希菌	产气肠杆菌	对　照
结果			

4)枸橼酸盐利用试验　将实验结果记录于表 1-3-6 中。

表 1-3-6　枸橼酸盐利用试验结果

菌　种	大肠埃希菌	产气肠杆菌	对　照
结果			

3.硫化氢试验　将实验结果记录于表 1-3-7 中。

表 1-3-7　硫化氢试验结果

菌　种	大肠埃希菌	变形杆菌	对　照
结果			

4.尿素酶试验　将实验结果记录于表 1-3-8 中。

表 1-3-8　尿素酶试验结果

菌　种	大肠埃希菌	变形杆菌	对　照
结果			

5.明胶液化试验　将实验结果记录于表 1-3-9 中。

表 1-3-9　明胶液化试验结果

菌　种	大肠埃希菌	变形杆菌	对　照
结果			

6.胆汁溶菌试验和 Optochin 试验　将实验结果记录于表 1-3-10 中。

表 1-3-10　胆汁溶菌试验和 Optochin 试验结果

菌　种	肺炎链球菌	甲型溶血性链球菌
胆汁溶菌试验		
Optochin 试验		

7.氧化酶试验　将实验结果记录于表 1-3-11 中。

18

表 1-3-11　氧化酶试验结果

菌　种	铜绿假单胞菌	表皮葡萄球菌
结　果		

8. 触酶(过氧化氢酶)试验　将实验结果记录于表 1-3-12 中。

表 1-3-12　触酶(过氧化氢酶)试验结果

菌　种	葡　萄　球　菌	链　球　菌
结　果		

9. 克氏双糖铁复合试验　将实验结果记录于表 1-3-13 中。

表 1-3-13　克氏双糖铁复合试验结果

项　目	葡　萄　糖	乳　糖	硫　化　氢
大肠埃希菌			
肖氏沙门菌			

10. 动力-靛基质-尿素酶(MIU)复合试验　将实验结果记录于表 1-3-14 中。

表 1-3-14　动力-靛基质-尿素酶(MIU)复合试验结果

项　目	动　　力	靛　基　质	尿　素　酶
大肠埃希菌			
变形杆菌			

▶▶ 思考题

1. 糖发酵试验在细菌鉴别中有哪些应用?
2. 请阐述大肠埃希菌、肖氏沙门菌在克氏双糖铁复合试验中的实验结果及形成原因。

(周兰英)

思考题答题要点

实验四　细菌变异的诱导与观察

遗传与变异是细菌的基本属性之一。细菌变异分为表型变异和遗传变异。遗传变异只发生在少数个体,能稳定地传给后代,可产生变种或新种,有利于物种的进化。而表型变异则因外界因素所致,常涉及同一环境中的大多数个体,因遗传物质的结构未改变,其变化是可逆的,表型变异不能遗传。

【实验目标】

知识目标:掌握诱导细菌变异的基本方法;熟悉细菌变异的类型和结果观察;了解细菌变异现象在诊断、治疗和预防工作中的重要意义。

能力目标:能应用诱导细菌变异的方法诱导细菌变异。

【实验内容】

(一)鞭毛变异

细菌的鞭毛变异属于形态结构变异的一种。有鞭毛的细菌在固体培养基上弥散生长,菌落

Note

19

似薄膜,称 H 菌落。将有鞭毛的普通变形杆菌点种在含 0.1% 石炭酸的培养基上生长,鞭毛的形成受到抑制,细菌只能在接种点处生长,失去了弥散生长的能力,形成的菌落称为 O 菌落。这种失去鞭毛的变异称为 H-O 变异。

1. 材料

1)菌种　变形杆菌。

2)培养基　普通琼脂平板、0.1% 石炭酸琼脂平板。

3)其他　接种环、酒精灯、记号笔、试管架等。

2. 方法　以无菌操作法取变形杆菌的 18～24 h 培养物,分别点种在普通琼脂平板和 0.1% 石炭酸琼脂平板中央,并置于 37 ℃恒温培养箱中培养,24 h 后观察有无迁徙生长现象。

3. 结果观察　在普通琼脂平板上,变形杆菌以接种点为中心,形成厚薄交替的同心圆菌苔,此即迁徙生长现象(图 1-4-1(a));而在 0.1% 石炭酸琼脂平板上,变形杆菌仅在接种点处生长,无迁徙现象(图 1-4-1(b))。

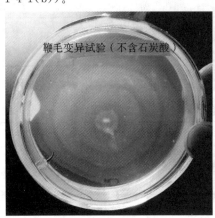
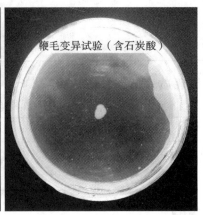

(a) 变形杆菌在普通琼脂平板上　　　(b) 变形杆菌在0.1%石炭酸琼脂平板上
　　的迁徙生长现象　　　　　　　　　　的生长现象(无迁徙)

图 1-4-1　鞭毛变异试验结果

(二) 细菌 L 型变异

细菌在体内外一些理化因素(如胆汁、抗生素、溶菌酶等)的作用下,可以失去细胞壁而继续存活,称为细菌 L 型。细菌 L 型由于缺乏细胞壁而呈高度多形性,大小不一,有球形、杆状、丝状等。在高盐血浆软琼脂培养基上,细菌 L 型可形成荷包蛋样细小菌落。某些细菌 L 型仍有一定的致病力,通常引起慢性感染,如尿路感染、骨髓炎、心内膜炎等。

1. 材料

1)菌种　金黄色葡萄球菌 5～6 h 肉汤培养物。

2)培养基　高盐血浆软琼脂培养基(参见附录 B)。

3)染色液　革兰染色液、细胞壁染色液。

4)其他　青霉素纸片(每片 40 U)、接种环、酒精灯、无菌吸管、无菌 L 型涂布棒等。

2. 方法

(1)以无菌操作法吸取 0.1 mL 金黄色葡萄球菌肉汤培养物滴于高盐血浆软琼脂培养基上,用无菌 L 型涂布棒涂抹均匀。

(2)待菌液稍干,取一张青霉素纸片贴于高盐血浆软琼脂培养基中央,并置于 35～37 ℃恒温培养箱中培养,在低倍镜下逐日观察高盐血浆软琼脂培养基上菌落的生长情况,观察抑菌圈内有无荷包蛋样细小菌落出现。

(3)挑取抑菌圈内荷包蛋样细小菌落和抑菌圈外细菌,进行革兰染色和细胞壁染色(方法详见本章实验一"细菌形态学检查方法"),镜检。

3. 结果观察

(1)低倍镜下,在抑菌圈内出现荷包蛋样细小菌落。

(2)革兰染色:抑菌圈外金黄色葡萄球菌呈球状,为革兰阳性菌;抑菌圈内金黄色葡萄球菌呈多形性,为革兰阴性菌。

(3)细胞壁染色:有细胞壁的细菌周边被染成蓝紫色,胞内无色。细菌 L 型无细胞壁,整个细菌被浓染成蓝紫色。

(三)细菌菌落变异

有的细菌菌落表面光滑、湿润、边缘整齐,称为光滑型(S 型)菌落;有些菌落表面粗糙、干燥、边缘不整齐,称为粗糙型(R 型)菌落。菌落的形态可以发生变异,菌落由光滑型变为粗糙型,称为 S-R 变异。S-R 变异常是由细菌失去表面多糖、荚膜等结构成分导致的,细菌的理化性状、抗原性、毒力等也发生相应改变。

1. 材料

1)菌种 大肠埃希菌。

2)培养基 0.1%石炭酸琼脂平板、普通琼脂平板。

2. 方法

(1)将 S 型菌落的大肠埃希菌接种于 0.1%石炭酸琼脂平板上,并置于 35～37 ℃恒温培养箱中培养 24 h。

(2)从接种有 S 型菌落大肠埃希菌的 0.1%石炭酸琼脂平板上挑取单个菌落,移种于另一个 0.1%石炭酸琼脂平板,并置于 35～37 ℃恒温培养箱中培养 24 h。如此连续传代 5～6 代,S 型菌落即可转变为 R 型。

(3)将 0.1%石炭酸琼脂平板上连续传代后的大肠埃希菌接种在一个普通琼脂平板上,实验前的 S 型菌落大肠埃希菌接种在另一个普通琼脂平板上,分别置于 35～37 ℃恒温培养箱中培养 24 h。

(4)观察 S 型菌落向 R 型菌落变异的情况。

3. 结果观察 正常大肠埃希菌为 S 型菌落,在 0.1%石炭酸琼脂平板上连续传代后的大肠埃希菌呈现 R 型菌落,发生了 S-R 变异。

▶▶ 思考题

1. 发生鞭毛变异的细菌,其鞭毛能否恢复? 如何恢复?

2. 细菌 L 型的诱变因素有哪些? 细菌 L 型能否恢复完整的细胞壁结构?

(周兰英)

思考题答题要点

实验五 细菌的分布及环境因素对细菌的影响

细菌在自然界的分布极为广泛,江河、湖泊、海洋、土壤、矿层、空气等都存在着数量不等、种类不一的细菌,在人类、动物和植物的体表,以及与外界相通腔道(如口腔、鼻咽腔、肠道等)中,也有大量细菌存在。这些细菌绝大多数是正常菌群或机会致病菌,只有极少数细菌是病原性细菌。细菌与其他生物一样,与外界环境有着密切的关系。外界环境适宜,细菌就生长繁殖;环境条件恶劣,细菌增殖变慢或不增殖,甚至死亡。

【实验目标】

知识目标:掌握常用的消毒灭菌方法、紫外线杀菌机制。

能力目标:熟悉环境、体表细菌的检查方法。

【实验内容】

（一）细菌在环境中的分布

1. 空气中细菌的检查——自然沉降法 空气中存在着一定数量的细菌,这些细菌可来自土壤,也可来自人或动物打喷嚏或咳嗽时喷出的飞沫,因而,空气中细菌的种类和数量随地区、季节、人口密度等的不同而不同。自然沉降法是检查空气中细菌的常用方法,其利用空气中含有细菌的尘埃因重力自然沉降到培养基表面进行检查。

1)材料 血琼脂平板、记号笔、恒温培养箱等。

2)方法

(1)取 2 个血琼脂平板,在平皿底部做好标记。一个暴露于实验室空气中(注意避免被日光直接照射),另一个置于经紫外线消毒的净化工作台内。

(2)将 2 个血琼脂平板的皿盖打开,培养基面向上暴露在空气中 30 min,然后盖好皿盖,取出,置于 37 ℃恒温培养箱中培养 24 h 后观察结果。

3)结果记录 观察血琼脂平板上有无细菌生长,并比较两个血琼脂平板上菌落的数量,将结果填入表 1-5-1 中。

表 1-5-1 空气中细菌分布情况

项 目	菌 落 数	菌 落 种 类
实验室空气		
净化工作台内空气		

2. 水中细菌的检查

1)材料 普通琼脂平板、池水、无菌滴管、无菌试管、三角涂布棒等。

2)方法

(1)用酒精灯烧灼自来水管口约 1 min,然后打开水龙头放水约 2 min,用无菌试管以无菌操作法取自来水标本 3 mL 左右。

(2)用一支无菌滴管自无菌试管中取 1～2 滴自来水滴于普通琼脂平板上,然后用三角涂布棒均匀划开。

(3)再用一支无菌滴管取 1～2 滴池水滴于另一个普通琼脂平板上,同样用三角涂布棒均匀划开。

(4)把上述两个普通琼脂平板置于 37 ℃恒温培养箱中培养 18～24 h,取出观察结果。

3)结果记录 观察两个普通琼脂平板上有无细菌生长,比较菌落的数量,将结果填入表 1-5-2 中。

表 1-5-2 水中细菌分布情况

项 目	菌 落 数	菌 落 种 类
自来水		
池水		

3. 土壤中细菌的检查

1)材料 普通琼脂平板、庖肉培养基、土壤、无菌滴管、无菌生理盐水试管、酒精灯、水浴箱、接种环等。

2)方法

(1)取 1 g 土壤样品置于 10 mL 无菌生理盐水试管中,置于摇床振荡 20 min,使土壤均匀分散成土壤悬液,静置 10 min。

(2)取 0.5 mL 土壤悬液接种于庖肉培养基中,80 ℃水浴 20 min(以杀灭无芽胞的细菌)。

(3)用无菌滴管吸取土壤悬液,在普通琼脂平板表面滴加 1～2 滴,然后用接种环以划线法划开。

(4)将接种好的庖肉培养基和普通琼脂平板置于 37 ℃恒温培养箱内培养 18～24 h,取出观察结果。

3)结果记录 观察庖肉培养基和普通琼脂平板上有无细菌生长并注意其生长情况,将结果填入表 1-5-3。

表 1-5-3 土壤中细菌分布情况

项 目	培 养 结 果
庖肉培养基	
普通琼脂平板	

(二) 细菌在人体及常用物品表面的分布

1. 飞沫中细菌的检查 口腔及鼻咽腔是人体与外界相通的重要腔道,其中有细菌存在,正常情况下不致病,当机体抵抗力下降时可引起疾病。有些健康人的口腔及鼻咽腔内存在着致病菌,如乙型溶血性链球菌、肺炎链球菌、脑膜炎奈瑟菌等。

1)材料 血琼脂平板、载玻片、革兰染色液、普通光学显微镜等。

2)方法

(1)取 1 个血琼脂平板,做好标记,打开皿盖,放在离嘴巴约半尺(1 尺约为 33.3 cm)处,向血琼脂平板咳嗽 3～4 次。

(2)将皿盖盖上,置于 37 ℃恒温培养箱中培养 24 h,取出观察结果。

(3)挑取外形不同的菌落涂片,进行革兰染色。

3)结果记录 观察血琼脂平板上有无细菌生长、细菌形态特点及染色性,并将结果填入表 1-5-4 中。

表 1-5-4 飞沫中细菌分布情况

项 目	菌 落 数	菌 落 种 类	显微镜下细菌形态、排列、染色性
血琼脂平板(咳皿)			

2. 人体及常用物品表面细菌的检查 健康人的体表寄居着不同种类和数量的细菌,如葡萄球菌、链球菌、类白喉棒状杆菌、丙酸杆菌等。日常生活中我们所用到的大多数物品上也黏附有不同种类和数量的细菌。正常情况下这些细菌大多数是不致病的。

1)材料 普通琼脂平板、记号笔、镊子等。

2)方法

(1)取 1 个普通琼脂平板,用记号笔将平板底部的外面划分为 4 个区,标明"手指""头发""衣服""纸币"等字样。

(2)手指区用手指轻轻涂抹数次;头发区剪 1 cm 长的头发贴于琼脂上;衣服区用衣服轻轻涂抹;纸币区用纸币轻轻涂抹(图 1-5-1)。然后盖好皿盖,做好标记。

(3)置于 37 ℃恒温培养箱中培养 24 h 后观察结果。

3)结果记录 观察各区域有无细菌生长,并比较菌落的多少,将结果填入表 1-5-5 中。

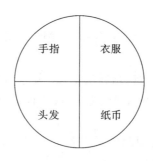

图 1-5-1　人体及常用物品表面细菌的检查示意图

表 1-5-5　人体及常用物品表面细菌分布情况

项　目	菌　落　数	菌　落　种　类
手指		
头发		
衣服		
纸币		

3.牙垢中细菌的检查

1)材料　接种环、载玻片、无菌牙签、石炭酸复红染色液、无菌生理盐水、普通光学显微镜等。

2)方法

(1)用接种环取 1 环无菌生理盐水,置于洁净的载玻片中央。

(2)用无菌牙签挑取恒磨牙牙垢,加到载玻片的生理盐水中,混匀,制成涂片。

(3)待涂片自然干燥后,火焰固定,以石炭酸复红染色液染色 10～15 min,用油镜观察。

3)结果记录　将实验结果记录于表 1-5-6 中。

表 1-5-6　牙垢中细菌形态特征

项　目	油镜下细菌形态、排列
牙垢	

(三)环境因素对细菌的影响

1.紫外线的杀菌作用　波长在 200～300 nm 的紫外线具有杀菌功能,其中以 265～266 nm 的紫外线杀菌作用最强。紫外线的杀菌机制主要是使 DNA 链上两个相邻的胸腺嘧啶共价结合,形成胸腺嘧啶二聚体,干扰细菌 DNA 的复制与转录,导致细菌变异或死亡。紫外线的穿透力弱,普通玻璃、纸张、尘埃、水蒸气等均可阻挡紫外线,因此紫外线主要用于空气和物体表面的消毒。

1)材料

(1)菌种:金黄色葡萄球菌 18～24 h 肉汤培养物。

(2)培养基:普通琼脂平板。

(3)其他:紫外线灯、无菌棉拭子、酒精灯、记号笔等。

2)方法

(1)用无菌棉拭子蘸取少许菌液(蘸湿即可,注意取出棉拭子时不要碰到管口,防止污染)。

(2)用棉拭子在普通琼脂平板表面密集划线(图 1-5-2),均匀地涂一薄层。

(3)做好标记后把普通琼脂平板放于紫外线灯下,用皿盖盖住一半普通琼脂平板。

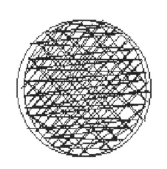

图 1-5-2 密集划线法示意图

（4）开启紫外线灯，直接照射 30 min 后盖上皿盖，取出倒置在 37 ℃恒温培养箱中培养 24 h，观察结果。

3）结果观察 观察皿盖遮盖的一侧和直接暴露于紫外线的一侧有无细菌生长，并记录结果。

皿盖遮盖的一侧：_____

直接暴露于紫外线的一侧：_____

2.湿热的杀菌作用 热力灭菌是最常用的一种杀菌方法，其原理是利用高温使细菌菌体蛋白质变性或凝固，从而导致细菌死亡。多数无芽胞细菌经 55～60 ℃作用 30～60 min 即死亡。湿热 80 ℃作用 5～10 min 可杀死绝大部分细菌的繁殖体和真菌。细菌的芽胞对高温有很强的抵抗力，高压蒸汽灭菌法可杀死包括细菌芽胞在内的所有微生物。

1）材料

（1）菌种：大肠埃希菌和枯草芽胞杆菌斜面培养物各 1 支。

（2）培养基：肉汤管 6 支。

（3）其他：100 ℃水浴箱、高压蒸汽灭菌器等。

2）方法

（1）在 3 支肉汤管内各接种不形成芽胞的大肠埃希菌，在另外 3 支肉汤管内接种形成芽胞的枯草芽胞杆菌，各管接种量近似，然后将其分成三组。

（2）第一组取接种大肠埃希菌及枯草芽胞杆菌的肉汤管各一管置于室温，作为对照观察组。

（3）第二组取接种大肠埃希菌及枯草芽胞杆菌的肉汤管各一管置于 100 ℃水浴箱中，煮沸 10 min，取出后立即用自来水冲凉。

（4）第三组取接种大肠埃希菌及枯草芽胞杆菌的肉汤管各一管置于高压蒸汽灭菌器内，121 ℃灭菌 20 min。

（5）最后将三组接种细菌的肉汤管置于 37 ℃恒温培养箱内培养 18～24 h，观察结果。

3）结果记录 将实验结果记录于表 1-5-7 中。

表 1-5-7 湿热杀菌作用结果

条 件	组 号	第一组	第二组	第三组
	温度/℃	室温	100	121
细菌生长情况	大肠埃希菌			
	枯草芽胞杆菌			

3.常用化学消毒剂的杀菌作用 化学消毒剂通过促进菌体蛋白质变性或凝固、干扰细菌酶系统和代谢以及损伤细菌的细胞膜而影响细菌的化学组成、物理结构和生理活动，从而发挥防腐、消毒，甚至灭菌的作用。

1）材料

（1）菌种：金黄色葡萄球菌和大肠埃希菌的 18～24 h 肉汤培养物。

（2）培养基：普通琼脂平板。

（3）化学消毒剂纸片：含 0.1%新洁尔灭、2.5%碘酒、2%戊二醛、5%石炭酸的化学消毒剂纸片。

（4）其他：无菌棉拭子、无菌镊子、1 mL 无菌吸管等。

2）方法

（1）用 1 mL 无菌吸管吸取金黄色葡萄球菌和大肠埃希菌的 18～24 h 肉汤培养物各 0.1 mL，分别置于两个普通琼脂平板中央。

（2）用无菌棉拭子将细菌密集涂布于整个普通琼脂平板表面。

（3）菌液干后，用无菌镊子夹取含 0.1%新洁尔灭、2.5%碘酒、2%戊二醛、5%石炭酸的化学消毒剂纸片各 1 片，轻轻贴在普通琼脂平板表面（图 1-5-3）。化学消毒剂纸片放置后不要再挪动，否则会影响实验结果。

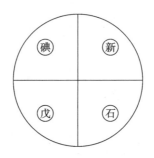

图 1-5-3　化学消毒剂纸片放置示意图

（4）做好标记，倒置于 37 ℃恒温培养箱内培养 18～24 h，观察结果，测定抑菌圈的大小。

（5）抑菌圈的形成：琼脂培养基含有大量水分，化学消毒剂纸片上的试剂为水溶性，可逐渐扩散到周围的培养基中，其浓度随其与化学消毒剂纸片距离的增加而逐渐降低，从而形成了以化学消毒剂纸片为中心，试剂浓度逐渐减小的浓度梯度。当试剂浓度降低到某一程度时，细菌足以抵抗其抑菌或杀菌的作用。在此范围以外，细菌正常生长，而在此范围以内细菌生长则受到抑制。以此界线为边缘所形成的抑菌杀菌的区域称为抑菌圈。测量抑菌圈的大小，可以比较并初步判定细菌对各种化学消毒剂的敏感情况。

3）结果观察　在含有化学消毒剂的纸片周围，细菌的生长受到抑制，形成抑菌圈，测量抑菌圈的直径，并比较四种化学消毒剂的抑菌效果，将结果填入表 1-5-8。

表 1-5-8　常用化学消毒剂的杀菌作用

菌　　　种	抑菌圈直径/mm			
	0.1%新洁尔灭	2.5%碘酒	2%戊二醛	5%石炭酸
金黄色葡萄球菌				
大肠埃希菌				

4.噬菌体的溶菌作用　噬菌体是感染细菌的病毒。噬菌体与宿主菌之间有高度的特异性，故可借助噬菌体来鉴定菌种的类型和诊断细菌感染。

1）材料

（1）菌种：大肠埃希菌、志贺菌的 18～24 h 肉汤培养物。

（2）噬菌体：大肠埃希菌噬菌体。

(3)培养基:普通琼脂平板。

(4)其他:接种环、酒精灯、记号笔等。

2)方法

(1)在普通琼脂平板底部用记号笔画两个直径2 cm的圆圈。

(2)用灭菌接种环取大肠埃希菌和志贺菌菌液分别涂于圆圈内,做好标记。

(3)菌液干后,用灭菌接种环取大肠埃希菌噬菌体点种于涂有细菌的圆圈中。

(4)将平板放入37 ℃恒温培养箱中培养24 h,观察有无噬斑出现,并记录结果。

3)结果记录　涂有大肠埃希菌菌液的圆圈内出现噬斑,涂有志贺菌菌液的圆圈内无噬斑。

▶▶ 思考题

1.紫外线杀菌的原理和特点是什么?

2.细菌在液体培养基中的生长方式有哪些?

3.影响消毒灭菌效果的因素有哪些?

思考题答题要点

(黄筱钧)

实验六　药物敏感试验及耐药因子传递试验

抗菌药物指具有抑菌或杀菌活性,用于预防和治疗细菌感染的药物,包括抗生素和化学合成药物,其中抗生素是某些微生物在代谢过程中产生的次级代谢产物,临床上用于治疗细菌感染。英国细菌学家弗莱明于1828年发现青霉素,结束了传染病几乎无法治疗的时代,从此出现了寻找抗生素新药的高潮。抗生素的抗菌范围称为抗菌谱,不同抗生素具有不同的抗菌谱。由于各种致病菌对抗生素的敏感性不同,且易产生耐药性,因此测定细菌对药物的敏感性,对临床指导用药具有重要的意义(图1-6-1)。常用的药物敏感试验(简称药敏试验)方法主要有两类:琼脂扩散法和系列稀释法。

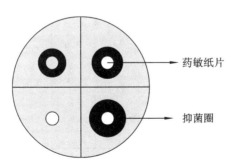

图 1-6-1　药物敏感试验示意图

琼脂扩散法是利用药物能够渗透到琼脂培养基的性质,将试验菌涂布于琼脂平板表面,然后将药物置于琼脂平板上。根据加药的操作方法的不同分为纸片法、打洞法、挖沟法和管碟法。纸片法是琼脂扩散法中最常用的方法。在已接种试验菌的平板上平贴含有一定量抗菌药物的纸片,抗菌药物会扩散到培养基内,抗菌药物浓度随药物与纸片距离的增大而降低。当抗菌药物浓度高于对该菌的最低抑菌浓度时,细菌生长受到抑制;当抗菌药物浓度低于对该菌的最低抑菌浓度时,细菌生长。因此孵育后,在纸片的周围会形成透明的抑菌圈,测量抑菌圈的直径,与标准进行对比,即可测定该试验菌对相应药物的敏感性。

系列稀释法是将药物系列稀释成不同的浓度,加入一定量的试验菌,求得药物最低抑菌浓度的方法。常用的方法包括试管稀释法、平板稀释法、斜面混入法和微孔板法。试管稀释法:在含有不同浓度药物的液体培养基内,加入一定量的试验菌,经孵育后观察结果,完全抑制细菌生长的最低药物浓度为该药物的最低抑菌浓度(minimal inhibitory concentration,MIC)。

由于各种因素,细菌对某种抗菌药物由敏感变成耐药,从而变得对该药物不再敏感,称为细菌耐药性变异。细菌的耐药性变异是由基因突变或耐药性质粒等携带耐药基因的可移动遗传元件的侧向移动引起的。细菌的基因转移可以通过转化、转导和接合等方式进行。

【实验目标】

知识目标:掌握测定微生物对抗菌药物敏感性的常用方法;掌握药物最低抑菌浓度的概念和测定方法。

能力目标:了解细菌耐药性变异的测定方法。

【实验内容】

(一) 药物敏感试验

1.纸片法

1)材料

(1)菌种:金黄色葡萄球菌、大肠埃希菌。

(2)培养基:M-H液体培养基、M-H固体培养基。

(3)药物纸片:青霉素纸片、链霉素纸片、氯霉素纸片、复方新诺明纸片。

(4)其他:细菌比浊管、接种环、无菌棉签、培养皿、灭菌滴管、酒精灯、记号笔、镊子等。

2)方法

(1)菌液的配制:用接种环分别在 M-H 固体培养基中挑取金黄色葡萄球菌、大肠埃希菌菌落,接种至 M-H 液体培养基中,于 35 ℃培养 4～6 h,之后利用培养基或生理盐水将菌悬液的浊度调整至 0.5 麦氏比浊标准,即菌液浓度为 1.5×10^8/mL(见表1-6-1)。

表1-6-1 细菌浓度标准比浊管的配制

试 管 号	1	2	3	4	5	6	7	8	9	10
1% $BaCl_2$ 体积/ mL	0.1	0.2	0.3	0.4	0.5	0.6	0.7	0.8	0.9	1.0
1% H_2SO_4 体积/ mL	9.9	9.8	9.7	9.6	9.5	9.4	9.3	9.2	9.1	9.0
细菌浓度($\times10^8$/ mL)	3	6	9	12	15	18	21	24	27	30

(2)用无菌棉签蘸取菌液,在管壁上挤压以去除多余的菌液后,分别涂布于2个M-H固体培养基上,反复涂布几次至整个培养基表面均匀布满细菌,待干后使用。

(3)用记号笔在平板底部分成四个区,并做好标记。

(4)用灭菌的镊子分别夹取青霉素纸片、链霉素纸片、氯霉素纸片、复方新诺明纸片,按两纸片间距离不小于 2 cm,纸片距平板边缘不小于 1 cm 的要求将其贴于平板表面,用镊子轻轻按压一下,防止纸片移位、掉落。

(5)于 37 ℃恒温培养箱中培养 18～24 h,观察结果。

3)结果记录 测量各种药物纸片周围的抑菌圈直径(mm),对照表1-6-2确定金黄色葡萄球菌、大肠埃希菌对药物的敏感情况,将结果记录于表1-6-3中。

表 1-6-2 抑菌圈解释标准

抗 生 素	纸片含药量/(微克/片)	抑菌圈直径/ mm		
		耐 药	中 介	敏 感
青霉素	10	≤28	—	≥29
庆大霉素	10	≤12	13~14	≥15
链霉素	10	≤11	12~14	≥15
卡那霉素	30	≤13	14~17	≥18
红霉素	15	≤13	14~22	≥23
氯霉素	30	≤12	13~17	≥18
四环素	30	≤14	15~18	≥19
诺氟沙星	10	≤12	13~16	≥17
复方新诺明(SMZ/TMP)	23.75/1.25	≤10	11~15	≥16

表 1-6-3 纸片法结果

不同菌种对药物的敏感情况	抑菌圈直径/mm			
	青霉素	链霉素	氯霉素	复方新诺明
金黄色葡萄球菌敏感性				
大肠埃希菌敏感性				

2. 试管稀释法

1)材料

(1)菌种:金黄色葡萄球菌、大肠埃希菌。

(2)培养基:M-H 液体培养基、M-H 固体培养基、肉汤培养基。

(3)药物:青霉素、链霉素、氯霉素、复方新诺明。

(4)其他:细菌比浊管、接种环、灭菌滴管、酒精灯、记号笔、试管架等。

2)方法

(1)菌液的配制:方法同纸片法。

(2)取 10 支无菌小试管,置于试管架上,标记为 1~10 号,于 1 号管中加入 1.9 mL M-H 液体培养基,2~10 号管各加入 1 mL M-H 液体培养基。

(3)1 号管加入某种抗生素(100 U/mL)0.1 mL,混合后取 1 mL 加入 2 号管,依次倍比稀释,自 9 号管吸取 1 mL 弃去,10 号管作为对照管。

(4)分别吸取 1∶1000 的试验菌稀释液 1 mL 加入 1~10 号管中,混匀。稀释后 1~10 号管中抗生素浓度依次为 2.5 U/mL、1.25 U/mL、0.63 U/mL、0.31 U/mL、0.16 U/mL、0.08 U/mL、0.04 U/mL、0.02 U/mL、0.01 U/mL、0 U/mL。将各管置于 37 ℃恒温培养箱中培养

Note

29

18~24 h,观察结果。

3)结果记录　选择无细菌生长的药物浓度为最高稀释管,该管的药物浓度即为试验菌对此药物的敏感度,即 MIC。

(二) R 质粒接合传递试验

1. 材料

(1)菌株:福氏痢疾杆菌 D15(含 R 质粒的标准菌株,耐链霉素、氯霉素、四环素及磺胺药,作为质粒接合传递试验的供体菌)、大肠埃希菌 K12 W1485(对上述药物敏感,但对利福平耐药,作为质粒接合传递试验的受体菌)。

(2)培养基:肉汤培养基、中国蓝琼脂培养基。

(3)其他:接种环、灭菌滴管、酒精灯、记号笔、试管架等。

2. 方法

(1)用接种环分别将福氏痢疾杆菌 D15 和大肠埃希菌 K12 W1485 接种至中国蓝琼脂培养基,于 37 ℃恒温培养箱中培养 18~24 h。之后分别将福氏痢疾杆菌 D15 和大肠埃希菌 K12 W1485 转种于 1 mL 肉汤培养基中,于 37 ℃恒温培养箱中培养 5~6 h 即成为已活化的菌种。

(2)取已活化的菌种各 2~4 滴加入 1 mL 肉汤培养基中,混匀,于 37 ℃接合 4~5 h 即成为传递体。

(3)根据菌种数对平板进行分区后,按表 1-6-4 进行操作。

表 1-6-4　菌种接种方案

培养基类型	中国蓝琼脂培养基 (含链霉素 20 μg/mL)	中国蓝琼脂培养基 (含利福平 100 μg/mL)	中国蓝琼脂培养基 (含链霉素 20 μg/mL、 利福平 100 μg/mL)
菌种	福氏痢疾杆菌 D15、 大肠埃希菌 K12 W1485	福氏痢疾杆菌 D15、 大肠埃希菌 K12 W1485	福氏痢疾杆菌 D15、 大肠埃希菌 K12 W1485 传递体

(4)置于 37 ℃恒温培养箱中培养 18~24 h,观察结果。

3. 结果记录　观察并记录细菌在含不同抗生素的中国蓝琼脂培养基上的生长情况。实验结果参见表 1-6-5 和图 1-6-2。

表 1-6-5　R 质粒接合传递试验结果

培养基 类型	中国蓝琼脂培养基 (含链霉素 20 μg/mL)	中国蓝琼脂培养基 (含利福平 100 μg/mL)	中国蓝琼脂培养基 (含链霉素 20 μg/mL、 利福平 100 μg/mL)
能生长的菌种	福氏痢疾杆菌 D15	大肠埃希菌 K12 W1485	传递体[a]
菌落颜色	淡红色菌落	蓝色菌落	蓝色菌落

注:在中国蓝琼脂培养基上,大肠埃希菌菌落呈蓝色,福氏痢疾杆菌菌落呈淡红色;[a]传递体是福氏痢疾杆菌 D15、大肠埃希菌 K12 W1485 传递体的简称。

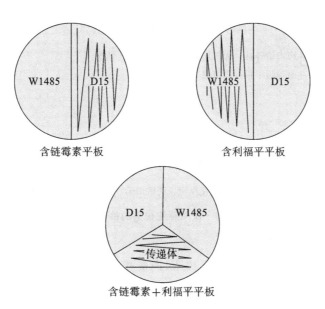

图 1-6-2 R 质粒接合传递试验示意图

▶▶ 思考题

1.药物敏感试验对于临床用药的意义是什么？
2.试分析哪些因素会影响药物纸片对同一株菌不同次试验抑菌圈的大小？

(黄筱钧)

思考题答题要点

实验七　厌氧性细菌的分离与鉴定

厌氧性细菌(anaerobic bacteria)广泛分布于自然界及人和动物的体内,是一大群种类繁多,须在无氧(或少氧)条件下,或氧化还原电势低的条件下才能繁殖的细菌。根据其生长过程中有无芽胞形成,其可分为厌氧芽胞梭菌和无芽胞厌氧性细菌两大类。

厌氧芽胞梭菌是一群革兰阳性,能形成芽胞的大杆菌,芽胞直径大于菌体,使菌体膨胀变形而呈梭形。芽胞对热、干燥和消毒剂有强大的抵抗力,主要分布于土壤、人和动物肠道,多数为腐生菌,少数为致病菌,如破伤风梭菌、产气荚膜梭菌、肉毒梭菌等,可引起外源性感染。厌氧芽胞梭菌对营养的要求不高,其在厌氧环境下生长,可产生强烈的外毒素和酶,引起人和动物中毒。

无芽胞厌氧性细菌主要存在于人和动物体内,特别是消化道和上呼吸道等处,与需氧菌和兼性厌氧性细菌共同构成机体的正常菌群,对人体起生物拮抗、促进营养利用等作用,同时还可促进免疫器官成熟,具有抗衰老及抑瘤效应。无芽胞厌氧性细菌感染可累及全身各个部分,大多是化脓性感染。因此,对无芽胞厌氧性细菌的病原学检查基本与化脓性细菌相同,但必须提供厌氧环境。

绝大多数厌氧性细菌严格厌氧,最适生长温度为 30～37 ℃,最适 pH 为 6.5～7.0。不同的菌种在不同的培养环境下可形成多种不同的菌落形态,这对于厌氧性细菌的鉴定具有重要意义。另外,在梭菌属的常规鉴定中,芽胞的形态及位置是非常有价值的。本实验主要以厌氧芽胞梭菌为例,介绍厌氧性细菌的分离与鉴定。

厌氧芽胞梭菌的检查程序如图 1-7-1 所示。

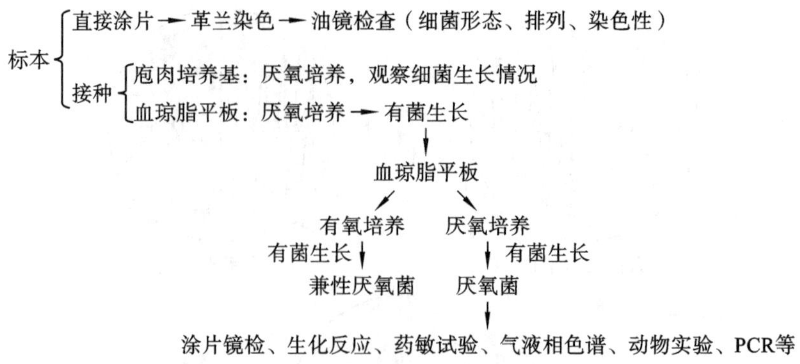

标本 ┬ 直接涂片 → 革兰染色 → 油镜检查(细菌形态、排列、染色性)
     │
     └ 接种 ┬ 庖肉培养基:厌氧培养,观察细菌生长情况
            └ 血琼脂平板:厌氧培养 → 有菌生长

血琼脂平板

有氧培养   厌氧培养
有菌生长↓   ↓有菌生长
兼性厌氧菌   厌氧菌

涂片镜检、生化反应、药敏试验、气液相色谱、动物实验、PCR等

图 1-7-1 厌氧芽胞梭菌的检查程序

【实验目标】

知识目标:掌握破伤风梭菌、产气荚膜梭菌、肉毒梭菌的形态特征;熟悉厌氧芽胞梭菌分离、鉴定的基本程序;了解厌氧培养基的用途、常用的培养方法及培养特性。

能力目标:掌握厌氧芽胞梭菌的主要生化反应。

【实验内容】

(一)厌氧芽胞梭菌的染色性及形态学观察

1. 材料　破伤风梭菌、产气荚膜梭菌和肉毒梭菌的革兰染色示教片。

2. 方法　在油镜下观察各示教片,观察细菌的染色性、基本形态以及芽胞的大小、形态和位置。

3. 结果观察

1)破伤风梭菌　细长杆菌,无荚膜,革兰染色阳性。芽胞圆形,大于菌体,位于菌体顶端,使细菌呈鼓槌状。

2)产气荚膜梭菌　粗大杆菌,革兰染色阳性。芽胞椭圆形,小于菌体,位于菌体中央或次级端。繁殖体有明显的荚膜。

3)肉毒梭菌　粗大杆菌,革兰染色阳性。芽胞椭圆形,大于菌体,位于菌体次级端,使细菌呈网球拍状。

(二)厌氧芽胞梭菌的培养特性

1. 材料

1)菌种　破伤风梭菌、产气荚膜梭菌、肉毒梭菌庖肉培养基的培养物。

2)培养基　庖肉培养基、血琼脂平板(含葡萄糖 2 g/L)和牛乳培养基。

3)试剂　焦性没食子酸粉末、无水碳酸钠粉末、10% NaOH 溶液等。

4)其他　无菌纱布或棉花、无菌吸管、固体石蜡、无菌液体石蜡、炭渣、滤纸等。

2. 方法

1)庖肉培养法　庖肉培养基(cooked meat medium)是一种最常用的厌氧性细菌液体培养基,培养基中的肉粒含有谷胱甘肽和不饱和脂肪酸,能降低培养基的氧化还原电势,吸收液体环境中的氧。此外,培养基表面覆盖有一层无菌凡士林,可以隔绝外界游离的氧,维持良好的厌氧环境。

(1)取一无菌庖肉培养基试管,在管壁上用记号笔注明接种的菌名、接种者姓名和班级、接种日期等。

(2)点燃酒精灯,将庖肉培养基试管放在火焰上微加热,使培养基上层的凡士林熔化。

 (3)斜持庖肉培养基试管,用接种环或无菌滴管分别将 3 种厌氧芽胞梭菌接种至庖肉培养基试管底部,混匀。

（4）接种后，将庖肉培养基试管直立在试管架上，待凡士林凝固封住液体培养基的表面，置于37 ℃恒温培养箱培养48～72 h，观察结果。

2）改良焦性没食子酸法 焦性没食子酸（pyrogallic acid）与碱性物质反应，能形成极易被氧化的碱性没食子酸盐（alkaline pyrogallate），后者通过氧化作用生成深棕色的没食子橙，从而去除密封容器中的氧，形成适合厌氧性细菌生长的厌氧环境。

（1）取一无菌血琼脂平板培养基（含葡萄糖2 g/L），在平皿底部用记号笔注明接种的菌名、接种者姓名和班级、接种日期等。

（2）以平板划线法接种破伤风梭菌、产气荚膜梭菌和肉毒梭菌于血琼脂平板上。

（3）将滤纸制成5 cm×3 cm的小纸袋，每袋装入焦性没食子酸粉末0.5 g、无水碳酸钠粉末0.5 g、炭渣2.5 g，用胶水封袋。

（4）将皿盖扣放在实验台面上，将滤纸袋置于皿盖的中央（图1-7-2），迅速将接种好的血琼脂平板倒扣于其上，血琼脂平板周围用加热熔化的石蜡封闭。

（5）置于37 ℃恒温培养箱内培养24～48 h，观察结果。

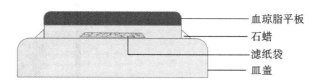

图1-7-2 改良焦性没食子酸法示意图

3）产气荚膜梭菌的"汹涌发酵"试验 产气荚膜梭菌具有显著发酵糖的能力。在牛乳培养基中，产气荚膜梭菌能迅速分解乳糖产酸，使牛乳中的酪蛋白凝固，并产生大量气体将凝固的酪蛋白冲散成蜂窝状，将液面上的凡士林向上推挤，甚至冲开试管塞，气势汹涌，此种强烈的发酵现象称为"汹涌发酵"（stormy fermentation）。

（1）在无菌牛乳培养基管壁上注明接种的菌名、接种者姓名和班级、接种日期等。

（2）接种产气荚膜梭菌，培养基表面加入一层已熔化且冷却至50～60 ℃的无菌凡士林。

（3）置于37 ℃培养箱培养8 h后观察结果。

3. 结果观察

1）庖肉培养法 庖肉培养基常用于厌氧性细菌的增菌培养和保存，还用于产气荚膜梭菌等厌氧芽胞梭菌及兼性厌氧性细菌的检验。液体培养基表面的凡士林不但可以隔绝空气，还可通过观察凡士林层上移与否，判断该菌能否产气（图1-7-3，彩图1-7-1）。

三种厌氧芽胞梭菌在庖肉培养基中的生长现象有一定的鉴别意义。

（1）破伤风梭菌：在庖肉培养基中生长，可使肉汤混浊，肉渣被部分消化、微变黑，有少量气体产生，可将覆盖在肉汤上的固体凡士林微向上推动，有腐败性恶臭。

（2）产气荚膜梭菌：培养数小时后，即可明显生长，肉汤混浊，肉渣呈粉红色、不被消化，可产生大量气体，将覆盖在培养基表面的凡士林冲向试管口。

（3）肉毒梭菌：能良好生长，在培养基表面形成油性浮渣，能消化肉渣，使之变黑，产气，有腐败性恶臭。

2）改良焦性没食子酸法 观察血琼脂平板表面生长菌落的大小、形状、边缘、表面结构、透明度、颜色等性状，具有一定鉴别意义。

（1）破伤风梭菌：在血琼脂平板上呈扩散、迁徙生长，菌落呈不规则羽毛状，直径为2～4 mm，扁平，菌落中心坚实，边缘不整齐，周边疏松似羽毛细丝，菌落周围有狭窄的完全透明溶血环。

（2）产气荚膜梭菌：在血琼脂平板上形成圆形、光滑、突起、灰白色、边缘整齐的菌落。菌落周围出现双层溶血环，内层是由 θ 毒素引起的完全溶血，外层是由 α 毒素引起的不完全溶血。上述菌落特征在鉴别厌氧性细菌时具有重要意义。

(3)肉毒梭菌:在血琼脂平板上形成盘状灰色菌落,周围有溶血环。

3)产气荚膜梭菌的"汹涌发酵"试验　产气荚膜梭菌在牛乳培养基中的"汹涌发酵"试验结果如图1-7-4所示。

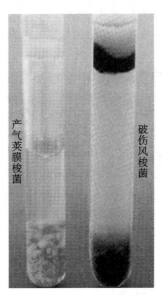

图1-7-3　厌氧芽胞梭菌在庖肉培养基中的生长现象

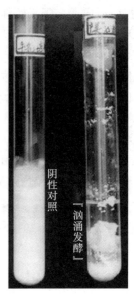

图1-7-4　产气荚膜梭菌在牛乳培养基中的"汹涌发酵"现象

(三)厌氧芽胞梭菌的生化反应

有鉴别意义的生化反应包括牛乳消化试验、明胶水解试验、糖发酵试验等,而具重要价值的生化反应是鉴别产气荚膜梭菌和肉毒梭菌的卵磷脂酶试验及卵磷脂酶抑制试验、脂酶试验。

1.卵磷脂酶试验及卵磷脂酶抑制试验　产气荚膜梭菌产生卵磷脂酶,即α毒素。此酶能将卵黄中的卵磷脂分解为磷酸胆碱和二脂酰甘油酯。后者为不溶性物质,导致菌落周围出现乳白色不透明区,即卵磷脂酶试验阳性(也称Nagler反应)。卵磷脂酶具有抗原性,其活性可被相应抗体所抑制。在接种细菌前,先在平板上涂布抗卵磷脂酶抗体,则菌落周围不会形成乳白色不透明区,为卵磷脂酶抑制试验。卵磷脂酶试验阳性及卵磷脂酶抑制试验阳性均可确证该菌产生卵磷脂酶,以此鉴别细菌。

1)材料

(1)菌种:产气荚膜梭菌的庖肉培养物。

(2)培养基和试剂:庖肉培养基、1%卵黄盐水、卵黄琼脂平板、卵磷脂酶抗血清等。

(3)其他:无菌试管、厌氧培养箱、接种环、酒精灯、记号笔等。

2)方法

(1)方法一:水法。

①将产气荚膜梭菌的庖肉培养物经除菌过滤,收集滤液。

②标记两支灭菌试管,每管加入1%卵黄盐水0.4 mL,在1号管中加入滤液0.2 mL,在2号管中加入生理盐水0.2 mL作为对照管。

③在37 ℃水浴中,经2 h、4 h、8 h、24 h分别观察结果。

(2)方法二:卵黄琼脂平板法。

①取一块卵黄琼脂平板,标记成两等份。

②将卵磷脂酶抗血清2~3滴涂布于卵黄琼脂平板的一侧(做好标记),置于37 ℃晾干。

③在未涂布卵磷脂酶抗血清的卵黄琼脂平板另一侧接种菌种,再划种已涂过卵磷脂酶抗血清的一侧。37 ℃厌氧培养 24~48 h,观察两侧细菌的生长有无异同。

3)结果观察

(1)方法一:1 号管底部出现混浊沉淀,2 号对照管无沉淀,为卵磷脂酶试验阳性;两支试管均无沉淀,为卵磷脂酶试验阴性。

(2)方法二:在未涂卵磷脂酶抗血清的一侧平板上,菌落周围形成较大的不透明乳白色混浊区(Nagler 反应),在涂布卵磷脂酶抗血清的一侧平板上,菌落周围无不透明混浊区,为卵磷脂酶抑制试验阳性。两侧均无不透明混浊区,为卵磷脂酶试验阴性。以此确定该菌可否产生卵磷脂酶。

2.脂酶试验 肉毒梭菌产生的脂酶作用于卵黄琼脂平板中的脂肪,生成甘油和脂肪酸,在菌落下的培养基中形成不透明区,且于菌落表面形成珠光。

1)材料

(1)菌种:肉毒梭菌、产气荚膜梭菌、破伤风梭菌的庖肉培养物。

(2)培养基:卵黄琼脂平板。

2)方法 取肉毒梭菌、产气荚膜梭菌、破伤风梭菌的庖肉培养物,以分离划线法接种于卵黄琼脂平板上,置于 37 ℃厌氧培养 48~72 h,观察结果。

3)结果观察 在卵黄琼脂平板上,肉毒梭菌菌落表面有珠光,菌落下的培养基中有不透明区,即为脂酶试验阳性。产气荚膜梭菌、破伤风梭菌的脂酶试验呈阴性。

(四)厌氧芽胞梭菌的动物实验

1.产气荚膜梭菌的动物实验 产气荚膜梭菌感染机体后,在感染局部生长繁殖,产生毒性强烈的外毒素和侵袭性酶,使感染局部出现水肿、气肿、组织坏死,产生恶臭。如将此菌接种于小白鼠腹腔,可使小白鼠脏器肿胀,且出现许多小泡,以肝脏最为严重,故称"泡沫肝"。

1)材料

(1)菌种:产气荚膜梭菌的庖肉培养物。

(2)动物:小白鼠。

(3)其他:无菌注射器、解剖器材、革兰染色液等。

2)方法

(1)将产气荚膜梭菌的庖肉培养液 0.5 mL 注入小白鼠腹腔,5 min 后将小白鼠断颈处死。

(2)将处死后动物置于 37 ℃恒温培养箱,培养 5~8 h 后观察。

(3)实验观察:①小白鼠腹部是否有气肿的膨胀现象;②小白鼠脏器变化情况;③取肝或心血涂片,进行革兰染色,在油镜下检查。

3)结果观察

(1)小白鼠腹部膨胀,剖开腹腔后释放出大量恶臭气体。肌肉有进行性坏死,各脏器均有肿胀和气泡,以肝脏为甚,即"泡沫肝"。

(2)肝或心血涂片行革兰染色,在油镜下观察,可见具有荚膜的革兰阳性粗大杆菌。

2.肉毒梭菌的动物实验

1)材料

(1)菌种:肉毒梭菌的陈旧庖肉培养物,或患者呕吐液,或可疑食物稀释液。

(2)动物:成年健康小白鼠。

(3)其他:无菌注射器、无菌滤器、无菌试管、离心机等。

2)方法

(1)将待检菌液以 3000 r/min 离心 30 min,吸取上清液。

(2)将上清液过滤除菌,分装于 2 支无菌试管中,其中 1 管于 100 ℃加热 30 min,待用。

35

(3)小白鼠腹腔注射:第一只小白鼠注入0.5 mL未加热滤液;第二只注入0.5 mL加热处理过的滤液;第三只注入未加热滤液与肉毒梭菌多价抗血清的混合液。

3)结果观察 注射后1 h至4天,连续观察可发现:第一只小白鼠出现四肢麻痹、呼吸困难、眼睑下垂、瞳孔散大、流涎等中毒症状,最后因心力衰竭或窒息而死亡。检查第一只死亡小白鼠,可见内脏大量出血与血栓形成。第二只和第三只小白鼠不发病,正常存活。

 思考题

1.厌氧性细菌与人类有何利弊关系?
2.患者疑似厌氧性细菌感染,如何进行致病菌的分离与鉴定?

(牛莉娜)

实验八 螺旋体的形态观察、分离培养与血清学试验

螺旋体是一类菌体细长、柔软、弯曲、运动活泼的原核细胞型微生物,是介于细菌与原虫之间的一种生物。螺旋体的基本结构和生物学性状与细菌相似,故分类学上属广义的细菌范畴。大多数螺旋体为非致病菌,对人致病的主要有钩端螺旋体、梅毒螺旋体、回归热螺旋体、伯氏疏螺旋体等。健康人口腔中有少数螺旋体寄居,常见的有奋森疏螺旋体,属于疏螺旋体属,当机体抵抗力下降时,可引起奋森咽峡炎。目前尽管关于螺旋体的人工培养方面的研究取得了一些进展,但是螺旋体的人工培养在其致病性研究方面还存在着较大的不足,主要用于临床诊断。目前临床上螺旋体的微生物学检查,主要通过采集适当标本直接镜检进行形态学鉴定,也可做血清学鉴定。

一、奋森疏螺旋体

【实验目标】
知识目标:掌握奋森疏螺旋体的形态及染色特点。
能力目标:掌握口腔奋森疏螺旋体的染色方法及形态学观察方法。
【实验内容】
奋森疏螺旋体的菌体宽$0.2\sim0.5\ \mu m$,长$5\sim10\ \mu m$,两端稍尖,具有3~8个稀疏不规则的螺旋,螺旋间距为$2\sim4\ \mu m$。革兰染色呈阴性,较易着色,常与梭状杆菌共存于人类口腔牙龈部。取牙垢涂片做革兰染色镜检,可见革兰阴性螺旋体与革兰阴性梭状杆菌混杂于同一视野。也可用单染色法和负染色法对牙垢涂片中的奋森疏螺旋体进行染色、观察。

1.材料
(1)染色液:革兰染色液(参见附录C)、2%刚果红溶液等。
(2)试剂:生理盐水、浓盐酸等。
(3)其他:接种环、牙签、载玻片等。
2.方法
(1)革兰染色法:①取洁净载玻片一张,加生理盐水1~2环,用牙签取牙垢少许,与生理盐水混匀。②涂片自然干燥、火焰固定后,在标本处滴加结晶紫染色液,初染1 min后用水冲洗。③滴加卢戈碘液(媒染液),媒染1 min后用水冲洗。④滴加95%乙醇脱色30 s,用水冲洗。⑤滴加石炭酸复红染色液,复染1 min后用水冲洗。⑥用吸水纸吸干残水,油镜下观察。

 Note

（2）单染色法：①涂片、干燥、固定：同革兰染色法。②滴加石炭酸复红染色液,染色 5 min 后水洗。③用吸水纸吸干,油镜下观察。

（3）负染色法：常用 2%刚果红溶液负染(参见本章实验一的"负染色法"内容)。

3. 结果观察

（1）经革兰染色,奋森疏螺旋体呈红色(革兰染色阴性),有 3～8 个稀疏不规则的螺旋,呈波状(图 1-8-1,彩图 1-8-1)。

（2）经石炭酸复红染色液染色,奋森疏螺旋体呈红色,有 3～8 个稀疏不规则的波状螺旋。

（3）通过负染色法观察口腔奋森疏螺旋体:结果参见本章实验一的"负染色法"内容。

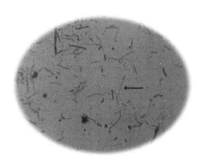

图 1-8-1　奋森疏螺旋体革兰染色镜检(10×100)

二、钩端螺旋体

钩端螺旋体(简称钩体)致病株引起的钩端螺旋体病(简称钩体病)是全球流行的人畜共患病。我国除了新疆、西藏、青海等西部地区尚未肯定有钩端螺旋体病流行外,其余地区均有流行。钩端螺旋体主要通过接触传播,感染后可引起多组织器官病变,部分病例在恢复期还可出现眼血管膜炎、视网膜炎等并发症。钩端螺旋体的微生物学检查主要包括显微镜检查、分离培养及动物接种等,可为钩端螺旋体病的早期诊断和临床治疗提供有利的依据,对防治和研究钩端螺旋体病极为重要。钩端螺旋体的检查程序如图 1-8-2 所示。

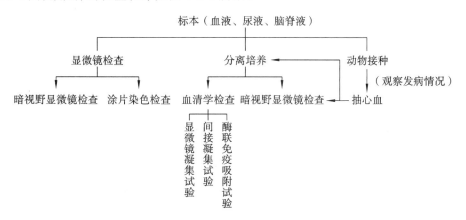

图 1-8-2　钩端螺旋体的检查程序

【实验目标】

知识目标:掌握钩端螺旋体的形态及染色特点。

能力目标:熟悉暗视野显微镜检查及 Fontana 镀银染色法、钩端螺旋体的分离培养、血清学试验的操作方法和实验结果的分析判断。

【实验内容】

(一) 钩端螺旋体的染色及形态学观察

1. 材料

(1)菌种:已知血清型的钩端螺旋体液体培养物。

(2)试剂:Fontana 镀银染色液等。

(3)器材:普通光学显微镜、暗视野显微镜、载玻片、盖玻片、滴管等。

2. 方法

(1)暗视野显微镜检查:取钩端螺旋体液体培养物,用压滴法制成标本,置于暗视野显微镜下观察。

(2)Fontana 镀银染色法:取洁净载玻片一张,滴加一滴钩端螺旋体液体培养物于载玻片上,自然干燥后,滴加固定液固定 1 min,用无水乙醇冲洗,然后媒染,稍加热至有蒸汽冒出,作用 30 s,水洗,待干后镜检。

3. 结果观察

(1)暗视野显微镜观察:在黑色背景下,可见一串串发亮的微细珠粒样的钩端螺旋体,一端或两端呈钩状,菌体呈 S 形或 C 形,以长轴为中心做回旋运动,或呈波浪式水平运动。

(2)Fontana 镀银染色后镜下观察:背景为淡黄褐色颗粒状,菌体为褐色,一端或两端呈钩状,菌体呈 S 形或 C 形。

(二) 钩端螺旋体的分离培养

1. 材料

(1)培养基:柯氏(Korthof)培养基。

(2)待检标本:可疑钩端螺旋体感染者发病 1 周内的外周血标本;患者发病后 2~5 周的中段尿液;有脑膜炎症状的患者采集脑脊液标本。

(3)器材:暗视野显微镜、无菌吸管、恒温培养箱、载玻片、试管、盖玻片等。

2. 方法

(1)血培养:一般取发病 1 周内尚未用药的患者血液。为避免血中抗体或其他抑制物的作用,接种量要小,每 5 mL 培养基接种量为 0.1 mL 左右。每份标本可同时接种 3 支柯氏培养基,28 ℃培养 1~2 周。

(2)尿液培养:取患者发病后 2~5 周的中段尿液,应立即接种。尿液离心后取沉渣接种可提高尿液培养的阳性率。为防止尿液被杂菌污染,可用每毫升含 100~400 μg 5-氟尿嘧啶(5-FU)的柯氏培养基。

(3)其他标本的培养:有脑膜炎等症状的患者,取脑脊液 0.5 mL 培养。也可取动物脏器组织标本(如肝、肾)、疫水和土壤等分离钩端螺旋体。

3. 结果观察 从分离培养的第 3 天起,每天或每隔 3~5 天,取培养物用暗视野显微镜检查是否有钩端螺旋体生长。培养基靠近液面处呈半透明,云雾状混浊。连续观察 30 天,若无钩端螺旋体生长,方可判为阴性。

(三) 钩端螺旋体的血清学检查

1. 材料

(1)待检标本:病初和发病第 3~4 周的双份血清标本。有脑膜刺激征的患者可取脑脊液检测抗体。

(2)菌种:已知血清型的钩端螺旋体液体培养物。

(3)试剂:与上述菌种同型的钩端螺旋体抗血清、PBS 缓冲液(pH 7.2)。

(4)器材:普通光学显微镜、暗视野显微镜、酶标仪、恒温培养箱、无菌吸管、载玻片、盖玻片、试管等。

2. 方法

(1)显微镜凝集试验：常用的检测患者血清抗体的血清学检查方法，既可以进行型别的鉴定，也可用于抗体效价的测定。根据钩端螺旋体与同型免疫血清结合产生凝集现象来判定结果，现多采用微板法显微镜凝集试验。其具体操作如下。

①取标准菌株(通常用参考株或当地流行株)4～7天的培养物，每视野可见50～60条活钩端螺旋体，将无自凝现象者作为活菌抗原。

②患者血清经56 ℃ 30 min灭活后，用PBS缓冲液(pH 7.2)稀释成1∶50、1∶100、1∶200……1∶1600或更高稀释度的血清，取不同稀释度血清0.1 mL置于反应板凹孔内，分别加入等量活菌抗原，轻摇混匀后置于28 ℃恒温培养箱内培养2 h，然后从每孔中取1滴菌液滴于载玻片上，覆盖盖玻片后，在暗视野显微镜下观察结果。

③结果判断："＋＋＋＋"表示几乎全部钩端螺旋体凝集，且呈蝌蚪状凝集，偶尔可见极少数游离的活钩端螺旋体。"＋＋＋"表示75％以上菌体凝集或溶解；"＋＋"表示50％以上菌体凝集或溶解；"＋"表示25％以上菌体凝集或溶解。"－"表示全部钩端螺旋体呈游离分布，无凝块，细菌数与对照相同。以50％钩端螺旋体被凝集的最高血清稀释度作为效价判断终点。

(2)间接凝集试验：将钩端螺旋体属特异性抗原吸附到绵羊红细胞、活性炭、胶乳颗粒等载体上，再与患者血清作用。若待检血清中有相应抗体，则出现肉眼可见的凝集颗粒。以出现"＋＋"凝集的血清最高稀释度作为该待检血清的凝集效价。单份血清标本活性炭凝集效价＞1∶8、胶乳凝集效价＞1∶2，可判断为阳性；双份血清标本凝集效价呈4倍以上增高，有诊断价值。这类方法的特异性稍差，但是快速、简便，便于基层使用，可用于钩端螺旋体的初步筛选。

(3)酶联免疫吸附试验：用已知的钩端螺旋体抗原包被反应板，然后加入待检血清。若待检血清中有相应抗体，则可与包被的已知抗原发生特异性结合，再加入酶标抗体，在固相载体上形成"抗原-抗体-酶标抗体"复合物。当加入酶底物后，可出现颜色反应。通过酶标仪测定各反应孔的OD值来判断结果。

①实验方法：将待测血清用PBS缓冲液(pH 7.2)按1∶400、1∶800、1∶1600、1∶3200进行倍比稀释。取已包被抗原的酶标板，将稀释好的阳性血清、阴性血清及样本血清分别加入酶标板中，每孔加入100 μL，同时加入2孔空白对照(PBS缓冲液)。置于37 ℃恒温培养箱内60 min，弃去孔中液体，于各孔内加入洗涤液250 μL，洗板3次。将酶标抗体用0.5 mL三蒸水充分溶解混匀后，用PBS缓冲液按1∶50稀释，每孔加稀释好的酶标物100 μL，置于37 ℃恒温培养箱内40 min。于各孔内加入洗涤液250 μL，洗板3次。然后加入底物液A、底物液B各1滴。温室避光显色，10 min后每孔加终止液1滴，终止反应。

②结果判定：采用波长405 nm的酶标仪测定OD值，阴性OD值×2.1作为判定界值。若检测样本的OD值≥判定界值，则为阳性结果。

三、梅毒螺旋体

梅毒螺旋体是苍白密螺旋体苍白亚种，是性传播疾病梅毒的病原体。梅毒螺旋体感染可引起患者多组织病变，对人类健康的危害较大。临床微生物学检查在梅毒的早期诊断及防治方面具有非常重大的意义。梅毒的临床微生物学检查主要包括形态学检查和血清学检查。梅毒螺旋体的检查程序如图1-8-3所示。

【实验目标】

知识目标：掌握梅毒螺旋体的形态及染色特点。

能力目标：掌握暗视野显微镜检查、直接荧光染色及Fontana镀银染色的方法，梅毒螺旋体血清学试验的操作和结果的分析判断。

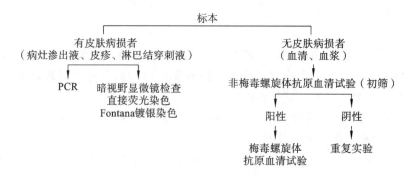

图 1-8-3　梅毒螺旋体的检查程序

【实验内容】

（一）梅毒螺旋体的染色及形态学观察

1.暗视野显微镜检查

（1）材料：梅毒疹渗出液标本、淋巴及组织穿刺液标本。暗视野显微镜、无菌吸管、载玻片、盖玻片、生理盐水等。

（2）方法：在载玻片中央滴加一滴生理盐水，取少许标本与生理盐水混匀，盖上盖玻片。打开暗视野显微镜，在聚光器上加一滴蒸馏水（湿式），将载玻片置于载物台上，先用低倍镜调焦，再用高倍镜观察。

（3）结果观察：在暗视野显微镜下，可见发光的典型螺旋体及其特征性运动方式（如旋转、屈伸等），为阳性结果。阳性结果结合临床特征及病史，可初步报告为：疑为梅毒螺旋体。

2.Fontana 镀银染色

（1）材料：下疳分泌物及梅毒疹渗出液标本、淋巴及组织穿刺液标本。Fontana 镀银染色液、普通光学显微镜、无菌吸管、载玻片、盖玻片、生理盐水等。

（2）方法：在载玻片中央滴加一滴生理盐水，取少许标本与生理盐水混匀或直接取标本涂片。待涂片干燥后，滴加固定液固定 1 min，用水冲洗；滴加媒染剂，加热媒染 0.5 min，用水冲洗；加硝酸银染色液，微加热染色 0.5 min，用水冲洗，自然干燥后镜检。

（3）结果判断：镜下可见菌体棕色或棕褐色，菌体直硬，两端尖直，有 8～14 个规则致密的螺旋。

（二）梅毒螺旋体的分离培养

梅毒螺旋体的人工培养目前尚无有效的解决方案。棉尾兔上皮细胞在微需氧条件（1.5% O_2、5% CO_2、93.5% N_2）下于 33 ℃培养，可生长繁殖且保持毒力，此方法由于要求较高，多用于实验室研究。

（三）梅毒螺旋体血清学检查

梅毒螺旋体有 3 类抗原：一是梅毒螺旋体表面抗原，二是螺旋体内类属抗原，三是螺旋体与宿主组织磷脂形成的复合抗原。复合抗原可刺激机体产生抗自身磷脂的抗体，称为反应素。梅毒螺旋体表面抗原刺激机体产生的抗体为特异性抗体，后两类抗原刺激机体产生的抗体为非特异性抗体。在非梅毒螺旋体抗原血清试验中，目前国内常应用快速血浆反应素（RPR）试验和甲苯胺红不加热血清试验（TRUST），用于梅毒的初筛和疗效观察。性病研究实验室（VDRL）试验是神经性梅毒唯一的血清学诊断方法，也可用于初筛，但国内极少使用。因为上述实验易出现假阳性结果，故实验结果要结合病史、临床表现等进行具体分析。梅毒螺旋体抗原血清试验（如荧光密螺旋体抗体吸收试验（FTA-ABS）、酶联免疫吸附试验（ELISA）等）检测的是患者血清中的特异性抗体，该方法敏感性及特异性较高，一般用作确证试验。

1. 性病研究实验室(VDRL)试验 采用从牛心肌中提取的心磷脂作为抗原,测定患者血清中的抗心磷脂抗体(亦称反应素)的血清凝集试验。

(1)方法:取 0.05 mL 灭活的患者血清加在玻片中央,加入 VDRL 抗原悬液一滴,同时设阴性、阳性对照。摇动玻片 5 min,充分混匀后判定结果。判定结果需在显微镜(10×10)下进行。

(2)结果判断:阳性(++～+++)表示大片或中等大小聚合块状物。弱阳性(+)表示细小凝集物。阴性(-)表示液体混浊,颗粒均匀分布。结果呈阳性或弱阳性者一般需要再做定量试验,用生理盐水将血清做倍比稀释(1:2、1:4、1:8……1:64 等)。用同样步骤操作,以"++"凝集的血清最高稀释度作为其效价。

2. 快速血浆反应素(RPR)试验 用活性炭作为 VDRL 抗原的载体,此抗原颗粒与待检血清中的反应素结合,形成肉眼可见的黑色凝集块,不需要显微镜即可有效观察实验结果。实验方法与 VDRL 试验方法类似,结果判断同 VDRL 试验。

3. 甲苯胺红不加热血清试验(TRUST) TRUST 使用甲苯胺红染料颗粒作为指示剂和抗原吸附剂,阳性结果为反应体系中出现红色絮状凝集物,阴性结果为甲苯胺红颗粒凝集于中央一点或均匀分散分布。实验方法和结果判断同 RPR 试验。对于定性实验结果呈阳性的标本,可将血清用生理盐水倍比稀释,然后按定性实验方法进行半定量实验。

4. 荧光密螺旋体抗体吸收试验(FTA-ABS) 先用非致病性密螺旋体抗原吸收待检血清,去除非特异性抗体,然后在玻片上与梅毒螺旋体抗原结合,充分反应后,再用荧光素标记的抗人 IgG 抗体染色,在显微镜下发现有荧光的螺旋体即为阳性。

(1)方法:用 Reiter 株梅毒螺旋体抗原(20 条/高倍视野)悬液,在玻片上涂数个直径为 5 mm 的薄膜,阴干后用甲醛(醇)固定,制成抗原片备用。待检血清经 56 ℃灭活 30 min 后,取 50 μL 与 200 μL Reiter 株梅毒螺旋体混匀,37 ℃作用 30 min,以充分吸附非特异性抗体。将吸附后的待检血清用 PBS 缓冲液做 1:20、1:40……1:320 的倍比稀释,将已稀释的血清分别滴加于制备好的抗原片上,于湿盒内 37 ℃作用 30 min,然后将玻片用 PBS 缓冲液浸洗 3 次,每次 5 min,以洗去未结合的抗体,用吸水纸吸干。于各抗原片上滴加荧光素标记的抗人 IgG 抗体,置于湿盒内 37 ℃作用 30 min 进行染色,再用 PBS 缓冲液洗片(方法如前),待玻片干后用甘油缓冲液封片,镜检。

(2)结果判断:实验应设阳性、阴性及非特异性血清对照。荧光强度参照阳性对照血清标准进行判断。若每高倍视野半数(10 条左右)出现荧光,则为"++";多于半数(15 条左右)出现荧光,则为"+++";全部(20 条)出现强荧光,则为"++++"。"可疑"结果参照非特异性血清荧光强度判断为"++"或"+",阴性结果参照阴性对照血清判断为"-"或"+"。凡"++"～"++++"者,可确诊为梅毒螺旋体感染。

5. 酶联免疫吸附试验(ELISA) 用高度纯化的梅毒螺旋体抗原包被反应板后加入待检血清,若待检血清中存在梅毒螺旋体抗体,则可与抗原结合,再加入酶标记的高纯度的梅毒螺旋体抗原,反应后形成抗原-抗体-酶标抗原复合物,当加入酶底物后,可呈现颜色反应。颜色深浅与血清中抗体量成正比。

(1)方法:于反应板凹槽内分别加入待检血清、阳性对照血清、阴性对照血清各 50 μL;每孔内再加入酶标抗原各 50 μL,混匀,37 ℃作用 30 min。取出反应板,弃去孔中液体,用洗涤液洗板 6 次,拍干液体。每孔加入酶底物各 100 μL,37 ℃作用 15 min 后,加终止液 50 μL。用酶标仪读取 450 nm 波长处的吸光度(A)值,以空白对照调零。分别测定阳性对照血清、阴性对照血清及待检血清的吸光度值。

(2)结果判断:待检血清 A 值≥CO 值,为阳性;待检血清 A 值 < CO 值,为阴性。CO = 0.20 + 阴性对照血清的平均 A 值。阴性对照血清的 A 值应不大于 0.12,阳性对照血清的 A 值应不小于 0.30。阴性对照血清的 A 值 < 0.03 时,按 0.03 算。

6. 梅毒螺旋体制动试验(TPI) 主要用来检测梅毒螺旋体的制动抗体。将活梅毒螺旋体(Nichol 株)与待检新鲜血清反应,35 ℃培养 16 h,同时设正常血清对照。用暗视野显微镜观察结果。如待检标本中活动的螺旋体数目小于或等于对照血清标本内的 40%,则判断为阳性。

> **知识拓展**
>
> **梅毒患者标本的采集及处理**
>
> **1. 下疳分泌物及皮疹渗出液标本** 先用生理盐水棉球擦净病变部位的污物,或用钝器刮破皮疹面露出基底组织,用棉球挤压周围组织,使分泌物或渗出液溢出,然后用盖玻片刮取,覆盖于已加一滴生理盐水的载玻片上备检。
>
> **2. 淋巴及组织穿刺液标本** 用无菌注射器注入 0.3~0.5 mL 生理盐水至局部组织或淋巴结内,反复抽吸数次,最后将液体尽量吸入注射器内,取 0.1 mL 穿刺液滴于载玻片上备检。
>
> **3. 组织块标本** 将组织块标本剪碎,然后在乳钵中加入少量生理盐水研磨成组织悬液备用。
>
> **4. 待检血清标本** 采集患者静脉血液,分离血清用于血清学诊断。

▶▶ **思考题**

1. 在血清学试验中,倍比稀释后加抗原时,为什么要从高稀释度端向低稀释度端依次进行?

2. 在临床检验中,如果出现实验室检查结果与临床特征不匹配的情况,作为临床医生,应该怎么做?

3. 在血清学试验中,为什么一般要先对血清进行 56 ℃ 30 min 的灭活处理?

(邓毛子)

思考题答题要点

实验九　支原体的分离培养与血清学试验

支原体是一类缺乏细胞壁的原核生物。其种类众多,支原体既可引起人类疾病,也可引起一些动物和植物的感染与疾病。目前与人类疾病有关的支原体主要有肺炎支原体、解脲支原体、人型支原体、生殖支原体和穿透支原体。肺炎支原体可引起原发性非典型性肺炎,解脲支原体、人型支原体和生殖支原体在临床上多引起泌尿生殖系统感染,而穿透支原体与 HIV 感染相关。目前对支原体的临床检测方法主要包括免疫学方法、分子生物学方法以及传统的分离培养。支原体的检测程序如图 1-9-1 所示。

【实验目标】

知识目标:掌握支原体的形态和菌落特征、培养特点,支原体生化鉴定和血清学检查的原理。

能力目标:熟悉肺炎支原体和解脲支原体的分离培养技术,熟悉支原体的生化鉴定和血清学检查方法。

【实验内容】

(一) 支原体形态学观察

1. 材料

(1)标本:前列腺液、精液标本,尿沉渣标本,血清标本,生殖道棉拭子标本,眼结膜细胞标本

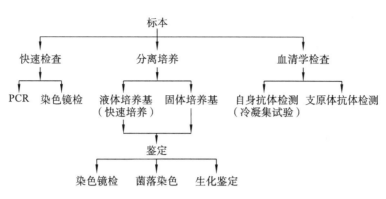

图 1-9-1 支原体的检测程序

（采用刮片法取样）。

（2）试剂：生理盐水、吉姆萨（Giemsa）染色液等。

（3）其他：普通光学显微镜、载玻片等。

2. 方法 将待检标本直接涂片，制片过程与细菌涂片相同。吉姆萨染色后镜检。

3. 结果观察 镜下支原体呈淡紫色，多形性，大小多在 $0.3 \sim 0.5~\mu m$ 之间，很少超过 $1.0~\mu m$。

（二）支原体分离培养

支原体的营养要求较高，除基础培养基的成分外，还需要加入 10%~20% 的人或动物血清，以满足支原体对胆固醇的营养需求，最适 pH 为 7.8~8.0。支原体生长缓慢，在 Hayflick 培养基上可形成典型的油煎蛋样菌落。此外，支原体还能用鸡胚组织或细胞进行培养。

解脲支原体生长的最适 pH 为 6.0~6.5。有些菌株初次分离时需要提供 5% CO_2 环境。解脲支原体多采用解脲支原体培养基进行快速培养，因为解脲支原体能产生尿素酶，分解培养基中的精氨酸产氨，使培养基中的酚红由黄色变为红色，不需要大量的支原体生长即能有效判断结果，比传统的固体培养更为快速。

1. 肺炎支原体的分离培养

1）材料

（1）标本：患者痰液或咽拭子。

（2）试剂：Hayflick 培养基、葡萄糖、酚红、美蓝等。

（3）其他：恒温培养箱等。

2）方法

（1）以无菌操作法取患者痰液或咽拭子，接种于液体 Hayflick 培养基，并加入葡萄糖、美蓝、酚红，37 ℃培养 8~15 天，观察液体 Hayflick 培养基的颜色变化。

（2）液体 Hayflick 培养基颜色变绿后，将其转接于固体 Hayflick 培养基，37 ℃培养 5~14 天可长出菌落。培养过程中注意保持一定湿度，以免平板干裂。这时菌落无明显边界，需连续多次传代培养，直到菌落呈典型油煎蛋样，可取菌落进一步鉴定。

3）结果观察 初次分离时，约经 1 周可在平板上经肉眼看见圆形、边缘整齐、表面光滑的透明微小菌落，菌落无明显边界。经连续多次传代，其生长速度加快。菌落分中央和周边两部分，中央部分长入培养基，表面呈球形，环绕一薄层界线，呈典型油煎蛋样。若将豚鼠红细胞悬液加入培养基，显微镜下可见红细胞附着在菌落上，此为肺炎支原体特有的改变，其他支原体无此现象。

2. 解脲支原体的分离培养

1）材料

（1）标本：前列腺液、精液标本，生殖道棉拭子标本。

（2）培养基：解脲支原体培养基、Hayflick 培养基。

（3）试剂：吉姆萨（Giemsa）染色液等。

（4）其他：普通光学显微镜、水浴箱、二氧化碳培养箱、手术刀片、载玻片等。

2）方法

（1）将标本接种于解脲支原体培养基中，置于 37 ℃、含 5%～10% CO_2 的培养箱中，培养 16～18 h，逐日观察培养基的颜色变化。

（2）将上述标本或标本在解脲支原体培养基中的培养物 0.2 mL 接种于固体 Hayflick 培养基，置于 37 ℃、含 5%～10% CO_2 的培养箱中，培养 24～48 h，在低倍显微镜下观察菌落。用手术刀片切下带菌落的培养基，置于载玻片表面（带菌面紧贴载玻片表面），然后置于 90 ℃左右热水缸内使琼脂溶化，取出后放入另一热水缸中洗净表面剩余的琼脂，自然干燥后，吉姆萨染色，在低倍显微镜下观察。

3）结果观察

（1）解脲支原体培养基颜色由黄色变为粉红色，培养基澄清，可初步判定为解脲支原体阳性，尿素酶阳性。

（2）在低倍显微镜下，固体培养基培养物呈紫色，中央深、四周较浅的油煎蛋样特征，可判定为支原体阳性。

（三）支原体生化鉴定和血清学检查

1. 生长抑制试验　生长抑制试验（GIT）指将吸附有支原体抗血清的滤纸片贴于接种有支原体的培养基上，如果待检支原体与抗体型别一致，则接种的支原体生长会受到抑制，滤纸周围会出现抑菌圈。

1）材料　支原体琼脂平板、可疑解脲支原体液体培养物、抗解脲支原体血清、普通光学显微镜、二氧化碳培养箱、无菌吸管等。

2）方法　吸取解脲支原体培养物 0.3 mL，均匀涂布在支原体琼脂平板上，将无菌滤纸片用 0.025 mL 解脲支原体抗血清完全浸湿后，贴于培养基表面，置于 35 ℃、含 5%～10% CO_2 的环境中培养，直至出现明显菌落后判定结果。

3）结果判断　滤纸片周围出现透明的抑菌圈，可判定为阳性结果。

2. 代谢抑制试验　代谢抑制试验（MIT）指将支原体接种在含抗血清的葡萄糖（酚红）培养基中，若待检支原体与抗体型别一致，则待检支原体的代谢会被抑制，不能分解葡萄糖，酚红的颜色不变。

1）材料　解脲支原体培养基、抗解脲支原体血清、可疑解脲支原体液体培养物、二氧化碳培养箱、无菌试管、无菌吸管等。

2）方法　取一支无菌试管，加入解脲支原体培养基 0.8 mL 和抗解脲支原体血清 0.1 mL 作为实验管，另一支加入解脲支原体培养基 0.9 mL、不加抗解脲支原体血清作为对照管，在两支试管中分别加入可疑解脲支原体液体培养物 0.1 mL，置于 35 ℃、含 5%～10% CO_2 的环境中培养 2～3 天，观察结果。

3）结果判断　如对照管颜色变红而实验管颜色不变，可判定为阳性。

3. 尿素酶试验　解脲支原体能产生尿素酶，分解尿素产氨，使含酚红指示剂的解脲支原体液体培养基 pH 升高，培养基颜色由黄色变为红色。

1）材料　解脲支原体培养基、可疑解脲支原体培养物、二氧化碳培养箱、接种环等。

44

2）方法　用无菌接种环将可疑解脲支原体培养物接种于含有酚红指示剂的解脲支原体液体培养基中，于 37 ℃培养 16～18 h，连续多日观察结果。

3）结果判断　培养基颜色由黄色转变为红色为尿素酶试验阳性。

4. 冷凝集试验　肺炎支原体感染者血清中可产生冷凝集素，为 IgM 型自身抗体，将患者血清稀释后与人 O 型血红细胞混合，4 ℃孵育过夜后可观察到红细胞凝集现象，37 ℃时凝集现象消失，故称为冷凝集试验（CAT）。

1）材料　待检患者血清、生理盐水、1%人 O 型血红细胞、小试管、试管架、移液管、冰箱、水浴箱、记号笔等。

2）方法　按表 1-9-1 加入各种试剂。

（1）取 10 支试管，依次编号为 1～10，各试管中加入 0.5 mL 生理盐水。

（2）待检患者血清 0.5 mL 加入 1 号管中，振荡混匀后，吸出 0.5 mL 加入 2 号管，并按此方法依次进行倍比稀释至 9 号管，从 9 号管中吸出 0.5 mL 弃去，此时 1～9 号管血清稀释倍数依次为 1：2、1：4、1：8、1：16、1：32、1：64、1：128、1：256、1：512。10 号管不加待检血清，作为阴性对照管。

（3）各试管中分别加入 1%人 O 型血红细胞悬液 0.5 mL，摇匀，置于 4 ℃冰箱孵育 2～4 h 或过夜，观察结果。

表 1-9-1　冷凝集试验操作程序

试　管	1	2	3	4	5	6	7	8	9	10
生理盐水体积/mL	0.5	0.5	0.5	0.5	0.5	0.5	0.5	0.5	0.5	0.5
待检血清体积/mL	0.5	0.5	0.5	0.5	0.5	0.5	0.5	0.5	0.5（弃0.5）	
血清稀释度	1：2	1：4	1：8	1：16	1：32	1：64	1：128	1：256	1：512	
1%人 O 型血红细胞体积/mL	0.5	0.5	0.5	0.5	0.5	0.5	0.5	0.5	0.5	0.5

3）结果观察　根据有无红细胞凝集以及凝集程度判定结果。取出试管后，应立即观察结果，取出时尽量避免振动。

（1）再观察 1～9 号管，若出现红细胞凝集，试管底部可观察到边缘不整齐的颗粒状凝集物，轻摇试管红细胞不易散开，为阳性结果，不出现红细胞凝集者为阴性结果。

（2）凝集效价判定方法：以能使红细胞半数（＋＋）凝集的血清最高稀释度为凝集效价。

（3）将发生红细胞凝集的试管放入 37 ℃水浴 5～30 min，若红细胞完全散开，则证实为真正的冷凝集现象，否则为其他凝集素所致，不能判为阳性结果。

（4）通常凝集效价在 1：64 以上有辅助诊断意义，效价越高，疑似患者为肺炎支原体新近感染的可能性越大。

5. 颗粒凝集试验　颗粒凝集试验（PA 试验）的原理：将表面吸附有肺炎支原体抗原的明胶颗粒代替动物红细胞作为载体，与血清中的肺炎支原体抗体发生凝集反应。目前应用的 PA 试验主要是利用乳胶和凝胶作为携带抗原的颗粒与待检血清进行孵育。如果血清中含有肺炎支原体特异性抗体，则发生可见的颗粒凝集现象。该方法可显著消除冷凝集试验中动物红细胞的非特异性反应，使凝集现象更清晰。

1）材料　待检血清、肺炎支原体抗体检测试剂盒（PA 法）、平板混合器等。

2）方法　按试剂盒说明书操作，半定量实验需要做 10 孔或以上。

在反应板的第一孔内加入血清稀释液 100 μL，第二孔至最后一孔各加入血清稀释液 25 μL。然后在第一孔内加入 25 μL 待检血清，混匀后取 25 μL 加入第二孔，混匀，依此类推倍比稀释至最后一孔,最后一孔混匀后吸取 25 μL 弃去。在第二孔中加入 25 μL 未致敏颗粒作为阴性对照,第三孔至最后一孔各加入 25 μL 致敏颗粒。用平板混合器混合 30 s,加盖后于室温水平静置,3 h 后观察结果(注:24 h 内观察均有效)。阳性对照的操作方法与待检血清相同。

3)结果观察　出现凝集反应者为阳性,不出现凝集反应者为阴性。颗粒呈外周边缘均匀且平滑的纽扣样沉淀,为不凝集,记为"－";颗粒凝集成小环形,外周边缘均匀且平滑,为可疑,记为"±";颗粒凝集环明显变大,外周边缘不均匀且杂乱,为凝集,记为"＋";颗粒在孔底部凝集成膜状,为强阳性,记为"＋＋"。待检血清与未致敏颗粒的反应判为阴性(－),而与致敏颗粒的反应为"＋"或"＋＋"时,判定为阳性,以阳性孔最高血清稀释倍数作为抗体效价。无论待检血清与未致敏颗粒呈现何种反应,只要其与致敏颗粒的反应为阴性(－),最终判定即为阴性。未致敏颗粒为阴性,致敏颗粒的第一孔为可疑,最终判定为可疑。

6.间接 ELISA 法　用肺炎支原体 P1 膜蛋白和 43 kD 菌体蛋白作为抗原包被反应板,滴加待检血清后,抗原与血清中的相应抗体结合成免疫复合物,然后加入碱性磷酸酶标记的抗体,使之与上述免疫复合物反应,再加入碱性磷酸酶反应底物(对硝基苯磷酸盐)显色,颜色深浅与抗体含量成正比。

1)材料　待检血清、肺炎支原体抗体 ELISA 检测试剂盒、恒温培养箱等。

2)方法　用样本稀释液稀释待检血清后加入反应板孔内,同时设阴性和阳性对照,37 ℃恒温培养箱孵育 60 min。用洗涤缓冲液洗板 3 次,除去多余的未结合的反应物,加入酶标抗体于相应的孔内,37 ℃恒温培养箱孵育 30 min 后,以洗涤缓冲液洗板 3 次。再加入酶反应底物,37 ℃恒温培养箱孵育 30 min,加终止液终止反应,以空白孔调零,用酶标仪测定各孔的 OD 值。

3)结果观察　首先根据阳性及阴性对照判定实验是否成功,然后根据待测样本的 OD 值判定结果为阴性还是阳性。

▶▶ 思考题

思考题答题要点

1.在生化反应相关实验中,尤其是一些使用 pH 指示剂显示结果的实验中,一般要求在一定时间内判断结果,为什么?

2.胶乳凝集法有何优缺点?

(邓毛子)

实验十　立克次体的形态观察与外斐试验

立克次体(rickettsia)是一类严格活细胞内寄生,以节肢动物作为传播媒介的原核细胞型微生物。其共同特征如下:严格活细胞内寄生,以二分裂方式繁殖;含有 DNA 和 RNA 两类核酸;形态多样,主要为球杆状;大小介于细菌与病毒之间,普通光学显微镜下可见;以节肢动物为传播媒介或储存宿主,多数是人畜共患病病原体;对多种抗生素敏感。

立克次体革兰染色呈阴性,不易着色,常用吉姆萨染色法将其染成紫色或蓝色,且两端浓染。不同立克次体在感染细胞内存在的位置不同,可辅助鉴别立克次体。

立克次体细胞壁有两类抗原,一类为具有种特异性的细胞壁外膜抗原,另一类为具有群特异性的细胞壁脂多糖抗原。某些立克次体的脂多糖抗原与变形杆菌某些菌株(OX_2、OX_K、OX_{19})的菌体抗原有共同成分,利用这些易于制备的变形杆菌菌体抗原代替难以培养的立克次体作为已知抗原,与患者血清进行非特异性凝集反应,检测患者血清中有无相应抗体并确定效价,称为外斐试验,可辅助诊断立克次体病。

Note

【实验目标】

知识目标:掌握立克次体的形态、染色性,外斐试验的原理和意义。

能力目标:掌握外斐试验的方法。

【实验内容】

(一)立克次体的形态及染色性观察

1.材料

(1)标本:斑疹伤寒立克次体吉姆萨染色标本片或吉曼尼兹(Gimenez)染色标本片。

(2)其他:光学显微镜、香柏油、擦镜纸等。

2.方法 将斑疹伤寒立克次体吉姆萨染色标本片或 Gimenez 染色标本片置于油镜下,观察细胞质中有无立克次体,立克次体的形态、染色特性及在细胞质中的位置。

3.结果观察

(1)斑疹伤寒立克次体吉姆萨染色标本片:油镜下可见立克次体位于脾细胞的细胞质中,聚集于细胞核旁边,呈紫色或蓝色、小球杆状。

(2)Gimenez 染色标本片:油镜下可见立克次体呈红色,背景呈绿色。

(二)外斐试验

1.材料

(1)标本:待检患者血清。

(2)试剂:生理盐水,变形杆菌 OX_2、OX_K、OX_{19} 诊断菌液,碱性美蓝染色液,石炭酸复红稀释液。

(3)其他:小试管、试管架、移液管、记号笔、水浴箱等。

2.方法

(1)取 30 支小试管,在试管架上排列成 3 排,每排 10 支,并依次编号为 1 至 10。

(2)取生理盐水 0.9 mL 加于每排 1 号管内,其余试管加生理盐水 0.5 mL。

(3)每排 1 号管中分别加入患者血清 0.1 mL,振荡混匀后,取 0.5 mL 转入 2 号管中,以此类推,稀释至 9 号管。9 号管混匀后,吸出 0.5 mL 弃去,3 排试管均按以上方法稀释血清。1～9 号管的血清稀释度依次为 1:10、1:20、1:40、1:80、1:160、1:320、1:640、1:1280、1:2560。10 号管不加血清,为抗原对照管。

(4)将 OX_2、OX_K、OX_{19} 三种诊断菌液分别加入 3 排试管中,每支试管加 0.5 mL,振荡混匀。

(5)置于 37 ℃水浴箱中过夜,第二天观察结果。

说明:外斐试验可用玻璃或塑料孔板代替试管,同样可得到满意结果。

3.结果观察

(1)先观察抗原对照管有无凝集反应出现,再观察其他试管的凝集情况,依据液体透明度和凝集度,以"＋＋＋＋""＋＋＋""＋＋""＋""－"表示结果。

＋＋＋＋:细菌全部凝集,沉于管底呈颗粒状,液体澄清。

＋＋＋:大部分细菌凝集,沉于管底呈颗粒状,液体澄清度达 75%。

＋＋:约一半细菌凝集,沉于管底呈颗粒状,液体澄清度达 50%。

＋:仅少部分细菌凝集,沉于管底呈颗粒状,液体混浊,澄清度达 25%。

－:管底无颗粒状凝集,液体均匀混浊。

(2)按照上述标准判断每排 1～9 号管的凝集程度,以出现"＋＋"凝集的最高血清稀释度为患者血清的凝集效价。单份血清的凝集效价超过 1:160 才有诊断价值,双份血清效价呈 4 倍或 4 倍以上增高时,可作为判断立克次体新近感染的指标。结果判断参见表 1-10-1。

表 1-10-1 外斐试验结果判断

疾　　病	OX$_2$	OX$_K$	OX$_{19}$
斑疹伤寒	+	−	++++
Q 热	−	−	−
恙虫病	−	++++	−

4. 注意事项

(1)变形杆菌 OX$_2$、OX$_K$、OX$_{19}$ 菌株应从有资质的微生物菌种保藏中心获得,以保证结果的准确性。

(2)用变形杆菌 OX$_{19}$ 诊断菌液和患者血清做外斐试验,可辅助诊断斑疹伤寒,但不能区分是普氏立克次体感染还是斑疹伤寒立克次体感染所致。

(3)需排除近期是否有变形杆菌感染。

▶▶ 思考题

1. 检测立克次体常用的染色方法是什么?

2. 简述外斐试验的原理及应用。

(崔　妍)

思考题答题要点

实验十一　沙眼衣原体的分离培养与包涵体观察

衣原体(chlamydia)是一类严格真核细胞内寄生,有独特发育周期,能通过常用的细菌滤器的原核细胞型微生物。衣原体在宿主细胞内繁殖的不同阶段可出现两种形态,即原体和始体(网状体)。原体较小(0.2~0.4 μm),结构致密,呈球形,有高度感染性,但无繁殖能力,吉姆萨染色呈蓝色,麦氏染色(Macchiavello 染色)呈红色。始体无细胞壁,较大(0.5~1.2 μm),结构疏松,呈球形,有纤维网状结构,故又称网状体。始体无感染性,但具有繁殖能力,吉姆萨染色和Macchiavello 染色均呈蓝色。原体进入宿主细胞后被细胞膜包绕形成空泡,然后在空泡内逐渐增大发育为始体,继而在空泡内以二分裂方式繁殖形成许多子代原体,成熟的子代原体从细胞中释放,再感染新的易感细胞,此为一个发育周期。每个发育周期需48~72 h。细胞内含有始体和原体的空泡称为包涵体。衣原体在宿主细胞内的不同发育时期所形成的包涵体形态及大小有明显差别。通过吉姆萨染色或卢戈碘液染色,在普通光学显微镜下观察细胞内有无包涵体形成,具有一定的辅助诊断意义。衣原体的酶系统不完整,必须借助宿主细胞提供能量才能生存。其培养方法类似于病毒培养,主要有三种:鸡胚卵黄囊接种、细胞原代培养或传代培养、动物接种。

沙眼衣原体是临床上常见的致病性衣原体之一,分为三个生物亚种、多个血清型,不同生物亚种和血清型引起不同疾病,包括沙眼、包涵体性结膜炎、泌尿生殖道感染、性病淋巴肉芽肿、沙眼衣原体肺炎。常用的培养沙眼衣原体的方法是鸡胚卵黄囊接种,以及 McCoy 细胞培养、HeLa-229 细胞培养等。在沙眼患者眼结膜刮取的标本或细胞培养物中,均可观察到细胞质中的包涵体。

【实验目标】

知识目标:熟悉沙眼衣原体的分离培养与鉴定。

能力目标:了解沙眼衣原体包涵体的检测方法。

Note

【实验内容】

（一）沙眼衣原体的分离培养与鉴定

1. 材料

(1)标本:沙眼患者眼结膜刮片或眼结膜棉拭子。

(2)试剂:吉姆萨染色液、甲醇、蒸馏水、肉汤、Hank's 液等。

(3)其他:5～8 日龄鸡胚、注射器、验蛋器、磨壳器或镊子、固体石蜡、普通光学显微镜、香柏油、擦镜纸等。

2. 方法

(1)用刮片刮取沙眼患者结膜上穹隆病变部位组织,将其放入 2～3 mL 肉汤或 Hank's 液(内含链霉素 2.5 mg/mL,新霉素 0.5 mg/mL,制霉菌素 100 μg/mL)中,制成标本液。

(2)取 5～8 日龄鸡胚,先在验蛋器光照下检查其生活状态,用记号笔画出气室及头部位置,然后用碘酒和乙醇对气室部位蛋壳进行消毒,用磨壳器钻一小孔或用镊子尖端戳击卵壳形成小孔,再用乙醇擦拭。

(3)用注射器吸取 1 mL 标本液,从气室小孔沿鸡胚长轴刺入,避开头部,针尖进入的深度根据鸡胚的大小而定,一般刺入 2～3 cm,回抽针芯见有卵黄时,针尖即进入卵黄囊中,每份标本接种 3～5 个鸡胚,每个鸡胚接种量为 0.2～0.5 mL。接种结束后,用熔化的石蜡封闭小孔,置于 35 ℃恒温培养箱培养。

(4)每天在光照下检查鸡胚生长情况。感染后 3 天内死亡的鸡胚视为非特异性死亡,弃去不用。3 天后死亡的鸡胚收获卵黄囊,弃去卵黄,用生理盐水漂洗,囊膜剪碎制成悬液。

(5)用悬液制成推片,待自然干燥后用吉姆萨染色检查包涵体。

3. 结果观察

(1)判断鸡胚生活状态的标准。

①血管清晰程度,胚胎活动程度,鸡胚眼睛黑点是否移动。如果头部不晃动,鸡胚血管模糊不清,则认为鸡胚处于濒死状态。

②卵白和胎盘之间的界限是否分明,一般卵白一边较亮,胎盘一边呈暗红色。如果胎盘一边变黑或变苍白,则表明鸡胚已经死亡。

(2)标本片中可见细胞外有大量暗紫色的原体;鸡胚卵黄囊细胞质呈淡蓝色,其中可见深蓝色的包涵体,原体染成紫红色,始体染成蓝色。

（二）沙眼衣原体包涵体的检测

1. 材料

(1)标本:沙眼患者眼结膜刮片或眼结膜棉拭子。

(2)试剂:吉姆萨染色液、甲醇、卢戈碘液、蒸馏水等。

(3)其他:普通光学显微镜、香柏油、擦镜纸等。

2. 方法

(1)吉姆萨染色:取沙眼患者标本涂片,自然干燥后,用甲醇固定 1～5 min,加稀释的吉姆萨染色液染色 15～24 h,用蒸馏水缓慢冲洗,玻片干燥后在油镜下观察。

(2)卢戈碘液染色:取沙眼患者标本涂片,自然干燥后,用甲醇固定 1～5 min,自然干燥后滴加卢戈碘液染色 10 min,用蒸馏水缓慢冲洗,玻片干燥后在油镜下观察。

3. 结果观察

(1)吉姆萨染色:上皮细胞内包涵体边界明显,多数呈圆形或卵圆形,被染成深蓝色或暗紫色散布于浅蓝色的细胞质内。一个上皮细胞内可含 1～3 个或更多的包涵体。

常见的包涵体形态有以下 4 种。

①散在型:包涵体呈圆形或卵圆形,散在分布于细胞质中,多由始体组成。

②帽型:包涵体紧贴于细胞核上或稍有间隙,呈帽状,大小不一,多由始体连续排列而成。

③桑葚型:由原体和始体堆积而成,呈长梭形或椭圆形,形似桑葚,较大,单个分离或一面依附在细胞核上。

④填塞型:主要由原体堆积而成,塞满整个细胞质,细胞核被挤压变形,表现为巨大包涵体。

(2)卢戈碘液染色:上皮细胞内可见被染成棕褐色的包涵体,其他部位不着色。

▶▶ 思考题

1.衣原体为什么用活组织培养?

2.沙眼衣原体的形态特征及染色性如何?

(崔 妍)

实验十二 真菌的形态观察、培养与鉴定方法

真菌(fungus)是一类真核细胞型微生物,细胞核的分化程度高,有核膜、核仁和染色体,细胞质内有完整的细胞器。细胞壁主要成分为几丁质或纤维素等,不含叶绿素,没有根、茎、叶的分化,能进行有性生殖和无性生殖。真菌比细菌大几倍甚至十几倍,可通过普通光学显微镜进行观察。真菌按形态、结构分为两种,少数为单细胞真菌,多数为多细胞真菌。不同真菌的菌丝和孢子的形态不同,并形成具有不同特征的菌落。菌丝、孢子和菌落的形态是鉴定真菌种类的重要指标之一。

真菌属于以寄生或腐生方式生存的异养生物,通过吸收有机物质来获取营养,对营养要求不高。真菌菌落及菌体形态在不同培养基中呈现出不同特征,鉴定时常以沙氏葡萄糖琼脂(Sabouraud's dextrose agar,SDA)培养基上的生长形态为准。病原性真菌在实验室中生长较慢,培养1~4周才出现典型菌落,需加入抗生素抑制其他杂菌生长。真菌生长的最适 pH 为4~6,丝状真菌的适宜培养温度一般为25~28 ℃,酵母型和类酵母型真菌为37 ℃。通过真菌培养,可以确定真菌种类,并根据其对抗生素的敏感性选择合适的治疗方法。

真菌在自然界中分布广泛,种类繁多,大多数对人类有益,在生态系统中起着重要的作用,为医学界和食品工业提供了重要的资源,少数真菌会引起人类及动植物的疾病。致病性真菌和机会致病性真菌主要引起感染性疾病、超敏反应性疾病及真菌毒素中毒等。真菌病根据感染部位分为浅部真菌病及深部真菌病。

【实验目标】

知识目标:掌握真菌的形态结构特征。熟悉真菌的培养特性。

能力目标:了解真菌的小培养方法。掌握浅部真菌病临床标本的微生物学检查法。

【实验内容】

(一)真菌形态学观察

1.真菌菌丝体 鉴定真菌种类时,可通过真菌培养,观察真菌形态特征进行鉴别。单细胞真菌一般呈圆形或椭圆形,通常以出芽方式繁殖,无菌丝。多细胞真菌具有菌丝和孢子等结构,菌丝是真菌的营养体,通常呈无色或浅色,呈丝状、分枝状或网状等,菌丝交织成团,形成菌丝体(mycelium)。菌丝根据隔膜的有无,分为有隔菌丝与无隔菌丝。孢子是真菌的繁殖体,其形状、颜色和大小各异。孢子根据繁殖方式分为有性孢子与无性孢子。

1)材料 白念珠菌、烟曲霉标本片,香柏油,普通光学显微镜等。

Note

2）方法 使用普通光学显微镜观察示教片，一般在低倍镜下可观察到真菌菌丝和孢子的形态特征，根据观察需要，可在高倍镜及更高放大倍数下观察。

（1）酵母、类酵母型真菌：观察菌体及孢子的形态特征，是否出现假菌丝及其他特征性结构。

（2）曲霉等丝状真菌：一般在涂片或小培养后，经乳酸酚棉蓝染色，观察菌丝是否具有隔膜、菌丝体形态、顶囊形态、小梗结构及数目、分生孢子形态与颜色等特征。

3）结果观察

（1）白念珠菌（*Candida albicans*）：又称白色念珠菌、白色念球菌，为机会致病性真菌，通常存在于人的皮肤、口腔、上呼吸道、阴道及肠道黏膜，当机体抵抗力低下或菌群失调时，可引起内源性感染。

白念珠菌细胞呈圆形或卵圆形，类似于酵母菌，直径为 3～6 μm，比葡萄球菌大 5～6 倍，革兰染色呈阳性，但着色不均匀。白念珠菌主要以出芽方式繁殖，产生芽生孢子（blastospore），有时出芽生殖产生的子代细胞没有立即脱离，而形成类似于菌丝的丝状外观，称为假菌丝。白念珠菌可以形成抗逆性较高的厚膜孢子，壁较厚，多着生于假菌丝顶端（图 1-12-1，彩图 1-12-1）。

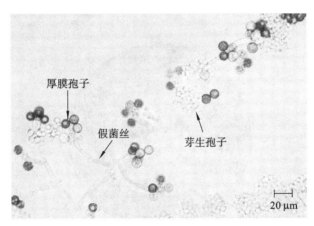

图 1-12-1 白念珠菌

（2）烟曲霉（*Aspergillus fumigatus*）：一种广泛分布于自然界的腐生菌，能引起植物果实腐败。烟曲霉能寄生在人、鸟类及其他脊椎动物的肺部，引起肺曲霉病及其他疾病。

烟曲霉菌丝为分枝状多细胞有隔菌丝。部分菌丝特化形成壁厚而膨大的足细胞，并向上生长出直立的分生孢子梗。孢子梗顶端膨大成烧瓶状的顶囊，顶囊表面辐射状生长着单层杆状小梗，小梗顶端形成链状排列的球状分生孢子，整体呈现出曲霉典型的菊花样分生孢子头的结构特征（图 1-12-2，彩图 1-12-2）。

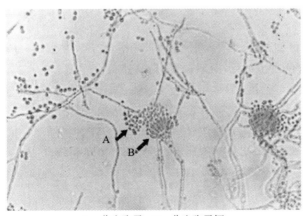

A—分生孢子；B—分生孢子梗

图 1-12-2 烟曲霉（乳酸酚棉蓝染色）

2.真菌荚膜　新生隐球菌(*Cryptococcus neoformans*)也称新型隐球菌,是广泛分布于土壤、禽类粪便(尤其是鸽粪)中的腐生菌,也可存在于人的体表、口腔和粪便中,属于机会致病性真菌。菌体外周有肥厚的胶质样荚膜,菌体圆形或椭圆形,直径为4～20 μm,荚膜宽3～5 μm,非致病性隐球菌无荚膜,不形成假菌丝。行微生物学检查时,取痰液、脓液、脑脊液标本离心沉淀后的沉渣做墨汁负染色,镜检若见到圆形或椭圆形、有折光性的菌体,其外周有肥厚透明荚膜即可诊断。

1)材料　新生隐球菌的SDA培养基培养物、中国墨汁(过滤后)、生理盐水、普通光学显微镜、载玻片、盖玻片、接种环、滴管等。

2)方法

(1)取洁净载玻片,先在载玻片中央加1～2滴生理盐水,再加半滴中国墨汁,混匀。

(2)用接种环取少量新生隐球菌的SDA培养基培养物涂于中国墨汁中,充分混匀后,盖上盖玻片,在普通光学显微镜下观察。

3)结果观察　高倍镜下可见背景呈暗黑色,折光性菌体呈圆形或卵圆形,直径为4～20 μm,有芽生孢子,孢子内有一较大的反光颗粒(蜡质颗粒)和许多小颗粒,菌体周围有宽厚、透明的荚膜,厚度几乎与菌体相等(图1-12-3)。

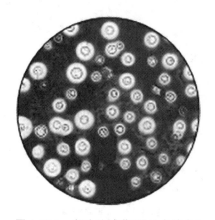

图1-12-3　新生隐球菌(墨汁负染色)

3.真菌菌落　不同种类的真菌可形成不同的菌落。根据菌落的特点,真菌的菌落可分为三类:①酵母型菌落,外观湿润、光滑、致密,类似于一般细菌菌落;②类酵母型菌落,外观同酵母型菌落,但菌落底层有假菌丝伸入培养基内;③丝状菌落,其表面粗糙呈棉絮状、粉末状或毛发状,不同菌落底部呈不同颜色。菌落特征是真菌鉴定的重要指标。

1)材料　新生隐球菌、白念珠菌、烟曲霉的SDA培养基培养物。

2)方法　肉眼或体式镜下观察。

3)结果观察

(1)新生隐球菌:酵母型菌落,圆形,外观湿润、光滑、致密,类似于一般细菌菌落。初呈白色、乳白色,1周后转为淡黄色或棕黄色,湿润黏稠,呈黏液状。

(2)白念珠菌:类酵母型菌落,菌落灰白色或奶油色,表面光滑、湿润,有根须状结构(假菌丝)深入培养基吸收营养,对光或在体式镜下观察,可见菌落周围呈分枝状。

(3)烟曲霉:丝状菌落,菌落初为白色,绒状或絮状,呈辐射状铺展。成熟后产生分生孢子,呈暗绿色、烟绿色,随着菌落成熟,菌落颜色加深,反面具有相同的颜色。

(二)真菌培养

1.真菌小培养法　真菌的培养方法有多种,包括用于菌种传代与保存的试管培养法,易于进行菌落观察的大培养法,以及动态观察真菌结构及生长发育的小培养法。小培养法多种多样,此处介绍回形针法。

1)材料 SDA 培养基、石蜡、载玻片、盖玻片、镊子、回形针、接种针、滴管、培养皿、玻璃管、水,以上材料均已灭菌处理。青霉菌菌种(实验室保藏)、酒精灯、消毒缸、火柴、普通光学显微镜等。

2)方法

(1)取回形针用镊子弯成圈状方形,其边长不长于盖玻片的边缘,约 19 mm。用熔化的无菌石蜡将回形针圈粘于盖玻片上。

(2)用无菌滴管滴加熔化的 SDA 培养基至盖玻片中心、回形针圈内。

(3)用无菌接种针取青霉菌菌种少许,接种于培养基上。将翻转的盖玻片置于无菌载玻片上,用无菌石蜡封固,但下边的回形针圈缺口不封,使其内有充足的空气进入(图 1-12-4)。

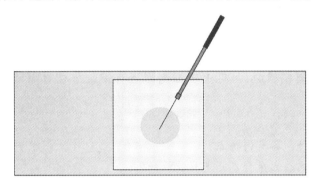
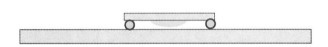

图 1-12-4 真菌小培养法示意图(回形针法)

(4)载玻片用玻璃管架起,置于无菌培养皿内,皿内盛适量无菌水,以维持湿度。

(5)置于室温或 37 ℃恒温培养箱中培养,全过程必须无菌操作。数日后即可在显微镜下逐日观察真菌生长发育情况和结构特征。

3)结果观察 用高倍镜观察青霉菌,可见有隔菌丝及小分生孢子。

(三) 真菌病临床标本的微生物学检查法

浅部真菌病在临床上极为常见,包括毛发、指(趾)甲与皮肤的癣病。临床上最常用的微生物学检查法为取患病组织直接镜检,观察到菌丝和孢子即可做出诊断。

1)材料

(1)标本:发癣患者的病发、脱屑或足癣患者的皮屑。

(2)试剂及培养基:10%~20% NaOH 溶液、70%乙醇、SDA 培养基。

(3)器材:小镊子、载玻片、盖玻片、酒精灯、普通光学显微镜等。

2)方法

(1)标本采集:采集发癣标本时,用镊子选择病损部位的断残头发或带白色菌鞘的毛发。损害处断发或边缘的脱屑最易获得阳性结果,黄癣者亦较易获得阳性结果。采集足癣标本时,用小刀刮取病损部位边缘的皮屑,如果趾间有损害,应选择潮湿或干裂皮屑。用过的镊子或小刀应立即经火焰灭菌。

(2)标本处理:将病发或皮屑放在载玻片上,滴 1~2 滴 10%~20% NaOH 溶液,加盖玻片,在火焰上往返几次进行轻微加热,使组织细胞溶解。放置 10 min 后用手轻按一下盖玻片,使之压平、分散溶解组织,即可镜检(时间过长或加入的 NaOH 溶液过浓,都可致毛发被破坏)。

(3)镜检:将处理完毕的标本,先在低倍镜下找到真菌菌丝或孢子,再转至高倍镜观察菌丝及孢子的特征。

(4)培养鉴定:直接镜检一般只能做初步诊断,许多真菌在直接镜检时是无法鉴别的。因此,临床上如果要进行进一步鉴定与分类,必须做真菌培养。检查材料用70%乙醇浸泡5 min,再用无菌生理盐水洗涤后,接种于SDA培养基,置于25 ℃培养箱培养2~4周。

3)结果观察

(1)发癣:可分为两型。①发外型:部分毛癣菌及小孢子菌引起的癣病属于此型,镜下孢子呈平行的串状排列或镶嵌排列,构成白色菌鞘。②发内型:菌丝或孢子发生于毛干的内部。例如,白色毛癣菌在毛发内有大量沿纵轴排列的菌丝及关节孢子。许兰毛癣菌可导致大部分毛发皮质被破坏,有大小不等的空泡存在,偶见孢子,其菌丝比较粗,主要为发内型菌丝。

(2)黄癣:由许多上皮细胞、孢子、菌丝、碎屑及油滴等组成,菌丝粗短,孢子较多,偶可见鹿角状菌丝。

(3)足癣:对趾间皮屑镜检时,可见上皮细胞附近有细长分枝有隔菌丝和呈串珠状排列的孢子。

▶▶ 思考题

1.真菌的菌落有几种? 各有何特点?

2.常见的浅部真菌病的临床标本是怎样镜检的?

(熊亚南)

实验十三　病毒形态的观察

病毒(virus)是一类非细胞型微生物。其体积微小,能通过细菌滤器,一般需用电子显微镜放大数万倍方能观察到;结构简单,无完整的细胞结构,只含有一种核酸(DNA或RNA);严格细胞内寄生,只能在一定种类的活细胞中增殖,增殖方式是复制;对常用抗生素不敏感,对干扰素敏感。完整成熟的病毒颗粒称为病毒体(virion),具有典型的病毒形态和结构,并具有感染性。人和动物病毒多呈球形或近似球形,少数为杆状、丝状、弹状和砖块状,噬菌体可呈蝌蚪状。人类传染病约75%由病毒引起,病毒所致的传染病不仅种类多,而且传染性强,部分病毒性疾病病情严重、死亡率高,病后可留有后遗症。

【实验目标】

知识目标:掌握病毒的不同形态学特征。

能力目标:通过观察包涵体的形态学特征,辅助诊断某些病毒性疾病。

【实验内容】

（一）病毒形态结构的观察（电子显微镜照片示教）

病毒体积微小,其直径一般为20~250 nm,因此,除痘病毒等大型病毒(直径200~300 nm)外,多数病毒需借助电子显微镜才能观察到。通过电子显微镜可直接观察到病毒颗粒。根据其形状、大小、表面结构等特征,以及在组织细胞中的位置,人们对病毒进行检测、分类及鉴定工作。此外,电子显微镜技术也是发现、鉴定新的病毒,以及研究病毒引起的组织和细胞病理变化等不可缺少的手段。

用于电子显微镜观察标本的制作技术包括超薄切片技术及负染色技术。负染色也称阴性反

Note

差染色,常用磷钨酸盐等重金属盐制备染色液,染色液中的金属(钾或钠)原子包绕生物标本后,电子光束能通过低密度的病毒颗粒而不能通过背景,呈现出背景发暗、病毒颗粒明亮清晰的反差图像,故称为负染色。超薄切片一般将组织切成厚度为10～100 nm的薄片,然后用电子显微镜进行观察。利用超薄切片电子显微镜技术可观察到组织细胞的超微结构和细胞中病毒颗粒,以及病毒在细胞内的超微病理变化,常用于病毒的鉴定。

利用电子显微镜照片可观察各类病毒的形态、结构特征。

1.肠道病毒 脊髓灰质炎病毒(poliovirus)直径为20～30 nm,无包膜,球形,核衣壳呈二十面体立体对称状(图1-13-1)。

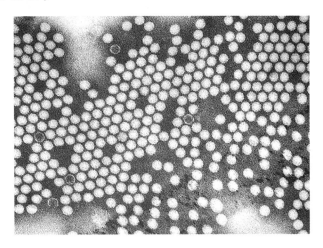

图1-13-1 脊髓灰质炎病毒

2.流感病毒 流感病毒(influenza virus)直径为80～120 nm,球形(新分离株呈丝状),有包膜,包膜表面镶嵌有辐射状的糖蛋白刺突结构,核衣壳呈螺旋对称排列(图1-13-2)。

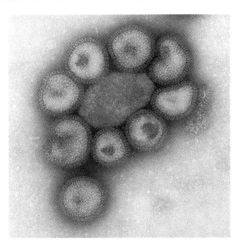

图1-13-2 流感病毒

3.狂犬病病毒 狂犬病病毒(rabies virus)长100～300 nm,宽60～850 nm,呈子弹状,有包膜及刺突结构,核衣壳呈螺旋对称排列(图1-13-3)。

4.乙型肝炎病毒 如图1-13-4所示。

(二)病毒包涵体形态学观察

在某些病毒感染细胞内,染色后常可在细胞质或细胞核内看到一些嗜酸性或嗜碱性的圆形或不规则的斑块,称为病毒包涵体(inclusion body,IB)。观察包涵体常用的染色液有吉姆萨染色液和苏木精-伊红(HE)染色液两种。用光学显微镜检查病毒包涵体,其形态、大小、数目、在组织

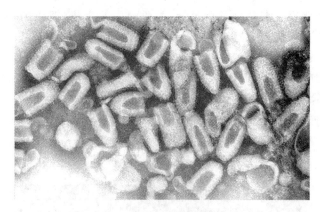

图 1-13-3　狂犬病病毒

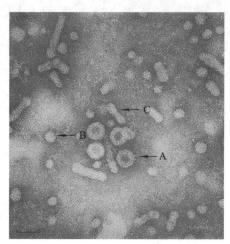

A—大球形颗粒（Dane颗粒）；B—小球形颗粒；C—管形颗粒

图 1-13-4　乙型肝炎病毒

细胞内位置、染色性的不同,对某些病毒性疾病具有辅助诊断价值。

狂犬病病毒包涵体的形态学观察如下。

1.材料　狂犬病病毒包涵体组织片（HE 染色）、呼吸道合胞病毒包涵体细胞片（HE 染色）、普通光学显微镜等。

2.方法　采用普通光学显微镜油镜进行观察。

3.结果

(1)狂犬病病毒包涵体(内基小体,Negri body):染色后神经细胞呈蓝色,间质为粉红色,在神经细胞的细胞质中可见一个或数个、圆形或椭圆形、直径为 20～30 nm、鲜红色的内基小体。

(2)呼吸道合胞病毒包涵体:感染的细胞发生融合呈多核巨细胞病变,多核巨细胞的细胞核及核仁呈蓝色,细胞质为淡红色,在细胞核及细胞质内皆可看到一个或多个鲜红色的圆形、椭圆形或不规则形的包涵体。

▶▶ 思考题

1.用电子显微镜观察病毒形态时需要注意什么?

2.何为包涵体?

思考题答题要点

（熊亚南）

实验十四　病毒分离培养技术

病毒的分离培养是用于病毒性状研究、疫苗制备、流行病学监测、临床疾病诊断和药物选择等的重要实验技术,是病毒鉴定的金标准。病毒具有严格的细胞内寄生性,需提供活的机体、组织或细胞才能使其增殖。常用于病毒分离培养的方法主要有动物接种法、鸡胚培养法和组织培养法。然而,至今尚未找到一种可将全部或绝大多数病毒分离培养成功的方法。因此采用何种方法,要根据患者的病史、临床诊断和所怀疑的病毒类型而定。

【实验目标】

知识目标:掌握流感病毒分离鉴定的程序和方法。

能力目标:熟悉实验室常用的病毒培养方法。了解单层细胞的制备、细胞培养技术及动物接种等病毒培养技术。

【实验内容】

（一）动物接种法

动物接种法是最早用来分离和培养病毒的方法。根据病毒的种类和组织亲嗜性,选择敏感的动物和适宜的接种途径,通过观察动物的发病情况,进一步分离、鉴定病毒。

动物实验在病毒学研究中的用途主要有三方面:①分离鉴定病毒,如乙脑病毒;②对病毒进行传代,以减弱或降低对人的致病力,如狂犬病病毒;③制备抗病毒血清。

根据动物对病毒的敏感程度,选择敏感动物及适宜的接种部位进行接种。常用动物有小鼠、大鼠、豚鼠、家兔和猴等。接种部位有鼻腔、脑、静脉等。动物接种法培养病毒的优点是操作简便,结果易于观察。病毒在动物体内引起的病理改变能较客观地反映其致病力,动物有无发病或死亡易于观察和分析。动物接种法的缺点:动物的购买和饲养价格昂贵;动物的管理烦琐;动物对许多人类病毒不敏感,或感染后症状不明显;有些动物体内常带有潜在病毒,个体差异较大等。本实验仅介绍病毒培养中常用的两种方法:脑内接种法和滴鼻接种法。

1.脑内接种法

1）材料

(1)病毒(小鼠脑脊髓炎病毒)悬液:先用无菌生理盐水洗去已感染病毒的脑组织的血液,再加含10％脱脂奶的生理盐水研磨成1∶10的悬液,然后以3000 r/min离心30 min,取上清液供接种用。

(2)动物:3周龄健康小白鼠,体重6～8 g。

(3)其他:0.25 mL无菌注射器及针头、碘伏、棉签等。

2）方法

(1)用0.25 mL无菌注射器抽取病毒悬液0.1 mL,排除注射器内的气泡。

(2)取出小白鼠,用左手大拇指和示指握住小白鼠的头部,使之固定,并用左手掌轻轻按住小白鼠的身体。

(3)右手持棉签蘸取碘伏,消毒小白鼠的右侧颞部皮毛。

(4)右手持注射器在小白鼠颞部(眼与耳根连线的中点略偏耳朵的方向)刺入,进入颅腔,进针2～3 mm(通过硬脑膜时阻力突然消失(即有突破感),立即停止进针,不要进针太深),注入0.01～0.03 mL病毒悬液。

(5)注射完毕,将用过的注射器煮沸消毒。

Note

3)结果观察　接种后每天观察小白鼠数次。小白鼠通常在接种后3～4天开始发病,出现食欲减退、活动迟钝、震颤等现象,最后麻痹、瘫痪而死亡。本法适用于一些脑炎病毒的分离培养。

2.滴鼻接种法

1)材料

(1)病毒悬液:流感病毒鼠肺适应株悬液。

(2)动物:20～25 g 健康小白鼠。

(3)其他:无菌毛细滴管(或微量移液器)、灭菌小试管、乙醚、棉球等。

2)方法

(1)将 1 只小白鼠投入带盖小容器内,容器内放置了蘸有乙醚的棉球,对小白鼠进行全身麻醉,注意麻醉深度,不宜太深或太浅,麻醉太深易致其死亡或发生非特异性吸入性肺炎,太浅则易在滴鼻接种时打喷嚏。

(2)用无菌毛细滴管(或微量移液器)吸取病毒悬液少许,连同毛细滴管插在灭菌小试管内备用。

(3)用左手取小白鼠握于掌中,大拇指及示指抓住其耳部,使头部朝前呈仰卧位,右手持吸有病毒悬液的毛细滴管或微量移液器,将病毒悬液慢慢滴于管口形成不会自然掉落的悬滴。将悬滴靠至小白鼠鼻尖,小白鼠在呼吸时自然吸入,一般滴入 0.03～0.05 mL,不宜过多。感染材料如果被吸入肺内,容易引起小白鼠肺水肿,小白鼠常于接种后 1 天内死亡。

(4)感染的小白鼠须饲养在隔离的动物室中,逐日观察。

3)结果观察　小白鼠逐渐苏醒,通常在数日后开始发病,症状常为咳嗽、不食,甚至死亡。解剖后可观察到肺脏有炎症或出血性病灶。

(二) 鸡胚培养法

鸡胚培养法为常用的病毒培养方法之一,操作简便,取材容易,易于管理。鸡胚本身带病毒的情况少见,对流感病毒、流行性腮腺炎病毒、痘病毒、疱疹病毒和某些脑炎病毒都很敏感,可用来分离培养含上述病毒的临床标本。鸡胚对流感病毒最敏感,目前除分离流感病毒还继续选用鸡胚外,其他病毒的分离基本已被细胞培养所取代。

一般选用受精的鸡卵,这是因为其壳薄、色白,用灯照视时易看清其内部的鸡胚情况。先用清水及毛刷洗刷,后用干布擦拭,置于蛋架上,放入 38～39 ℃恒温培养箱中孵育。恒温培养箱内放水盘使其相对湿度为 45％～60％,每天翻动鸡卵 1～2 次。孵育到第 4 天,用验蛋器检视鸡胚是否发育正常,剔除只见模糊卵黄阴影的未受精鸡胚。鸡胚发育时,可在壳壁上看见清晰的血管影和鸡胚暗影,随着鸡胚暗影的逐渐增大,胚动逐渐出现,血管逐渐增多、增粗,并变得清晰。此后每天检查 1 次,淘汰已死亡的鸡胚或胚动消失、血管影昏暗模糊处于濒死状态的鸡胚。

鸡胚接种方法有 4 种,即绒毛尿囊膜接种法、尿囊腔接种法、羊膜腔接种法和卵黄囊接种法。根据不同的病毒和不同的目的,选择适当的接种途径,可采用单腔接种法或双腔接种法。鸡胚解剖图及接种不同病毒时的部位,参见表 1-14-1 和图 1-14-1。

表 1-14-1　对不同病毒进行鸡胚接种的部位及鸡胚胚龄

病 毒 名 称	接种部位	鸡胚胚龄/天
痘病毒	绒毛尿囊膜	10～13
流感病毒、副流感病毒、流行性腮腺炎病毒	尿囊腔	9～11
嗜神经病毒	卵黄囊	5～8
初次分离标本	羊膜腔	10～12

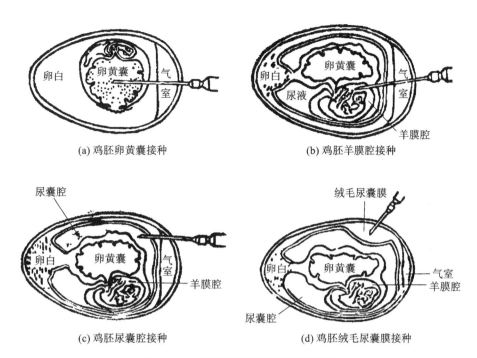

(a) 鸡胚卵黄囊接种　　　　　(b) 鸡胚羊膜腔接种

(c) 鸡胚尿囊腔接种　　　　　(d) 鸡胚绒毛尿囊膜接种

图 1-14-1　鸡胚解剖及接种部位示意图

下面分别介绍单腔接种法(仅以尿囊腔接种法为例进行介绍)和双腔接种法。

1. 单腔接种法(示教)　单腔接种法包括绒毛尿囊膜接种法、尿囊腔接种法、羊膜腔接种法和卵黄囊接种法。尿囊腔接种法适用于正黏病毒(流感病毒)、副黏病毒(流行性腮腺炎病毒等)、新城疫病毒等的培养,适用于病毒的扩增。

下面以尿囊腔接种法为例进行介绍。

1)材料

(1)9~11 天龄鸡胚、流感患者的含漱液。

(2)照卵灯、验蛋器、蛋架、尖锥、无菌镊子、一次性注射器、碘伏、棉签、无菌医用胶布或石蜡、无菌毛细吸管、无菌试管、恒温培养箱、冰箱等。

2)方法

(1)选取发育良好的 9~11 天龄鸡胚,在验蛋器上用铅笔画气室界线,在鸡胚绒毛尿囊膜发育但无大血管处做好标记作为注射入口。

(2)把鸡胚竖置于蛋架上,气室端朝上。用碘伏消毒注射入口处卵壳,用灭菌尖锥在卵壳的铅笔标记处钻一小孔。

(3)用一次性注射器抽取抗生素处理的待检标本(如流感患者的含漱液)。使针头与卵壳成 30°角,刺入小孔 0.5~1 cm 深,注入 0.1~0.2 mL 待检标本后,用无菌医用胶布或加热熔化的石蜡封孔。

(4)将接种后的鸡胚置于 35~36 ℃恒温培养箱中孵育,每天检视鸡胚情况。

3)结果观察　一般在接种后 1~2 天死亡者为非特异性死亡(接种损伤),应弃去。2 天后死亡者可能是病毒增殖所致。有些病毒(如流感病毒)在鸡胚中增殖并不一定引起鸡胚死亡。根据不同病毒的增殖特性,孵育一定时间(尿囊腔接种者通常孵育 2~3 天)后,或检视发现鸡胚濒死时,将鸡胚从恒温培养箱中取出并放入 4 ℃冰箱过夜。次日取出鸡胚,消毒注射入口处卵壳,用无菌镊子除去气室端卵壳,撕去卵膜,避开大血管,在绒毛尿囊膜上撕出小口,用无菌毛细吸管吸取少量尿囊液,收集于无菌试管中待做红细胞凝集试验以检测病毒效价,其余保存于冰箱中,用于后续传代或鉴定试验等。

2. 双腔接种法　将病毒同时接种于尿囊腔和羊膜腔两个腔,适用于正黏病毒(如流感病毒)

等临床标本的接种。

1)材料

(1)9～11天龄鸡胚、流感患者的含漱液。

(2)照卵灯、蛋架、尖锥、无菌镊子、一次性无菌注射器(1 mL和5 mL)、碘伏、棉签、无菌胶布、石蜡、15 mL离心管和离心管架、无菌吸管、无菌试管、恒温培养箱、冰箱等。

2)方法

(1)取9～11天龄鸡胚,用照卵灯检视鸡胚,标记出鸡胚的气室与尿囊腔的分界及鸡胚的位置。如果鸡胚是死胚、未受精、有裂痕、发育不全或表面有许多渗水孔,应丢弃。

(2)将鸡胚气室端朝上置于蛋架上,用碘伏消毒接种处卵壳,在气室端钻孔,开约6 mm×6 mm大小的小孔。

(3)用一次性无菌注射器(注意:将5 mL注射器的针头装在1 mL注射器上)抽取抗生素处理过的临床待检标本(如流感患者的含漱液)。从小孔中滴入1～2滴无菌的液体石蜡,然后轻轻晃动鸡胚,让液体石蜡在鸡胚壳膜内层(脏层)铺开大约1 cm×1 cm范围(石蜡层不可将壳膜内层完全覆盖,否则会导致鸡胚死亡),此时在照卵灯下即可清楚看到鸡胚的位置。将一次性注射器针头缓慢刺入鸡胚的腭下、胸前,用针头轻轻拨动鸡胚的下腭及腿,当进入羊膜腔时,能看到鸡胚随着针头的拨动而动,即可注射0.1 mL临床待检标本,然后将针头退出至尿囊腔(此时针头刺入深度为0.5～1 cm),将另外0.1 mL临床待检标本注入鸡胚尿囊腔,用无菌胶布封口。

(4)将用过的一次性注射器及针头弃于锐器盒中。

(5)将接种后的鸡胚置于恒温培养箱(季节性流感病毒为35 ℃,禽流感病毒为37 ℃)中孵育2～3天,一般甲型流感病毒培养2天,乙型流感病毒培养3天,临床待检标本通常培养3天。每天检查鸡胚生长情况。

3)结果观察 24 h内死亡的鸡胚,被认为是非特异性死亡,应弃去。孵育一定时间后,将鸡胚从恒温培养箱中取出并放入4 ℃冰箱过夜或至少放置4 h,也可于−20 ℃放置1～2 h。取出鸡胚后,消毒接种处卵壳,用无菌镊子去掉鸡胚气室处蛋壳,撕开鸡胚尿囊膜,用无菌吸管吸取鸡胚尿囊液、羊水置于离心管中,以3000 r/min离心5 min,对上清液进行红细胞凝集试验以检测病毒效价。

(三) 组织培养法

组织培养法是指用离体的活的器官、组织和细胞,在体外模拟体内的生理环境,使之生存和生长,并维持其结构和功能,用来培养病毒的方法。组织培养法包括器官培养、组织块培养和细胞培养。病毒的组织培养法经济实用,观察指标客观,结果敏感、管理方便、组织来源多样,适用于多种病毒的分离培养,是目前培养病毒最常用的一种方法,被广泛用于病毒的分离鉴定、疫苗制备等。细胞培养方法很多,最常用的是单层细胞培养法。根据细胞的来源、染色体特性及传代次数等,可分为原代细胞培养、二倍体细胞培养和传代细胞培养。因病毒种类和感染细胞类型的不同,细胞感染病毒后会发生不同的改变,可引起致细胞病变效应(CPE),常表现为细胞变圆、坏死、溶解、脱落等;还可形成多核巨细胞;或在细胞内形成包涵体。

下面以病毒培养中常用的人横纹肌肉瘤细胞(RD细胞)培养法为例进行介绍。

1. 材料

(1)灭菌器材:吸管、移液器、细胞培养瓶等。

(2)试剂:MEM培养基、200 mmol/L L-谷氨酰胺、胎牛血清、7.5% NaHCO₃溶液、抗生素混合溶液(含青霉素、链霉素各10000 U/mL)等。

(3)细胞生长液:MEM培养基85.5 mL,胎牛血清10 mL,200 mmol/L L-谷氨酰胺1 mL,7.5% NaHCO₃溶液2.5 mL,抗生素混合溶液(含青霉素、链霉素各10000 U/mL)1 mL。

(4)细胞维持液:MEM培养基92.5 mL,胎牛血清2 mL,200 mmol/L L-谷氨酰胺1 mL,

7.5% $NaHCO_3$ 溶液 3.5 mL,抗生素混合溶液(含青霉素、链霉素各 10000 U/ mL)1 mL。

(5)病毒:柯萨奇病毒 A 组 16 型(CVA_{16})。

2.方法

(1)使用细胞培养瓶对 RD 细胞进行传代,每瓶加细胞生长液 3 mL。传代后 48 h 左右形成单层细胞。显微镜下观察,选择无污染且形态良好的单层细胞进行下一步实验。

(2)取单层细胞,弃去细胞生长液,一瓶接种 CVA_{16} 悬液 0.3 mL,另一瓶加入细胞维持液 0.3 mL 作为对照,置于 36℃、含 5% CO_2 的培养箱中培养 60 min,使病毒吸附,然后各加入细胞维持液 3 mL,置于 36℃、含 5% CO_2 的培养箱中继续培养。

3.结果观察 使用倒置显微镜每天观察细胞病变情况,是否出现特征性的肠道病毒致细胞病变效应(CPE),如细胞圆缩、分散,细胞质内颗粒增加,细胞自瓶壁脱落等。未接种病毒的细胞仍呈单层,细胞质较透明,只有个别细胞圆缩、脱落。记录接种瓶和对照瓶细胞所发生的变化至少 1 周(CVA_{16} 一般要经过两次以上传代才出现明显的 CPE),CPE 程度可根据出现病变的细胞在整个单层细胞中所占面积的比例进行判定。

CPE 程度判断标准如下。

—:细胞无病变。

±:个别细胞发生可疑病变。

+:少于 25% 的细胞发生病变。

++:25%~<50% 的细胞发生病变。

+++:50%~<75% 的细胞发生病变。

++++:75%~100% 的细胞发生病变或全部脱落。

取出"++"~"++++"细胞病变的培养物,做好标记,低温保存。

▶▶ 思考题

1.分离培养病毒的方法有几种,各有何优缺点?

2.病毒的鸡胚接种方法有几种?

思考题答题要点

(刘 洋)

实验十五 病毒数量和感染性的测定

对于已在细胞培养中增殖的病毒,需要进行感染性和数量的测定。病毒的定量法主要用于测定病毒的颗粒数或病毒的感染性强弱,常用的方法有电子显微镜直接计数法、红细胞凝集试验、半数组织培养感染剂量(又称 50% 组织细胞感染量,$TCID_{50}$)的测定和空斑形成试验。前两种方法只能估计病毒的数量,但测不出其感染性;后两种方法是用培养的细胞进行病毒感染性强弱和活病毒数量的测定。本实验介绍空斑形成试验和 50% 组织细胞感染量测定试验。

【实验目标】

知识目标:掌握病毒数量和感染性测定的原理、方法。

能力目标:掌握空斑形成试验和 $TCID_{50}$ 测定技术。

【实验内容】

(一) 空斑形成试验

空斑形成试验(plaque forming assay)是目前测定活病毒数量和病毒感染性强弱比较准确的

方法。将适当浓度的病毒悬液加入致密的单层细胞中,使病毒吸附,再覆盖一层溶化的琼脂,待其凝固后继续培养。病毒在细胞内复制后,可产生一个局限的感染灶,此即空斑。用中性红染色液染活细胞,可见未染上颜色的空斑。空斑通常是由一个感染性病毒体复制形成的,类似于细菌的菌落,称为空斑形成单位(plaque forming unit,PFU)。病毒悬液中含有的感染性病毒量以每毫升能形成的空斑形成单位来表示,即 PFU/mL。此方法仅用于能产生明显 CPE 的病毒。

1. 材料

(1)待测病毒:柯萨奇病毒 B 组 3 型(CVB$_3$)。

(2)细胞:HeLa 细胞。

(3)培养液、试剂:2%胎牛血清(FCS)MEM 或 RPMI 1640 细胞维持液、Hank's 液、低熔点琼脂糖、中性红染色液。

(4)器材:6 孔细胞培养板、无菌吸管、无菌试管等。

2. 方法

(1) 将待测病毒用细胞维持液做 10 倍系列稀释,稀释度依次为 10^{-1}、10^{-2}、10^{-3}……10^{-7}。

(2)将生长成致密无间隙单层 HeLa 细胞培养板内的生长液弃掉,用 Hank's 液洗涤细胞 3 次。

(3)取不同稀释度的病毒液 0.5 mL,分别接种于细胞培养板各孔内,轻轻摇匀,每个稀释度至少接种 2 孔,同时设正常细胞对照孔。

(4)置于 37 ℃、含 5% CO_2 的培养箱中吸附 1 h,每 15 min 摇动 1 次,使细胞面均匀接触病毒液。

(5)制备 2%低熔点琼脂糖溶液,置于 42 ℃水浴中待用。将上述琼脂糖溶液与 2 倍浓度的细胞维持液按 1:1 的比例混匀(等体积混合)制成覆盖琼脂糖溶液。

(6)弃去病毒液,将已溶化的约 42 ℃的覆盖琼脂糖溶液 2 mL 加入各孔内,待琼脂糖凝固后,倒置培养板,置于 37 ℃、含 5% CO_2 的培养箱中培养。

(7)每天观察细胞病变情况。当细胞出现明显病变时进行二次覆盖。取上述方法混合的混合液,加入中性红染色液使其浓度为 0.002%,向各孔加入 2 mL 混合液,使其冷却凝固形成第二层覆盖层。

(8)倒置培养板,置于 37 ℃、含 5% CO_2 的培养箱中继续培养(避光),48 h 内观察结果(中性红染色液遇光易产生毒性物质,因此光照会影响空斑的形成)。

3. 结果观察 由于二次覆盖琼脂内含有中性红染色液,活细胞被染成红色。计数红色背景下无色的空斑,选择空斑不融合、分散成单个、数目在 30～100 个/孔的细胞孔,分别计算各病毒稀释度的空斑数,再求平均值,并按下述公式计算:

$$病毒量(PFU/mL) = \frac{同一病毒稀释度每孔平均空斑数 \times 病毒稀释度}{每孔接种病毒量(mL)}$$

(二) 50%组织细胞感染量测定试验

50%组织细胞感染量(TCID$_{50}$)是指能使半数单层细胞管(孔)内的细胞出现细胞病变的最高病毒稀释度。对待测病毒液进行系列稀释,分别接种到单层细胞中,经培养后观察 CPE 等病毒增殖指标,以感染 50%细胞孔的最高稀释度为判断终点,经统计学处理后计算出 TCID$_{50}$。此方法是以 CPE 作为指标,判断病毒的感染性及毒力,但不能准确测定感染性病毒颗粒的多少。下面介绍微量培养法测定 TCID$_{50}$。

1. 材料

(1)待测病毒液:柯萨奇病毒 B 组 3 型(CVB$_3$)。

(2)细胞:HeLa 细胞。

(3)培养液、试剂:0.02%胰蛋白酶(含 EDTA)溶液、2% FCS MEM 或 RPMI 1640 细胞维持液、Hank's 液等。

(4)器材:40 孔细胞培养板、微量加样器、吸管、试管等。

2. 方法

(1)选择培养 24～48 h 生长旺盛,形成良好单层的 HeLa 细胞一瓶,弃去生长液,加入 0.02% 胰蛋白酶(含 EDTA)溶液 10 mL,37 ℃消化 10～15 min,弃去消化液,用 10% FCS MEM 或 RPMI 1640 细胞维持液分散细胞,使细胞悬液浓度为 4×10^5/mL。用微量加样器将细胞悬液加入细胞培养板微孔中,每孔加 0.1 mL。

(2)将细胞培养板置于含 5% CO_2 的培养箱中 37 ℃培养 12～18 h,使细胞长成单层。

(3)将待测病毒液在试管内用 2% FCS MEM 或 RPMI 1640 细胞维持液做 10 倍系列稀释,稀释度分别为 10^{-1}、10^{-2}、10^{-3}……10^{-10}。

(4)弃去培养板中的生长液,各细胞孔用 Hank's 液洗涤 2 次,每孔加入不同稀释度的病毒液 0.1 mL,每个稀释度接种 4 个孔,4 个对照孔各加入细胞维持液 0.1 mL,37 ℃吸附 1 h,然后弃去病毒液,各孔加入细胞维持液 0.1 mL,轻轻摇匀,置于 37 ℃、含 5% CO_2 的培养箱内培养。逐日观察细胞病变,连续观察 3～7 天,以"++"细胞病变判定为阳性病变孔,计算 $TCID_{50}$。

3. 结果观察

(1)观察各孔细胞病变。先看细胞对照孔:细胞饱满,形态正常,无圆缩、脱落等现象。再看病毒对照孔:细胞有明显的病变。比较细胞对照孔和病毒对照孔,判定各实验孔的 CPE。

(2)计算:整理 7 天的观察记录,按 Reed-Muench 法计算致半数细胞产生病变的最高病毒稀释度,即该病毒的 $TCID_{50}$。例如,按表 1-15-1 中数据,致半数细胞产生 CPE 的病毒稀释度介于 10^{-5} 和 10^{-6} 之间,按下列公式计算距离比例。

$$距离比例 = \frac{高于 50\% 感染百分数 - 50\%}{高于 50\% 感染百分数 - 低于 50\% 感染百分数} = \frac{83\% - 50\%}{83\% - 40\%} \approx 0.77$$

表 1-15-1 用 Reed-Muench 法计算病毒 $TCID_{50}$ 举例

病毒稀释度	细胞病变	累计孔数		病变细胞孔	
		有病变	无病变	比例	百分比/(%)
10^{-4}	4/4	9	0	9/9	100
10^{-5}	3/4	5	1	5/6	83
10^{-6}	2/4	2	3	2/5	40
10^{-7}	0/4	0	7	0/7	0

注:"细胞病变"一列中,分母表示每个稀释度重复 4 孔,分子表示 4 孔中有几孔细胞出现病变。

由此可知,致半数细胞产生 CPE 的病毒稀释度是 $10^{-5.77}$,将病毒悬液做 $10^{-5.77}$ 稀释时,0.1 mL 中含 1 个 $TCID_{50}$ 病毒,即该病毒 $TCID_{50} = 10^{-5.77}$/0.1 mL。

▶▶ **思考题**

1. 病毒定量的方法主要包括哪些?

2. 如何滴定病毒的感染性?

3. 何为空斑形成试验?

思考题答题要点

(刘 洋)

Note

实验十六　病毒感染的血清学试验

　　人体感染病毒后,免疫系统被病毒抗原成分刺激发生免疫应答而产生特异性抗体。抗体的量常随感染进展而增多,表现为抗体效价(或称滴度)升高。因此,利用已知病毒或其特异性抗原,检测患者有无相应特异性抗体及抗体效价的动态变化,可用于某些病毒性疾病的辅助诊断。一般是采集患者血清进行试验,故称为血清学试验。检测病毒感染的血清学试验须采集患者急性期与恢复期双份血清,测定恢复期血清效价较急性期升高 4 倍或 4 倍以上时,有诊断意义。

　　血清学试验的方法很多,常用的有中和试验、补体结合试验、凝胶免疫电泳及血凝抑制试验等。随着相关技术的发展,现代免疫技术如免疫荧光技术、酶联免疫吸附试验、固相放射免疫测定、蛋白质印迹等,已被应用于病毒感染的早期诊断。

　　【实验目标】

　　知识目标:掌握中和试验、血凝试验及血凝抑制试验的原理。

　　能力目标:熟悉中和试验、血凝试验及血凝抑制试验的操作方法,能够根据实验结果做出科学判定,培养动手能力及问题分析能力。

　　【实验内容】

　　(一) 中和试验

　　中和试验(neutralization test,NT)是病毒学中常用的一种血清学试验,是观察病毒在活体内或细胞培养中被特异性抗体中和而失去感染性的试验,即先将定量的已知病毒与系列稀释的患者血清作用,再接种于敏感的组织细胞或动物体内来测定残存病毒的感染力。常用的判断病毒感染力的指标有致细胞病变效应(cytopathic effect,CPE)、空斑形成单位(plaque forming unit,PFU)以及动物半数致死量(LD_{50})等。中和试验敏感性和特异性高,结果客观,易于观察,常用于病毒性疫苗免疫效果评价、人群抗体水平调查及临床疾病的诊断等。此外,中和试验还可用已知的标准免疫血清或免疫腹水鉴定未知病毒。根据实验目的不同,病毒的中和试验方法主要有简单定性中和试验、固定病毒稀释血清法、固定血清稀释病毒法和空斑减少法等。目前中和试验向微量化发展,常用微量细胞培养板检测,简称微量细胞中和试验。

　　1.材料

　　1)标本　感染乙脑病毒的鼠脑。

　　2)动物　2~3 周龄小白鼠,体重 9~11 g。

　　3)试剂　10%兔血清生理盐水等。

　　4)器材　灭菌组织研磨器、灭菌试管、吸管、注射器等。

　　2.方法

　　1)病毒悬液的制备　无菌操作取出已感染乙脑病毒的鼠脑,每克鼠脑加 10%兔血清生理盐水 5 mL,充分研磨,以 3000 r/min 离心 20 min,即得 $2×10^{-1}$ 病毒悬液,分装冻存。

　　2)稀释病毒悬液　实验时将冻存的病毒悬液解冻,用 10%兔血清生理盐水做 10 倍系列稀释(吸出 0.2 mL 病毒悬液加至 1.8 mL 稀释液中,再从此混合液中吸出 0.2 mL 至另一管 1.8 mL 稀释液中,如此连续稀释),将 $2×10^{-1}$ 病毒悬液稀释成 $2×10^{-2}$、$2×10^{-3}$、$2×10^{-4}$……$2×10^{-9}$。每个稀释度换 1 支干净吸管。

　　3)病毒稀释度的选择　要求在最高稀释度时动物全部存活,最低稀释度时动物全部死亡。实验时,病毒稀释度的选择范围需根据病毒 LD_{50} 决定。例如,初步测定 LD_{50} 效价(能使 50%小鼠死亡的病毒稀释度倒数之对数)为 7,则对照组病毒的稀释度一般用 $10^{-9} \sim 10^{-5}$,实验组用 $10^{-9} \sim 10^{-4}$。

4)待检血清处理　使用前于 56 ℃加热 30 min 灭活。

5)病毒与待检血清混合液的准备　按表 1-16-1 操作,在试管中进行病毒与待检血清的混合操作。

表 1-16-1　病毒与待检血清的混合操作程序

项　　目	混合前病毒稀释度					
	2×10^{-4}	2×10^{-5}	2×10^{-6}	2×10^{-7}	2×10^{-8}	2×10^{-9}
实验组　病毒悬液/mL	0.2	0.2	0.2	0.2	0.2	0.2
待检血清/mL	0.2	0.2	0.2	0.2	0.2	0.2
对照组　病毒悬液/mL	—	0.2	0.2	0.2	0.2	0.2
正常血清/mL	—	0.2	0.2	0.2	0.2	0.2
混合后病毒稀释度	10^{-4}	10^{-5}	10^{-6}	10^{-7}	10^{-8}	10^{-9}

6)接种　用以上每个稀释度的混合液接种 2～3 周龄(体重 9～11 g)小白鼠 6 只,每只小鼠脑内注射 0.03 mL。从 10^{-9} 至 10^{-4} 顺序接种,使用 1 个注射器即可。

7)观察　注射后每天观察 2 次小鼠发病及死亡情况并详细记录,需观察 14 天(2 天内死亡者为非特异性死亡,不参与计算)。

3. 结果观察　计算出待检血清实验组及正常血清对照组的 LD_{50},以对照组 LD_{50} 减去实验组 LD_{50} 得到差值,再从对数表中查出差值的反对数即为中和指数。例如,对照组 LD_{50} 为 8.0,实验组为 6.5,差值为 8.0－6.5＝1.5,中和指数(差值的反对数)为 32。

结果判断:一般规定中和指数小于 10 者为阴性,表示无中和抗体存在;中和指数 10～50 者为可疑;中和指数大于 50 者为阳性,表示待检血清中有中和抗体。

(二) 血凝试验及血凝抑制试验

某些病毒(如流感病毒、麻疹病毒、新城疫病毒)的表面有血凝素(hemagglutinin,HA),能与人和动物红细胞表面的糖蛋白受体结合,使红细胞发生凝集,称为血凝现象。该现象能被相应的特异性抗体所抑制,使病毒失去凝集红细胞的能力,称为血凝抑制现象。利用血凝抑制现象做临床检测的实验,称为血凝抑制试验(hemagglutination inhibition test)。利用血凝抑制试验可以鉴定未知病毒,也可以测定血清中的未知血凝素抗体及含量。如果用已知病毒的血凝素检测血清中抗体含量,则需要先滴定出已知病毒的血凝效价(也称作血凝试验),然后采用一定量的病毒进行血凝抑制试验。从临床标本中分离流感病毒后,需要用血凝试验检测分离是否成功、病毒效价如何。例如,可以采集发病 1～3 天的流感患者咽喉含漱液,接种于鸡胚尿囊腔、羊膜腔或人胚肾细胞中,培养后取鸡胚尿囊液、羊水或细胞培养物进行血凝试验。如果血凝试验阳性,说明病毒已增殖,可进一步用血凝抑制试验进行病毒鉴定。

1. 分离病毒、血凝试验

1)材料

(1)标本:流感患者咽喉含漱液。

(2)动物:9～11 日龄鸡胚。

(3)器材:剪刀、镊子、无菌小试管、吸管、蛋架等。

(4)试剂:0.5%鸡红细胞悬液、流感免疫血清等。

2)方法

(1)分离鉴定程序:病毒分离鉴定程序如图1-16-1所示。

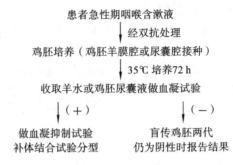

患者急性期咽喉含漱液

↓ 经双抗处理

鸡胚培养（鸡胚羊膜腔或尿囊腔接种）

↓ 35℃培养72 h

收取羊水或鸡胚尿囊液做血凝试验

↓（+）　　　↓（—）

做血凝抑制试验　　　盲传鸡胚两代
补体结合试验分型　　仍为阴性时报告结果

图1-16-1　病毒分离鉴定程序

(2)分离病毒:含漱液经低速离心后,吸取上清液 1 mL,加抗生素(含 20000 U/mL 青霉素、20 mg/mL 链霉素,简称双抗)0.1～0.2 mL,置于 4 ℃冰箱 4 h 或过夜。取 9～11 日龄鸡胚,取上述处理标本 0.2 mL,接种于鸡胚尿囊腔。置于 35 ℃孵育72 h后,于 4 ℃冰箱过夜(防止出血)。无菌操作收获尿囊液,测定血凝效价,以确定是否有病毒生长。

(3)血凝试验:①取小试管 9 支并编号,各管加入生理盐水,1 号管加入 0.9 mL,其他各管均加入 0.25 mL。②取收获的尿囊液 0.1 mL,加入 1 号管中做 1:10 稀释,混匀后吸取 0.5 mL 弃至消毒缸内,再吸取 0.25 mL 加至 2 号管混匀,从 2 号管中取出 0.25 mL 至 3 号管混匀,依次做倍比稀释至 8 号管,自 8 号管中取出 0.25 mL 弃掉。此时各管液体均为 0.25 mL,1～8 号管的尿囊液稀释度分别为 1:10、1:20……1:1280,9 号管为生理盐水对照管。③每管加入 0.5% 鸡红细胞悬液 0.25 mL 混匀,室温放置 60 min 观察结果,观察时要轻拿、勿摇晃。

3)结果观察

(1)血凝效价的判定:各管出现的红细胞凝集程度以"++++""+++""++""+""—"表示,以出现"++"凝集的病毒最高稀释度为血凝效价,即 0.25 mL 内含 1 个血凝单位。

++++:全部红细胞凝集,凝集的红细胞铺满管底。

+++:75% 红细胞凝集,在管底铺成薄膜状,但有少数红细胞不凝集,在管底中心聚集成小红点。

++:约有 50% 的红细胞凝集,在管底铺成薄膜,面积较小。不凝集的红细胞则在管底中心聚成小红点。

+:只有 25% 的红细胞凝集,不凝集的红细胞在管底聚成小圆点,凝集的红细胞在小圆点周围。

—:不凝集,红细胞沉于管底,呈一边缘整齐的致密圆点。

例如,表1-16-2 中的两种结果血凝效价均为 1:320,即将此病毒悬液做 1:320 稀释时,每 0.25 mL 病毒悬液含 1 个血凝单位。为确保实验中病毒的含量,在血凝抑制试验中,常使用每0.25 mL含4 个血凝单位的病毒悬液,即实际使用的病毒悬液稀释度应为 1:80,又称 1 个实用单位。

表1-16-2　血凝试验结果举例

试 管 号	3	4	5	6	7	8	9
稀释度	1:40	1:80	1:160	1:320	1:640	1:1280	—
红细胞凝集程度	++++ ++++	++++ +++	+++ ++	++ ++	+ +	— —	— —

 Note

（2）如果血凝试验阳性，则需做血凝抑制试验进一步证实，并可鉴定该病毒的型和亚型。

2. 血凝抑制试验 在加鸡红细胞前先加病毒的抗血清，然后加鸡红细胞，以红细胞不凝集为血凝抑制试验阳性。由于该实验中用已知病毒的抗血清，故可鉴定病毒的型及亚型，若用已知病毒，则可测定患者血清中有无相应抗体，但应先将患者血清进行处理，除去其中的非特异性抑制物或凝集素，并需取双份血清做两次实验，若恢复期血清抗体效价比早期高 4 倍或 4 倍以上，则结合临床症状做出诊断。

1）材料 流感病毒悬液（尿囊液，含 1 个实用单位），流感患者早期、恢复期双份血清，其余同血凝试验。

2）方法

（1）患者血清预处理，除去其中非特异性凝集素。

（2）取 18 支小试管，排成 2 排，每排 9 支，做好标记。除 1 号管和 7 号管加生理盐水 0.45 mL、9 号管加生理盐水 0.5 mL 外，其余每管各加生理盐水 0.25 mL。其中 1~6 号管为实验管，7 号管为血清对照管，8 号管为病毒对照管，9 号管为鸡红细胞对照管。

（3）在第一排的 1 号管和 7 号管中各加入流感患者早期血清 0.05 mL，1 号管内混匀后吸出 0.25 mL 加至 2 号管，混匀后再从 2 号管吸出 0.25 mL 加至 3 号管，以此类推至 6 号管，最后自 6 号管弃去 0.25 mL。8、9 号管不加流感患者早期血清。

（4）取含 1 个实用单位的流感病毒悬液 0.25 mL 加入 8 号管，然后从 6 号管到 1 号管每管均加 0.25 mL 流感病毒悬液。

（5）稍加振摇后，1~9 号管每管加入 0.5% 鸡红细胞悬液 0.5 mL，于室温下放置 1 h，观察结果。

（6）第二排同上述方法同步完成流感患者恢复期血清的操作过程。实验全过程见图 1-16-2。

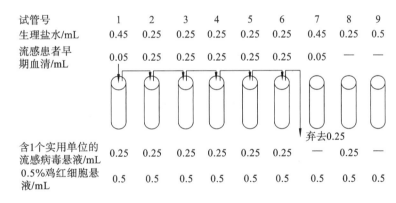

图 1-16-2 血凝抑制试验操作示意图

3）结果观察

（1）观察顺序：先观察 3 支对照管，如果病毒对照管出现完全凝集，血清对照管和鸡红细胞对照管不发生凝集，再观察实验管，判定效价。

（2）结果判断：以完全抑制红细胞凝集的血清最高稀释度作为该血清的血凝抑制效价。一般恢复期血清效价比早期或急性期血清效价高 4 倍或 4 倍以上，有临床诊断意义。

例如：①恢复期血清血凝抑制试验结果如表 1-16-3 所示。

表 1-16-3 恢复期血清血凝抑制试验结果

试 管 号	1	2	3	4	5	6	7	8	9
结 果	—	—	—	+	++	+++	—	++++	—

即恢复期血清血凝抑制效价为 1 : 40。

②急性期血清血凝抑制试验结果如表 1-16-4 所示。

表 1-16-4　急性期血清血凝抑制试验结果

试 管 号	1	2	3	4	5	6	7	8	9
结果	−	+	++	++	+++	++++	−	++++	−

即急性期血清血凝抑制效价为 1∶10。

该患者恢复期血清血凝抑制效价较急性期呈 4 倍升高,为血凝抑制试验阳性。

注意事项如下:

①血凝试验和血凝抑制试验均可以用玻璃孔板或塑料孔板代替试管,同样可以得到满意结果。

②血凝抑制试验的判断标准同前述血凝试验,但血凝抑制试验是以不出现血凝现象的实验管为阳性,即在完全凝集抑制的试管中,以血清的最高稀释度作为血凝抑制效价。

▶▶ 思考题

1. 中和试验的原理是什么?

2. 何为血凝抑制试验?

(赵　艳)

思考题答题要点

实验十七　病毒感染的快速诊断

病毒的快速诊断是指从含有病毒的标本及被感染机体的血清中直接检测出病毒颗粒、病毒抗原、特异性 IgM 抗体和核酸等,往往在数小时内即可得出结果。

【实验目标】

知识目标:掌握常用的病毒感染快速诊断方法的原理。

能力目标:掌握 ELISA 法检测病毒抗原或抗体的操作步骤,掌握 PCR 技术检测病毒核酸的方法,培养应用快速诊断方法检测病毒性疾病的能力。

【实验内容】

(一) 形态学检查

1.电子显微镜和免疫电子显微镜检查　对含有高浓度病毒颗粒($\geqslant 10^7$/mL)的样品,可直接应用电子显微镜(electron microscope,EM)进行观察。对那些不能进行组织培养或培养有困难的病毒,可用免疫电子显微镜(immuno-electron microscope,IEM)进行检查,即先将标本与特异性抗血清混合,使病毒颗粒凝聚,以便于在电子显微镜下观察,可提高病毒的检出率。IEM 检查比 EM 检查更准确。用此法从轮状病毒感染者的粪便标本、HBV 或 HIV 感染者的血清标本及疱疹病毒感染者的疱疹液中,均可快速检出典型的病毒颗粒,有助于早期诊断。

2.普通光学显微镜检查　普通光学显微镜仅用于大病毒颗粒(如痘病毒)和病毒包涵体的检查,根据包涵体在细胞内的部位、数量和形状等特点,可辅助诊断某些病毒感染。如取可疑病犬的大脑海马回组织制成染色标本,于普通光学显微镜下检查,如发现细胞质内呈嗜酸性、圆形或椭圆形的团块结构,即内基小体,便可确诊为狂犬病。

(二) 病毒抗原检查

用荧光素、放射性同位素、过氧化物酶等标记抗体,采用免疫学和分子生物学技术(包括免疫

Note

荧光技术、固相放射免疫测定、酶免疫技术),检测标本中的病毒抗原,具有敏感、特异、快速等优点。

以下主要介绍酶联免疫吸附试验检测 HBsAg 的操作。采用双抗体夹心法,将特异性抗 HBs 抗体吸附于固相载体表面,当加入待检血清后,其中的 HBsAg 会与抗 HBs 抗体结合为抗原-抗体复合物,再加入酶标记的抗 HBs 抗体,该复合物与酶相应底物反应产生颜色变化,用肉眼判读或酶标仪测定结果。

1. 材料

1)包被液   0.2 mol/L pH 9.6 的碳酸盐缓冲液。

2)洗涤液   0.015 mol/L pH 7.4 的磷酸盐吐温 20 缓冲液。

3)酶标抗体   用辣根过氧化物酶标记的抗 HBs 抗体。

4)酶标抗体稀释液   0.015 mol/L pH 7.4 的磷酸盐吐温 20 缓冲液。

5)酶底物液   邻苯二胺(OPD)、pH 5.0 柠檬酸盐缓冲液,临用前加入 30% H_2O_2。新鲜配制,避光保存。

6)中止液   2 mol/L H_2SO_4。

7)血清   待检血清、阳性血清、阴性血清。

8)器材   聚苯乙烯微量板、微量移液器、吸头等。

2. 方法

1)包被   用包被液稀释抗 HBs 抗体至 50 μg/mL,每孔加入 100 μL 抗原包被液。置于 4 ℃ 过夜后,用洗涤液洗 3 次,每次 3~5 min。

2)加样   每孔加入 50 倍稀释的待检血清 100 μL,每个标本 2 孔,同时设置阳性对照孔、阴性对照孔和空白对照孔,置于 37 ℃ 2 h 后洗涤 3 次。

3)加酶标抗体   每孔加入经适当稀释的酶标抗体 100 μL,置于 37 ℃ 2 h 后洗涤 3 次。

4)加酶底物液   每孔加入 100 μL 酶底物液,避光,置于 37 ℃ 20~30 min。

5)中止反应   每孔加入 1 滴中止液。

3. 结果观察   肉眼判读时,待检孔颜色与阴性对照孔一样或更浅,判为阴性。若明显加深,呈黄棕色,判为阳性。用酶标仪检测时,P/N 值 ≥2.1 为阳性,P/N 值<2.1 为阴性。P 为待检标本 OD 值,N 为阴性对照孔 OD 值。

(三)特异性 IgM 抗体的检测

检测病毒特异性 IgM 抗体可用于诊断急性感染,特别是对证实孕妇感染风疹病毒尤为重要。此外,检测早期抗原的抗体是快速诊断的另一途径。如检测针对 EB 病毒的早期抗原(EA)、核心抗原(EANA)和衣壳抗原(VCA)等的抗体,可以区分急性或慢性 EB 病毒感染。检测方法主要采用酶联免疫吸附试验。

(四)病毒核酸检测

1. 核酸扩增技术   选择病毒保守区的特异性片段作为扩增的靶基因,用特异性引物扩增病毒特异性序列,以诊断病毒感染。目前聚合酶链反应技术(包括 RT-PCR 技术)已发展到既能定性又能定量的水平,应用较多的是实时荧光定量 PCR(real time fluorogenic quantitative PCR)。

以下介绍应用 PCR 技术检测 HBV DNA 的具体过程。先将待检双链 DNA 经 90~95 ℃ 高温变性成单链作为模板,然后加入一对人工合成的特异性寡核苷酸引物,引物分别与待扩增 DNA 片段的两端互补,经 55 ℃ 低温退火,引物与模板互补结合。在 72 ℃ 条件下,结合于模板上的引物在 DNA 聚合酶的催化下,利用反应体系中的 4 种 dNTPs 为原料,按碱基互补配对的方式延伸合成两条新的 DNA 链。所扩增的 DNA 可作为下一轮扩增反应的模板。重复上述循环过程,经过 20~30 个循环后,特异的目的 DNA 可扩增百万倍以上。将 PCR 产物行琼脂糖凝胶电泳即可观察到特异的扩增条带。

PCR 技术检测 HBV DNA 的敏感性明显高于传统的血清学方法,且能显示 HBV 在体内的复制情况,直接反映患者血液的感染性,有助于对模棱两可的或与临床表现不相符的血清学结果做出明确诊断。

1)材料 待检血清、HBV PCR 反应液 20 管(每管 20 μL)、HBV DNA 裂解液、阳性模板、溴化乙锭、PCR 扩增仪、电泳仪、紫外分析仪等。

2)方法

(1)标本处理:取混匀的血清 20 μL,加 20 μL 裂解液,混匀后 100 ℃沸水浴 10 min,最后以 15000 r/min 离心 3 min,取 4 μL 上清液待检。

(2)加样及 PCR:HBV PCR 取反应液 1 管(使用前稍加离心),加 4 μL 待检上清液或阳性对照于底层反应液中,混匀后高速离心片刻,然后于 94 ℃预变性 2 min,再按 94 ℃ 30 s、55 ℃ 30 s、72 ℃ 60 s 扩增 35 个循环。

(3)电泳与结果判断:取 15 μL 上述反应液,经琼脂糖凝胶电泳 30 min。

3)结果观察 用紫外分析仪观察电泳结果,若 410 bp 处出现橙黄色带,则 HBV 为阳性。

2.核酸杂交技术 用特定标记的已知核酸序列与待测核酸进行特异性杂交结合,形成杂交体,并利用相应的显示技术检测目标核酸的分子生物学技术。常用于病毒检测的核酸杂交技术有斑点杂交、原位杂交、DNA 印迹和 RNA 印迹等。

3.基因芯片技术 将大量探针分子固定于支持物上,然后与标记的样品分子进行杂交,通过检测每个探针分子的杂交信号强度,获取样品分子数量和序列信息,是针对数以万计的 DNA 片段同时进行处理分析的技术。该技术在病毒诊断和流行病学调查方面有着广阔的应用前景。

4.基因测序 因目前对已发现的病毒全基因测序已基本完成,故可将所检测的病毒进行特征性基因序列测定,并与基因库中的病毒标准序列进行比对,以达到诊断病毒感染的目的。

▶▶ 思考题

1.病毒感染的快速诊断方法有哪些?

2.诊断病毒核酸的技术有哪些?

思考题答题要点

(赵 艳)

第二章 医学免疫学基础实验

实验一 抗毒素的中和作用

中和试验是免疫学常用的,测定抗体中和病毒或抗体中和细菌外毒素生物学效应的实验。凡能与病毒结合,使其失去感染力的抗体称为中和抗体;能与细菌外毒素结合,中和其毒性作用的抗体称为抗毒素。病毒感染者体内产生的中和抗体,可在血液中持续或终生存在,故测定特异性中和抗体,可用于病毒性疾病的诊断、流行病学调查和疫苗免疫效果评价等;而抗毒素对相应毒素的中和作用,可用于鉴定白喉毒素、破伤风毒素和肉毒毒素等,并滴定其效价。诊断链球菌感染和判断风湿热活动性的抗链球菌溶血素 O 试验(简称抗 O 试验或 ASO 试验),也属中和试验范畴。

本实验仅介绍抗毒素对细菌外毒素的中和试验。

破伤风毒素包括痉挛毒素和溶血毒素。破伤风痉挛毒素具有神经亲和性,可随血液循环、淋巴循环附着在血清球蛋白上,到达脊髓前角灰质或脑干的运动神经核,继而结合在灰质中突触小体膜的神经节苷脂上,使其不能释放抑制性递质,运动神经系统失去正常的抑制作用,导致全身横纹肌的紧张性收缩或阵发性痉挛。破伤风痉挛毒素由轻链和重链通过二硫键连接组成,分子质量约为 150 kD。重链由包含 C 端和 N 端的两个功能域组成,其中,C 端结构域介导破伤风痉挛毒素与神经细胞结合,是破伤风痉挛毒素进入细胞所必需的。目前研究发现,只有针对破伤风痉挛毒素重链 C 端的特定表位产生的抗体才具有中和活性。

抗毒素的中和试验可在体外和体内进行。体内试验指给事先经过抗毒素被动免疫的动物注射一定剂量的毒素时,动物不产生中毒症状;而未经免疫的动物注射毒素后则出现中毒症状甚至死亡。

【实验目标】

知识目标:掌握破伤风抗毒素对破伤风毒素中和作用的原理。

能力目标:熟悉破伤风毒素对小鼠的毒性作用,以及动物(小鼠)实验的基本操作技术。

【实验内容】

(一)材料

1.动物 昆明小鼠 2 只。

2.试剂 0.4 mL 1:50 稀释的破伤风毒素、0.2 mL 500 U/mL 破伤风抗毒素、2%～3%苦味酸(小鼠标记液)、乙醇、碘酒等。

3.器材 1 mL 注射器 2 支、棉球若干等。

(二)方法

(1)取 2 只小鼠,将其中 1 只的头部或背部用苦味酸做标记以示区别。

(2)取做标记的小鼠,常规皮肤消毒,腹腔注射破伤风抗毒素 0.2 mL,一侧后肢肌内注射破伤风毒素 0.2 mL(实验组)。

(3)另取未做标记的小鼠,常规皮肤消毒,一侧后肢肌内注射破伤风外毒素 0.2 mL(对照组)。

(三) 结果观察

次日观察结果。实验组小鼠健康存活,对照组小鼠后肢及鼠尾痉挛性强直或死亡。

【注意事项】

(1)小鼠捉持法:右手提起鼠尾,放在鼠笼盖或其他粗糙面上,向后上方轻拉,此时小鼠前肢紧紧抓住粗糙面不动,迅速用左手拇指和示指捏住其头部皮肤和双耳,其余三指和掌心夹住其背部皮肤及尾部,将小鼠固定于手中(图 2-1-1)。捉持小鼠时应小心,避免被小鼠咬伤。

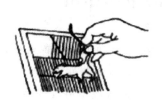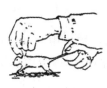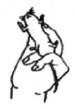

图 2-1-1　小鼠抓取和固定示意图

(2)小鼠腹腔注射法:左手将小鼠握持固定,使其腹部朝上,呈头低臀高位。皮肤消毒后,右手持注射器,在小鼠左侧下腹部将针头与皮肤成 45°角穿过皮下、腹肌,刺入腹腔。进针部位不宜太高,刺入不能太深,针尖进入腹腔时可有抵抗消失感,回抽无血液或尿液,此时可轻轻推注药液(图 2-1-2)。

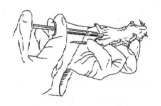

图 2-1-2　小鼠腹腔注射示意图

思考题答题要点

(3)用注射器吸取破伤风毒素和破伤风抗毒素后,排空气泡时应用消毒干棉球堵住针头,以免污染环境。

▶▶ 思考题

为什么本实验中的实验组小鼠能够健康存活?

(魏　培)

实验二　小鼠免疫器官观察

Note

免疫器官包括中枢免疫器官和外周免疫器官,前者是免疫细胞发生、发育、分化和成熟的场所;后者是免疫细胞居留和发生免疫应答的场所。中枢免疫器官包括骨髓、胸腺和腔上囊(禽类);外周免疫器官包括脾脏、淋巴结和黏膜相关淋巴组织。

小鼠是免疫学研究中常用的实验动物,本实验通过对小鼠进行解剖,了解小鼠免疫器官(胸腺、脾脏、淋巴结)的解剖位置和形态特点。

【实验目标】

知识目标:掌握免疫器官的组成与结构。

能力目标:掌握小鼠的抓取和处死方法;熟悉小鼠中枢免疫器官和外周免疫器官的解剖位置和形态特点。

【实验内容】

(一)材料

1.动物 昆明小鼠1只。

2.试剂 5%石炭酸溶液。

3.器材 解剖剪、镊子等常规外科解剖器械。

(二)方法

(1)取1只小鼠,颈椎脱臼处死,将其浸泡于5%石炭酸溶液中1~2 min。

(2)将小鼠取仰卧位放置,以大头针将小鼠四肢固定于石蜡盘上。

(3)用镊子将小鼠耻骨联合处的皮肤提起并用解剖剪剪一切口,再用镊子将切口部位的皮肤夹住并翻转撕脱至小鼠颈部。

(4)在腋窝和腹股沟处皮下组织中有时可观察到肿大的淋巴结。

(5)剪开腹壁,打开腹腔。在腹腔的左上部、胃的后下部可见一长条形暗红色器官,即为脾脏。

(6)沿胸骨两侧将小鼠肋骨剪断,再将横膈膜断开,并将胸骨翻转,暴露出位于胸骨柄后面的胸腺(图2-2-1)。

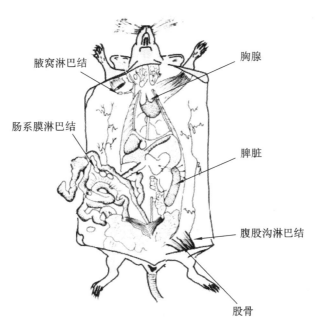

图 2-2-1 小鼠主要免疫器官解剖示意图

(三)结果观察

(1)小鼠的脾脏呈暗红色,长条形,表面光滑,横切面似等边三角形,位于腹腔的左侧背部、肋骨下面,脾脏略向后弯曲,延伸于左肾和胃大弯之间。

(2)小鼠的淋巴结为灰褐色,球形,表面平滑,其在全身分布广泛,有颈前淋巴结、颈后淋巴结、颌下淋巴结、胸淋巴结、腋窝淋巴结、肘淋巴结、腰淋巴结、腹股沟淋巴结、肾淋巴结、肠淋巴结、膝淋巴结和尾淋巴结等。未曾感染的小鼠淋巴结体积微小,肉眼很难观察到。

(3)小鼠胸腺由左、右两叶组成,似等边三角形,位于胸腔前纵隔内、胸骨柄后面。新鲜的胸腺呈淡红色,表面不光滑,呈不规则的分叶状,大小与结构随年龄而变化。

知识拓展

人类的胸腺位于胸腔纵隔上部、胸骨后方。胸腺在胚胎期及出生后 2 年内生长很快,体积较大。2 岁后到青春期发育得很快,但青春期后开始萎缩(图 2-2-2),逐渐由脂肪组织所代替。胸腺在机体免疫功能的建立上占有重要地位。骨髓内有部分淋巴细胞迁移到胸腺内,在胸腺素的影响下,增殖分化成为具有免疫功能的 T 细胞,再经血流输送到淋巴结和脾脏等外周免疫器官发挥免疫功能。

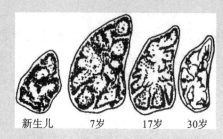

图 2-2-2 人类不同年龄的胸腺示意图

思考题

胸腺在人体什么部位? 新生儿期切除胸腺对人体会有什么影响?

(魏 培)

实验三 凝集试验

凝集试验(agglutination test)是指颗粒性抗原或包被有可溶性抗原(或抗体)的载体颗粒,与相应抗体(或抗原)发生特异性结合,在适当电解质条件下,形成肉眼可见的凝集(agglutination)现象的试验。凝集试验根据是否需要载体颗粒分为直接凝集试验和间接凝集试验。细菌等颗粒性抗原直接与相应抗体结合出现凝集现象,称为直接凝集试验(direct agglutination test)(图 2-3-1)。将可溶性抗原(或抗体)先吸附或偶联于与免疫无关的、适当大小的颗粒性载体(微球)表面,使之成为致敏颗粒(也称免疫微球),再与相应抗体(或抗原)作用呈现凝集现象,称为间接凝集试验(indirect agglutination test)(图 2-3-2)。根据载体所吸附的是抗原还是抗体,间接凝集试验可分为正向间接凝集试验和反向间接凝集试验。如果载体上吸附的是抗原,与相应可溶性抗体反应出现凝集现象,称为正向间接凝集试验。若载体上吸附的是抗体,再与相应可溶性抗原反应出现凝集现象,则称为反向间接凝集试验。而先将可溶性抗原与相应抗体混合,充分反应一定时间后,再加入吸附有相同抗原的载体颗粒(致敏颗粒),由于抗体已与可溶性抗原结合,故不能再与致敏颗粒发生凝集反应,此方法称为间接凝集抑制试验(indirect agglutination inhibition test)(图 2-3-3)。用该方法检测待检标本时,不发生凝集者为阳性,有凝集者为阴性。

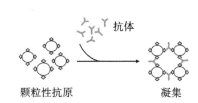

图 2-3-1 直接凝集试验原理示意图

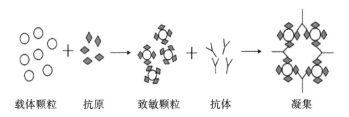

载体颗粒 抗原 致敏颗粒 抗体 凝集

图 2-3-2 间接凝集试验原理示意图

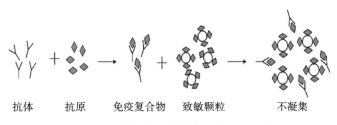

抗体 抗原 免疫复合物 致敏颗粒 不凝集

图 2-3-3 间接凝集抑制试验原理示意图

【实验目标】

知识目标:掌握凝集试验的原理和应用。

能力目标:掌握凝集试验的基本操作步骤以及实验结果的观察和判断。

【实验内容】

（一）直接凝集试验

直接凝集试验可分为玻片法与试管法两种。玻片法是一种快速简便的检测方法,既可检测抗原,也可检测抗体。即将待检的抗原悬液或抗血清与已知的抗体或抗原滴加于玻片后混匀,数分钟后,肉眼或用低倍镜观察,出现凝集者为阳性。在临床上玻片法主要用于血型鉴定和细菌菌种鉴定。试管法是一种半定量的凝集反应,即将待检标本做一系列倍比稀释后进行抗原-抗体反应,用出现明显凝集现象的抗原或抗体最高稀释度作为待检物质的效价。常用已知抗原测定待检血清中有无相应抗体及其含量,以辅助临床诊断或用于流行病学调查分析。下面以 ABO 血型鉴定为例介绍玻片法的具体步骤。

1. 材料

（1）人抗 A 型和抗 B 型标准血清,生理盐水。

（2）被检者红细胞。

（3）采血针、试管、载玻片、滴管、乙醇等。

2. 方法

（1）用乙醇棉球消毒被检者指端皮肤,用采血针从其指端取一滴血,加入盛有 2 mL 生理盐水的试管中,制成 2％红细胞悬液。

（2）用记号笔将载玻片分为两半,分别在角上标记为 A、B。

（3）于载玻片 A 侧中央加一滴人抗 A 型标准血清,B 侧加一滴人抗 B 型标准血清。

（4）用滴管取被检者红细胞悬液各一滴加入人抗 A 型和抗 B 型标准血清中,轻轻摇动载玻

Note

片,使红细胞与血清充分混匀,15 min后肉眼或在低倍镜下观察结果。

3.结果观察　若红细胞表面具有A和(或)B抗原,则会与相应抗体结合形成凝集物,据此判断被检者血型。

(二)间接凝集试验

1.材料

(1)诊断红细胞:吸附了抗甲胎蛋白(AFP)抗体的红细胞。

(2)待检标本及诊断试剂:待检血清、阴性对照血清、阳性对照血清、生理盐水等。

(3)其他:V形微量血凝板、试管、加样器、吸头等。

2.方法

(1)稀释血清:将待检血清用生理盐水做1:10、1:100、1:1000稀释。

(2)加血清:用加样器分别取每个稀释度的待检血清及阳性对照血清、阴性对照血清100 μL于V形微量血凝板的各孔内。

(3)加诊断红细胞:于各血清孔内分别加100 μL诊断红细胞。

(4)振荡混匀:轻轻摇动V形微量血凝板,使内容物混匀。室温下静置50~60 min,观察结果。

3.结果观察　将V形微量血凝板置于白色背景上,先观察对照孔,结果无误后,再根据下列标准判断待检血清的结果。待检血清只有出现阳性(++)才有诊断意义。

(1)阴性(-):红细胞无凝集,全部自然下沉于孔底,形成致密的小红点,边缘整齐。

(2)阳性(+):约1/4的红细胞凝集,红细胞大部分沉积在孔底,形成致密的小红点,边缘不光滑,有少量散在凝集红细胞。

(3)阳性(++):约1/2的红细胞凝集,凝集的红细胞在孔底形成薄层,中心可见沉积的红细胞形成疏松的小红点。

(4)阳性(+++):约3/4的红细胞凝集,大量凝集的红细胞形成薄层,均匀地铺在孔底及周边,中心隐约可见少量未凝集的红细胞形成的小红点。

(5)阳性(++++):全部红细胞凝集形成薄层铺于孔底及周边,边缘有时可向内翻卷。

4.注意事项

(1)加不同稀释度血清时,要注意更换加样器吸头。

(2)诊断红细胞使用前及使用过程中需不断摇匀。

(三)间接凝集抑制试验

1.材料

(1)诊断抗原:吸附了人绒毛膜促性腺激素(HCG)的乳胶颗粒。

(2)诊断血清:兔抗人HCG免疫血清。

(3)待检标本:待检尿液、阳性对照尿液、阴性对照尿液。

(4)其他:载玻片、滴管等。

2.方法

(1)标记加样:取1张洁净载玻片,用记号笔将其分为3格并做标记,分别用滴管滴加1滴待检尿液、阳性对照尿液和阴性对照尿液于各格内。

(2)加诊断血清:每格各加1滴诊断血清,轻轻摇动载玻片使之混匀,室温静置5~10 min。

(3)加诊断抗原:每格各加1滴诊断抗原,混匀,静置3~5 min,观察结果。

3.结果观察　阴性对照尿液侧出现均匀一致的白色细小凝集颗粒,周围液体澄清;阳性对照尿液仍为均匀混浊乳状液。观察待检尿液是否出现凝集,判断妊娠结果。

4.注意事项　滴加各种尿液时要注意更换滴管,不能互相混用。

▶▶ 思考题

1.试阐述直接凝集试验、间接凝集试验和间接凝集抑制试验的原理。

2.检测尿液中 HCG 时,为什么不出现凝集者为阳性,出现凝集者为阴性?

(李 琴)

思考题答题要点

实验四 沉 淀 试 验

沉淀试验(precipitation test)是指可溶性抗原(如细菌外毒素、血清蛋白等)与相应的抗体结合,在一定条件(适量的电解质,合适的 pH 和温度)下,形成肉眼可见的沉淀现象的试验。根据反应介质和检测方法的不同,沉淀试验分为液相沉淀试验和凝胶内沉淀试验。液相沉淀试验包括絮状沉淀试验、免疫浊度测定等。凝胶内沉淀试验包括免疫扩散试验和免疫电泳技术。

凝胶内沉淀试验是可溶性抗原和相应抗体在凝胶中扩散,形成浓度梯度,在抗原、抗体浓度比例合适的位置形成肉眼可见的沉淀线(环)的试验。根据抗原-抗体反应的方式,凝胶内沉淀试验分为单向琼脂扩散试验(single agar diffusion test)和双向琼脂扩散试验(double agar diffusion test)。

单向琼脂扩散试验又称单向免疫扩散试验(single immunodiffusion test),是一种常用的定量检测抗原的方法。其原理是将已知抗体与琼脂混匀并倾注在玻片上,待琼脂凝固后打孔,再将定量待测抗原加入孔中,当抗原由孔中向四周扩散后会与琼脂中的抗体结合,一段时间后,在两者比例适当处形成白色沉淀环。环的直径(面积)与抗原浓度呈正相关。通常用已知浓度的标准抗原或国际参考蛋白与沉淀环直径的对应关系绘制标准曲线,可在标准曲线上求得标本中的待测抗原浓度(mg/mL 或 U/mL)。此方法主要用于检测标本中各种免疫球蛋白和血清中各种补体成分的含量,敏感性很高。

双向琼脂扩散试验又称双向免疫扩散试验(double immunodiffusion test),常用于定性检测,也可用于半定量检测。其原理是将可溶性抗原与相应抗体加在同一琼脂板对应孔中,各自扩散,相遇后在两者最适比例处形成特异性沉淀线。依据沉淀线的形态、清晰度及位置可了解抗原或抗体的浓度、特异性、纯度等。此方法敏感性低,结果呈现慢,不能精确定量。

【实验目标】

知识目标:掌握沉淀试验的原理,以及单向琼脂扩散试验、双向琼脂扩散试验的原理及用途。

能力目标:掌握单向琼脂扩散试验、双向琼脂扩散试验的基本操作步骤,以及结果观察和判断。

【实验内容】

(一) 单向琼脂扩散试验

1.材料

(1)抗体:人 IgG、IgM、IgA 商品化检测试剂盒(含抗人 IgG、IgM、IgA 抗体的琼脂板)。

(2)抗原:人免疫参考血清(含人标准 IgG、IgM、IgA)、待检血清标本。

(3)其他:生理盐水、微量加样器、吸头、湿盒(有盖方瓷盘内加湿纱布)等。

2.方法

(1)稀释人免疫参考血清:用生理盐水稀释人免疫参考血清,制备成不同稀释度(1∶10,1∶20,1∶40,1∶80,1∶160)。

(2)稀释待检血清标本:将待检血清标本用生理盐水做适当比例的稀释。

(3)加样:用微量加样器取不同稀释度的人免疫参考血清、稀释后的待检血清标本,加入琼脂板的孔中,每份标本应各加两孔,每孔 10 μL。

(4)孵育:将加好样的琼脂板做好标记,水平放入湿盒中,置于 37 ℃恒温培养箱内,24 h 后观察结果。

3. 结果观察 取出琼脂板,可见清晰的白色沉淀环(图 2-4-1)。直接通过琼脂板背面的刻度读出各孔沉淀环的直径(mm)。以人免疫参考血清孔的沉淀环直径为纵坐标,以相应孔中的抗原含量为横坐标,在半对数坐标纸上绘制标准曲线。量取待检血清标本孔的沉淀环直径,从标准曲线上求得相应的抗原含量,再乘以稀释倍数,即为待检血清标本中 IgG、IgM、IgA 的实际含量。

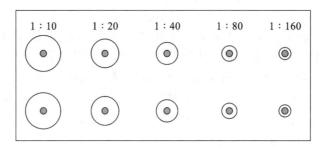

图 2-4-1 单向琼脂扩散试验示意图

(二) 双向琼脂扩散试验

1. 材料

(1)抗体:抗甲胎蛋白(AFP)抗体。

(2)抗原:待检血清、AFP 阳性血清、AFP 阴性血清。

(3)其他:1%琼脂、塑料小平皿、打孔器、微量加样器、吸头、湿盒等。

2. 方法

(1)铺板:将预先溶化的 1%琼脂倒入塑料小平皿中,制成厚度为 2~3 mm 的琼脂板,待凝固。

(2)打孔:捏扁打孔器皮头,将打孔器垂直插入凝固的琼脂板底部后松开皮头,轻轻沿原路退出打孔器。本实验孔的排列呈三角形,孔间距一般不超过 1 cm(图 2-4-2)。

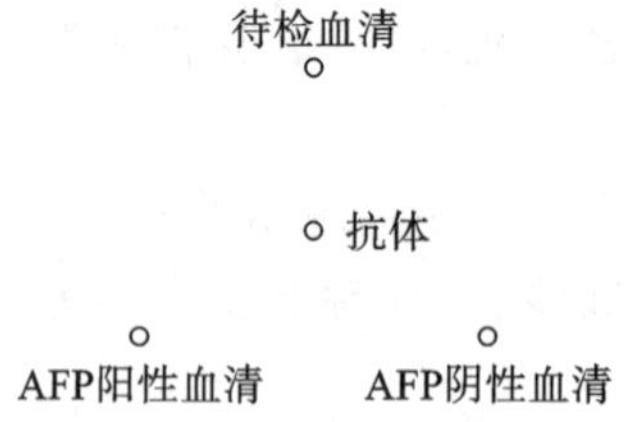

待检血清
○

○ 抗体

○   ○
AFP 阳性血清   AFP 阴性血清

图 2-4-2 双向琼脂扩散试验示意图

(3)加样:用微量加样器分别加入抗 AFP 抗体、待检血清、AFP 阳性血清和 AFP 阴性血清,每孔加 10 μL。

(4)孵育:将琼脂板做好标记后放入湿盒中,置于 37 ℃恒温培养箱内,24 h 后观察结果。

3. 结果观察

(1)同一性反应:待测样品与阳性对照抗原相同,形成融合性沉淀线。

(2)非同一性反应:各沉淀线交叉,说明两孔中抗原完全不同。

(3)部分同一性反应:沉淀线融合但出现支线,或同时有另一条或两条沉淀线,说明两孔中抗原部分相同。

4.注意事项

(1)加样孔边缘整齐,底部勿与塑料小平皿底部脱离。

(2)每加一份样品均需更换吸头,以防影响实验结果。

▶▶ 思考题

1.比较和分析单向琼脂扩散试验、双向琼脂扩散试验的结果,同一份标本得出的结果是否完全相同?有哪些因素可以影响实验结果?

2.试阐述沉淀试验的原理。

(李 琴)

思考题答题要点

实验五 酶联免疫吸附试验

酶免疫技术是一种用酶标抗体(或抗原)检测特异性抗原(或抗体)的方法。该方法将抗原-抗体反应的高度特异性与酶对底物的高效催化作用有效地结合起来,借助酶作用于底物产生显色反应,肉眼观察颜色深浅或使用酶标仪测定光密度(optical density,OD)值来反映待测抗原或抗体的含量。常用于标记的酶有辣根过氧化物酶(horseradish peroxidase,HRP)和碱性磷酸酶(alkaline phosphatase,AP)等。HRP对应的底物为邻苯二胺(OPD)和四甲基联苯胺(TMB);AP对应的底物为对硝基苯磷酸酯。常用的方法有酶联免疫吸附试验(enzyme-linked immunosorbent assay,ELISA)和酶免疫组织化学技术。前者用于可溶性抗原(如细胞因子、免疫球蛋白、激素、药物半抗原等)的检测,后者用于检测组织或细胞表面的特异性抗原。

酶联免疫吸附试验的基本原理:已知抗原或抗体结合到固相载体表面,将待测的抗体或抗原及酶标抗原或抗体按不同的步骤加入反应体系中,与固相载体表面的抗原或抗体反应形成固相化的抗原-抗体-酶复合物,结合在固相载体上的酶量与标本中待测物质的量成一定比例。加入酶促底物后,底物经酶催化生成有色产物,产物颜色的深浅与待测抗体或抗原含量呈正相关。可根据颜色的有无和深浅进行定性和定量分析。酶的催化效率很高,可极大地放大反应效果,使测定方法达到很高的敏感性。

ELISA既可用于测定抗原,也可用于测定抗体。根据待测抗原和抗体的不同,可采用不同类型的检测方法,如双抗体夹心法(图2-5-1)、间接法和竞争法等。

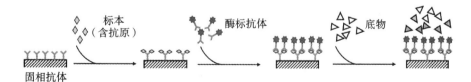

图 2-5-1 ELISA 双抗体夹心法示意图

双抗体夹心法是检测抗原最常用的方法。本实验以测定IgE为例进行详细介绍。支气管哮喘、荨麻疹、过敏性鼻炎等过敏性疾病患者,以及寄生虫病、霍奇金淋巴瘤等患者的血清IgE浓度升高。测定时,将兔抗人IgE抗体包被在固相载体表面,加入待检血清,使待检血清中的IgE与兔抗人IgE抗体结合,洗去未结合的物质,再加入酶标羊抗人IgE抗体,形成兔抗人IgE-标本中的IgE-酶标羊抗人IgE的复合物,洗去过剩的标记物,加入底物,酶催化底物生成有色产物,产物的量与标本中待测抗原的含量成正比,故可根据颜色的深浅进行IgE的定性或定量分析。

【实验目标】

知识目标:掌握 ELISA 双抗体夹心法的原理和方法。

能力目标:掌握 ELISA 双抗体夹心法的操作过程和注意事项,能够对结果做出正确判定。

【实验内容】

(一) 材料

1. 试剂

(1)包被液:0.05 mol/L 碳酸盐缓冲液(pH 9.6)。

(2)洗涤液:0.015 mol/L PBS-吐温 20 缓冲液(pH 7.4)。

(3)封闭液:5% BSA(牛血清白蛋白)。

(4)标本稀释液:含 10% 小牛血清的 0.015 mol/L PBS-吐温 20 缓冲液(pH 7.4)。

(5)底物稀释液:0.018 mol/L 磷酸盐-柠檬酸缓冲液(pH 4.0)。

(6)兔抗人 IgE 抗体。

(7)人 IgE 标准品。

(8)HRP 标记的羊抗人 IgE 抗体。

(9)酶促底物:四甲基联苯胺(TMB)显色剂 A 液和 B 液(使用时,1∶1 混匀既可)。

(10)终止液:2 mol/L H_2SO_4。

2. 标本 待检人血清。

3. 其他 聚苯乙烯多孔板(条)、封板膜、吸水纸等。

(二) 方法

1. 包被 将兔抗人 IgE 抗体用包被液稀释后,在酶标板(聚苯乙烯多孔板)中每孔加入 100 μL,用封板膜封闭后,置于 4 ℃冰箱中孵育过夜。

2. 洗涤 取出酶标板,弃去孔内液体,用洗涤液加满各孔,静置 1 min,弃去孔内液体,在吸水纸上拍干。重复 3 次。

3. 封闭 将封闭液加入酶标板中,每孔 100 μL,4 ℃过夜。

4. 洗涤 按步骤 2 洗涤酶标板 3 次。

5. 加样

(1)标准品孔:用标本稀释液将人 IgE 标准品稀释成不同浓度的工作液,依次加入酶标板中,每孔 100 μL。

(2)待检血清孔:将待检人血清做适当稀释,每孔加入 100 μL。

(3)阴性对照孔:每孔加入阴性对照血清 100 μL。

(4)空白对照孔:每孔加入标本稀释液 100 μL。

(5)将酶标板置于湿盒中,37 ℃孵育 30 min。

6. 洗涤 按步骤 2 洗涤酶标板 3 次。

7. 孵育 向各孔中加适当浓度的 HRP 标记的羊抗人 IgE 抗体,每孔 100 μL,将酶标板置于湿盒中,37 ℃孵育 30 min。

8. 洗涤 按步骤 2 洗涤酶标板 3～4 次。

9. 显色 将新鲜配制的底物(TMB)溶液加入各孔内,每孔 100 μL,置于湿盒中,37 ℃避光孵育 10～15 min。

10. 终止 向各孔中加入 50 μL 2 mol/L H_2SO_4。

11. 测定 用酶标仪在 450 nm 波长处测定各孔 OD 值。

(三) 结果观察

(1)空白对照孔及阴性对照孔应无色。

(2)各阳性反应孔呈棕黄色,各标准品孔呈明显的颜色深浅梯度。

(3)以人 IgE 标准品工作液的 OD 值为纵坐标、浓度为横坐标,绘制标准曲线。依据待检血清孔所测得的 OD 值,从标准曲线中求出其 IgE 含量。

（四）注意事项

(1)加样时应将所加物加在酶标板孔的底部,避免加在孔壁上部,不可溅出和产生气泡。

(2)洗涤是关键步骤。洗涤可达到去除未结合的酶标记物和非特异性吸附的干扰物质的目的。洗板时避免产生气泡,洗涤要充分。

(3)反应的温度和时间是影响显色的因素。显色时,要注意观察各标准品孔的颜色变化,及时终止反应。一般情况下,提高温度可加速显色。

(4)读取结果要在 30 min 内完成,定性测定可直接用肉眼观察待检样本孔的颜色深浅;定量测定时用酶标仪读取结果,酶标仪需先预热 15～30 min 再进行测试。

▶▶ 思考题

1.ELISA 操作中洗涤的意义及注意事项是什么?

2.简述应用 ELISA 检测抗体时,常用的方法有哪些?

（李 琴）

思考题答题要点

实验六 E 花环形成试验

E 花环形成试验是免疫学中用来检测 T 淋巴细胞(简称 T 细胞)数量的一种方法。成熟的人 T 细胞表面具有能与绵羊红细胞(SRBC)表面糖肽结合的受体,即 T 细胞表面的 CD2 分子,称为 E 受体。人的 CD2 分子在 95% 的成熟 T 细胞、50%～70% 的胸腺细胞以及部分 NK 细胞表面表达。当 T 细胞与 SRBC 在一定条件下混合后,SRBC 便黏附于 T 细胞表面,呈现花环状(即 E 花环)。通过花环形成检查 T 细胞的方法,称为 E 花环形成试验。根据花环形成的多少,可检测 T 细胞的数目,从而间接反映机体细胞免疫功能状态,判断疾病的预后和药物疗效等。E 花环形成试验可用于先天性细胞免疫缺陷病的检测、肿瘤患者疗效的观察及预后判断、迟发型超敏反应的评价、药物疗效考核及药物作用机制研究等。

【实验目标】

知识目标:掌握 E 花环形成试验的原理。

能力目标:熟悉 E 花环形成试验的操作方法;熟悉光学显微镜下 E 花环的形态和计数方法。

【实验内容】

（一）材料

(1)肝素抗凝的人静脉血。

(2)淋巴细胞分离液。

(3)小牛血清:56 ℃灭活 30 min,按体积比 2∶1 与沉积的 SRBC 混合,置于 37 ℃ 30 min 后,以 2000 r/min 离心 20 min,收集上清液,置于 4 ℃保存备用。

(4)SRBC 悬液:无菌操作取绵羊血 2.5 mL 与阿氏液按体积比 1∶1 混合。用 5～10 倍体积生理盐水洗 3 次。第 3 次后以 2500 r/min 离心 10 min,弃上清液。用生理盐水配制成每毫升含 $5×10^8$ 个 SRBC 的 SRBC 悬液。

(5)试剂:0.8%戊二醛溶液(用 Hank's 液将戊二醛配制成 0.8%戊二醛溶液,用 1 mol/L

Note

NaOH 溶液调 pH 至 7.2~7.4)、吉姆萨-瑞氏染色液、阿氏液、pH 7.2~7.4 Hank's 液(无 Ca^{2+} 和 Mg^{2+})、生理盐水等。

(6)器材:离心机、水浴箱、显微镜、离心管、载玻片、盖玻片、吸管、注射器等。

（二）方法

1. 淋巴细胞悬液的制备

(1)取 2 mL 肝素抗凝的人静脉血,加入 2 mL Hank's 液,混匀,小心地沿管壁加于 2 mL 淋巴细胞分离液中,以 2000 r/min 离心 20 min。

(2)吸取单个核细胞层,用 4 倍体积的 Hank's 液洗 2 次,每次以 1000 r/min 离心 10 min。弃上清液,留沉淀细胞,用生理盐水配制成终浓度为 1×10^7/mL 的淋巴细胞悬液。

2. E 花环形成试验

(1)取 SRBC 悬液、小牛血清各 0.2 mL,淋巴细胞悬液 0.1 mL,混匀,置于 37 ℃水浴 5 min。

(2)以 500 r/min 离心 5 min,置于 4 ℃ 1~2 h 或过夜。

(3)小心弃上清液,留约 0.2 mL,轻轻吹吸,混匀沉淀细胞。

(4)沿管壁加入 0.8%戊二醛溶液 0.2 mL,置于 4 ℃固定 15 min。

(5)涂片、染色:

①湿片法:轻轻混匀,取 1 滴细胞悬液滴加于载玻片上,加入少许吉姆萨-瑞氏染色液染色,加盖玻片后,高倍镜下观察。

②干片法:取细胞悬液涂片,自然干燥,用吉姆萨-瑞氏染色液染色 10 min,水洗、干燥后,在高倍镜或油镜下观察。

（三）结果观察

(1)显微镜下观察结果参见图 2-6-1。油镜下 T 细胞呈蓝色,SRBC 不着色,围绕 T 细胞形成花环,凡表面黏附 3 个或 3 个以上 SRBC 者为 E 花环形成细胞(即 E 阳性细胞)。本实验所形成的 E 花环称为 Et 花环(t 代表 T 细胞总数)。部分 T 细胞有具高度亲和力的 SRBC 受体,若降低 T 细胞与 SRBC 的比例,低速离心后不经低温放置,经短时间即行涂片染色,仍可见部分 T 细胞形成 E 花环,称为 Ea 花环(a 代表活性 T 细胞)。活性 T 细胞是 T 细胞的亚群,它与 T 细胞的体内、外功能活性密切相关,能更敏感地反映人体细胞免疫功能和动态变化。

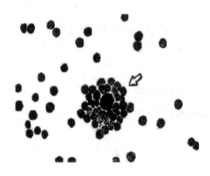

图 2-6-1 E 花环形成示意图

(2)计数 200 个 T 细胞,计算出 E 花环形成率(Et 花环正常值为 50%~80%,Ea 花环正常值为 20%~40%)。

$$E 花环形成率(\%) = \frac{E 花环形成细胞}{E 花环形成细胞 + 不形成花环 T 细胞} \times 100\%$$

（四）注意事项

(1)SRBC 最好是新鲜的,一般采血后保存在阿氏液中,2 周以内可用,若保存时间超过 2 周,则其与 T 细胞结合力下降。

（2）T 细胞离体时间不能超过 6 h,否则会影响 E 花环形成率。可用台盼蓝（锥虫蓝）染色液检查活力,活细胞不少于 95%。

（3）Et 花环形成试验中 SRBC 与 T 细胞混合比例以（80～100）∶1 为宜,Ea 花环形成试验中 SRBC 与 T 细胞混合比例一般为 20∶1。SRBC 与 T 细胞混合后,离心速度不能过高。在 Et 花环形成试验中,其置于 4 ℃应至少 1 h 或过夜。

（4）温度对实验结果影响较大,故实验的温度条件应保持一致,从 4 ℃条件下取出后应立即计数。

（5）计数前将沉淀细胞重悬时,使细胞团块松散均匀即可,不可强力吹打,以免 SRBC 从 T 细胞上脱落而使花环消失或减少。

▶▶ 思考题

试述 E 花环形成试验的原理。

（陈小军）

思考题答题要点

实验七　中性粒细胞吞噬功能的测定

具有吞噬功能的细胞称为吞噬细胞,包括单核-巨噬细胞（大吞噬细胞）及中性粒细胞（小吞噬细胞）。单核细胞存在于血液中,随血液循环迁移至组织中定位,并分化成熟为巨噬细胞。巨噬细胞吞噬能力强,细胞质内富含溶酶体和线粒体,具有吞噬、清除病原体、凋亡细胞等功能。中性粒细胞内富含溶酶体、过氧化物酶及杀菌物质,具有高度的移动性和吞噬能力,通过趋化、调理、吞入和杀菌等步骤,能吞噬和消化衰老、死亡细胞及病原微生物等。吞噬细胞是机体非特异性免疫（也称固有免疫）的重要组成部分,吞噬细胞数量减少或功能障碍都会导致非特异性免疫缺陷,因此检测吞噬细胞的吞噬功能有助于诊断某些疾病和判断机体非特异性免疫水平。

通常采用细菌计数法来测定中性粒细胞的吞噬功能。当细菌等抗原异物与中性粒细胞在一定条件下共同孵育时,可被中性粒细胞吞噬、摄入,通过计算吞噬百分率和吞噬指数来判断中性粒细胞的吞噬功能,对与吞噬细胞功能障碍相关的疾病有辅助诊断的作用。

【实验目标】

知识目标:掌握细菌计数法测定中性粒细胞吞噬功能的原理、方法和用途;了解中性粒细胞的生物学特性。

能力目标:熟悉制作中性粒细胞吞噬血涂片的方法;熟悉吞噬百分率、吞噬指数的计算。

【实验内容】

血液中的中性粒细胞（即小吞噬细胞）通过吞噬和消化衰老、死亡细胞以及病原微生物等,参与抗化脓性细菌感染、急性炎症反应及Ⅲ型超敏反应等多种重要的生理和病理过程,是机体非特异性免疫的重要组成部分。在体外,将新鲜血液与细菌混合,在一定条件下,经适当时间孵育后涂片染色,在显微镜下可观察到被吞噬至中性粒细胞胞质内但尚未被消化的细菌。吞噬细菌的中性粒细胞数占中性粒细胞总数的百分率和每个中性粒细胞平均吞噬的细菌数,可反映中性粒细胞的吞噬功能。本实验用表皮葡萄球菌作为中性粒细胞的吞噬物。

（一）材料

1.菌种　表皮葡萄球菌孵育 18 h 的肉汤培养物。

Note

2. 试剂 瑞氏染色液、碘伏、PBS 缓冲液(pH 6.8)、蒸馏水、生理盐水等。

3. 器材 含肝素的抗凝试管、无菌棉签、压脉带、采血针、吸管、EP 管、载玻片、水浴箱、孵育箱、显微镜、香柏油等。

（二）方法

1. 制备细菌悬液 取表皮葡萄球菌孵育 18 h 的肉汤培养物,经 McFarland 比浊法测定细菌数后,用生理盐水调整浓度至$(6\sim9)\times10^8$/mL,100 ℃加热 15 min 杀死细菌,4 ℃保存备用。

2. 准备血液样本 用碘伏消毒手臂皮肤后,静脉采血 2 mL,收集于含肝素(50 U/mL)的抗凝试管中,轻轻混匀。

3. 孵育 将血液和细菌悬液按体积比 2∶1 混合,轻轻混匀后,置于 37 ℃孵育箱中孵育 20 min,间隔 10 min 混匀一次。

4. 制作血涂片 用吸管将血液和细菌的混合液轻轻吹打均匀,取 1 小滴置于洁净载玻片上,用另一载玻片推成血涂片,于空气中自然干燥。

5. 瑞氏染色 滴瑞氏染色液数滴于血涂片上覆盖血膜,染色 1 min,再加等量 PBS 缓冲液(pH 6.8)与染色液混合,轻轻混匀后,染色 10～15 min,注意勿使染色液干涸。平持载玻片,用蒸馏水冲洗载玻片一端,使水流将染料"漂"走,于空气中自然干燥。

6. 油镜观察 先在低倍镜下找到中性粒细胞,再换用油镜观察中性粒细胞及其吞噬的细菌。

（三）结果观察

(1)油镜下可见中性粒细胞核深染且分叶,细胞质呈淡红色,细菌呈蓝紫色,位于细胞质中(图 2-7-1,彩图 2-7-1)。

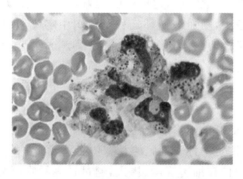

图 2-7-1 中性粒细胞吞噬细菌现象

(2)随机计数 100～200 个中性粒细胞,分别记录吞噬细菌的中性粒细胞数和每个中性粒细胞吞入的细菌数。按以下公式计算吞噬百分率和吞噬指数：

$$吞噬百分率(\%)=\frac{吞噬细菌的中性粒细胞数}{计数的中性粒细胞总数(吞噬的+未吞噬的)}\times100\%$$

$$吞噬指数=\frac{被吞噬的细菌总数}{计数的中性粒细胞总数}$$

一般情况下,人中性粒细胞吞噬百分率正常参考值为 62%～76%,吞噬指数正常参考值为 1.32～1.72。

（四）注意事项

(1)人中性粒细胞的吞噬活性在 37 ℃时最强,温度过高、过低均会使其吞噬能力减弱。

(2)由于个体差异,年龄、健康状况不同,中性粒细胞的吞噬能力也不同。

(3)掌握好细菌与中性粒细胞的作用时间。中性粒细胞对细菌的吞噬是一个非常迅速的过程,吞噬 5 min 时吞噬百分率达 45%,10 min 时吞噬百分率接近 80%,20 min 时即达平台。

Note

（4）血涂片不宜太厚或过薄,要求推出尾部,越接近推片末端,中性粒细胞越多。计数时应取载玻片前、中、后三段计数,以提高准确率。

▶▶ 思考题

中性粒细胞的吞噬百分率和吞噬指数的含义是什么?

（陈小军）

思考题答题要点

实验八 淋巴细胞转化试验

淋巴细胞在体外培养时,若受到有丝分裂原如植物血凝素（PHA）、刀豆蛋白 A(ConA)或特异性抗原刺激,可发生克隆性增殖和分化,表现为细胞代谢旺盛、细胞内核酸和蛋白质合成增加、体积增大,成为能进行分裂的淋巴母细胞。在形态上可见淋巴母细胞体积明显增大,可达成熟淋巴细胞的 3～4 倍,细胞核清晰可见,细胞核内可见 1～4 个明显的核仁,染色质疏松呈网状,细胞质丰富,嗜碱性,有伪足样突出,细胞质内有时可见小空泡(图 2-8-1)。淋巴细胞转化试验是基于淋巴细胞对有丝分裂原和特异性抗原的反应性,体外检测淋巴细胞增殖反应性的试验。淋巴细胞增殖反应能力的强弱,在某种程度上反映了淋巴细胞对外来抗原刺激反应能力的高低。淋巴细胞转化体外测定的方法有形态学检查法、^{3}H-胸腺嘧啶脱氧核苷(^{3}H-TdR)放射性核素掺入法、四甲基偶氮唑盐比色法(MTT 法)等。淋巴细胞转化试验通常被用于检测患者细胞免疫功能、检测器官移植中组织相容性及评价免疫制剂的免疫调节功能等。

本实验采用形态学检查法和 MTT 法。

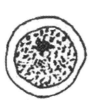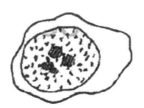

未转化细胞　　过渡态细胞　　淋巴母细胞

图 2-8-1 淋巴细胞转化示意图

【实验目标】

知识目标:掌握淋巴细胞转化试验的原理及应用。

能力目标:熟悉形态学检查法和 MTT 法检测淋巴细胞转化的方法。

【实验内容】

（一）形态学检查法

外周血淋巴细胞遇到 PHA 或 ConA 后可发生转化,形成淋巴母细胞,通过采集外周血涂片染色,镜下计数 100～200 个淋巴细胞,可计算其转化率。转化率的高低可反映机体细胞免疫水平,因此常作为检测细胞免疫功能的指标之一。形态学检查法简便易行,但结果受操作和主观因素影响较大。

1.材料

（1）动物:6～8 周龄健康 BALB/c 小鼠。

（2）试剂:RPMI 1640 培养液、甲醇、吉姆萨染色液或瑞氏染色液。

（3）ConA:根据 ConA 的纯度,用 RPMI 1640 培养液配制成最适浓度,用 0.22 μm 微孔滤膜过滤除菌。形态学检查法中ConA刺激小鼠T细胞增殖的最适浓度一般为0.3～0.5 mg/mL。

(4)器材:吸管、载玻片、推片、吸水纸等。

2. 方法

(1)取血:实验前3天,每只小鼠腹腔注射ConA 0.3～0.5 mg。3天后,通过摘除小鼠眼球采集外周血,加入预先加有肝素的试管中。

(2)涂片:将一小滴抗凝血滴在载玻片中央,用推片将血液涂开,自然干燥。

(3)固定:取甲醇1～2滴,滴于涂片上,自然干燥。

(4)染色:加吉姆萨或瑞氏染色液2滴于涂片上,同时加2滴水,用吸管水平涂开,使染色液均匀覆盖涂抹面,染色时间为5～10 min。用自来水细水流冲洗染色液,然后用吸水纸轻轻吸干载玻片上的液体。

3. 结果观察 显微镜下计数100～200个淋巴细胞,计数转化的淋巴细胞,计算转化率。

转化过程中,常见的细胞类型有淋巴母细胞、过渡型淋巴母细胞、核分裂象细胞和成熟淋巴细胞等。计数时,过渡型淋巴母细胞和核分裂象细胞亦作为转化的淋巴细胞。

$$转化率(\%)=\frac{转化的淋巴细胞数}{转化的淋巴细胞数+未转化的淋巴细胞数}\times100\%$$

(二) MTT法

淋巴细胞受到PHA、ConA或抗原等作用后发生增殖活化,其细胞内线粒体琥珀酸脱氢酶活性相应升高,该酶可将外源性MTT还原为不溶于水的蓝紫色结晶甲臜而沉积在细胞中,死亡细胞无此功能。二甲基亚砜(DMSO)能溶解细胞中的甲臜,形成蓝色溶液。细胞增殖程度越高,形成的甲臜就越多,蓝色就越深。用酶标仪测定570 nm波长处的OD值,OD值的大小可反映细胞的相对增殖程度。该方法已广泛用于一些生物活性因子的活性检测、抗肿瘤药物筛选、细胞毒性试验以及肿瘤放射敏感性测定等。

1. 材料

(1)动物:6～8周龄健康BALB/c小鼠。

(2)试剂:淋巴细胞分离液、Hank's液、RPMI 1640培养液、胎牛血清、ACK红细胞裂解液、DMSO。

(3)ConA:根据ConA的纯度,用RPMI 1640培养液配制成最适浓度,用0.22 μm微孔滤膜过滤除菌。在MTT法中ConA刺激小鼠T细胞增殖的最适浓度一般为1.25～5 μg/mL。

(4)MTT溶液:用PBS缓冲液配制5 mg/mL的MTT储存液,用0.22 μm微孔滤膜过滤除菌、分装,4 ℃避光保存。

(5)器材:CO_2培养箱、酶标仪、注射器内芯、培养皿、试管、吸管等。

2. 方法

1)淋巴细胞的分离与培养

(1)采用无菌操作取小鼠脾,置于预先加入5 mL Hank's液的平皿中的100目钢网上,用注射器内芯将脾压碎后,将细胞液移至离心管内,用PBS缓冲液洗涤一次,以1000 r/min离心5 min,弃上清液。

(2)用2 mL ACK红细胞裂解液重新悬浮细胞,室温静置3～5 min。

(3)用10 mL PBS缓冲液洗涤1次,以1000 r/min离心5 min,弃上清液。

(4)用5 mL含10%胎牛血清的RPMI 1640培养液重新悬浮细胞,调整细胞浓度为5×10^6/mL,加入96孔培养板中,每孔加100 μL细胞悬液。

(5)在96孔培养板中,加入最适浓度的ConA,每孔100 μL,同时设置只加5%胎牛血清RPMI 1640培养液的阴性对照,每组设3个复孔。

(6)将96孔培养板置于5% CO_2培养箱中,37 ℃培养48～72 h。

2)MTT法检测淋巴细胞增殖水平

(1)在上述培养细胞的96孔培养板中加入5 mg/mL MTT溶液,每孔10 μL,加完后轻轻磕板,使MTT与细胞混匀,在37 ℃、CO_2(5%)培养箱中继续培养4 h。

(2)小心吸弃上清液,每孔加入100 μL DMSO,于微量振荡器上轻轻振荡1 min,使细胞中的蓝紫色甲䐶颗粒完全溶解。

(3)用酶标仪测定各孔溶液在570 nm波长处的OD值(用空白孔调零),记录结果。

3. 结果观察 根据有丝分裂原刺激组和阴性对照组各自的OD均值,计算出刺激指数(SI)。

$$SI = \frac{ConA 刺激孔 OD 均值}{阴性对照孔 OD 均值}$$

4. 注意事项

(1)淋巴细胞要新鲜制备,否则会影响实验结果。

(2)ConA浓度应合适,浓度过高对细胞有毒性,浓度过低不足以刺激淋巴细胞发生转化。如果用特异性抗原刺激淋巴细胞,则ConA刺激孔可以作为阳性对照孔。

(3)MTT法最后吸弃上清液时,不要将甲䐶颗粒吸出,以免影响结果。

(4)加入的DMSO充分溶解甲䐶颗粒后,才能进行比色检测。

▶▶ 思考题

用有丝分裂原或特异性抗原刺激淋巴细胞转化的机制是什么?

(陈小军)

思考题答题要点

实验九　唾液溶菌酶试验

溶菌酶是一种碱性蛋白,主要由吞噬细胞合成、分泌,广泛分布于血清、唾液、泪液、痰液等中。它能溶解革兰阳性菌细胞壁肽聚糖,破坏细胞壁结构,使细菌发生低渗性溶解。检测体液中溶菌酶的活性和含量,有助于了解机体非特异性免疫功能。

体液中溶菌酶活性可以通过其对特定敏感菌的溶解作用来检测。测定方法主要包括光学测定法和琼脂平板法等。光学测定法通常适用于较窄浓度范围溶菌酶的检测,而且操作比较复杂,本实验主要学习琼脂平板法。

【实验目标】

知识目标:了解溶菌酶的溶菌活性。

能力目标:熟悉测定唾液溶菌酶活性的琼脂平板法。

【实验内容】

(一)材料

(1)人的新鲜唾液(含有溶菌酶)、生理盐水。

(2)含溶壁微球菌的1%琼脂平板、无菌空平皿、毛细吸管、刻度尺、打孔器等。

(3)溶菌酶标准品(备选):称取溶菌酶,用PBS缓冲液配制成1 mg/L、5 mg/L、10 mg/L、25 mg/L、50 mg/L、100 mg/L的标准液,用于绘制标准曲线。

(二)方法

(1)垂头微侧,嘴微张(不要做吞咽动作),停留片刻让唾液流入无菌空平皿中,收集唾液。

Note

（2）取已制备好的含溶壁微球菌的1%琼脂平板,用打孔器打孔,用记号笔标记各孔(图2-9-1)。用毛细吸管吸取新鲜收集的唾液加于实验孔中,注满但不要溢出。另取一只毛细吸管滴加生理盐水于对照孔(E孔)中作为阴性对照孔。

（3）如果条件允许,用毛细吸管吸取各种浓度的溶菌酶标准品加入相应的孔中,作为阳性对照孔并用于绘制标准曲线。

（4）将琼脂平板置于37 ℃恒温培养箱中18~24 h,观察结果。

（5）用刻度尺量取各孔的溶菌环直径。如果进行了滴加溶菌酶标准品的操作,需用半对数坐标纸,以溶菌酶浓度为横坐标、溶菌环直径为纵坐标,绘制标准曲线。

（三）结果观察

加唾液和溶菌酶标准品的孔周围会出现圆形的透亮区,即溶菌酶溶解溶壁微球菌后形成的溶菌环。加生理盐水的孔(E孔)是阴性对照孔,不应出现透明环(图2-9-1)。溶菌环直径的大小可以反映唾液中溶菌酶的活性,还可参照标准曲线计算出待测样品中溶菌酶的含量。

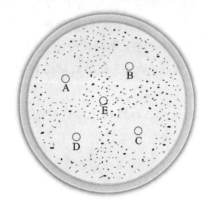

图2-9-1 测定唾液溶菌酶活性的琼脂平板法结果示意图

A、B、C、D孔为阳性对照孔

▶▶ 思考题

1.溶菌酶溶菌的原理是什么?

2.琼脂平板法是否可以测定唾液溶菌酶的含量?

思考题答题要点

（陈小军）

实验十　巨噬细胞吞噬功能的测定

高等动物体内的单核-巨噬细胞具有非特异性吞噬功能。它们广泛分布于血液和组织中,是机体固有免疫的重要组成部分。在免疫学研究中,常采用小鼠、大鼠和豚鼠等小动物腹腔巨噬细胞来测定其吞噬功能。本实验以小鼠腹腔巨噬细胞为例说明巨噬细胞的吞噬功能。

巨噬细胞具有很强的吞噬功能,可以非特异性吞噬较大的颗粒性物质,如鸡红细胞、白念珠菌等。本实验将鸡红细胞注入小鼠腹腔中,一段时间后,腹腔中的鸡红细胞可被巨噬细胞吞噬消化,之后取小鼠腹腔液进行涂片、染色,在油镜下观察鸡红细胞被吞噬的情况。通过计算吞噬百分率和吞噬指数,判断小鼠腹腔巨噬细胞的吞噬功能。

【实验目标】

知识目标:掌握巨噬细胞吞噬试验的原理及其意义。

Note

能力目标:熟悉巨噬细胞吞噬试验的测定方法。

【实验内容】

(一) 材料

(1)实验动物:体重 20～25 g 小白鼠 1～2 只。

(2)试剂:1%鸡红细胞悬液、6%可溶性淀粉肉汤、瑞氏染色液、PBS 缓冲液。

(3)器材:无菌注射器、手术剪刀、镊子、吸管、显微镜、载玻片、擦镜纸等。

(二) 方法

(1)给小白鼠腹腔注射 1 mL 6%可溶性淀粉肉汤,以诱导巨噬细胞聚集。

(2)72 h 后,小白鼠腹腔注射 1 mL 1%鸡红细胞悬液,并轻揉其腹部,使鸡红细胞分散。

(3)30 min 后,颈椎脱臼处死小白鼠,取腹腔液涂片,自然风干后进行瑞氏染色。

(4)将染色后的涂片置于油镜下观察。

(三) 结果观察

显微镜下可见鸡红细胞呈椭圆形,有细胞核。巨噬细胞与鸡红细胞的核均被染成蓝色,巨噬细胞的细胞质被染成红色。有时一个巨噬细胞可吞噬多个鸡红细胞(图 2-10-1,彩图 2-10-1)。油镜下随机计数 100 个巨噬细胞,计算吞噬百分率和吞噬指数。

$$吞噬百分率(\%)=\frac{吞噬鸡红细胞的巨噬细胞数}{计数的巨噬细胞总数}\times100\%$$

$$吞噬指数=\frac{被吞噬的鸡红细胞总数}{吞噬鸡红细胞的巨噬细胞数}$$

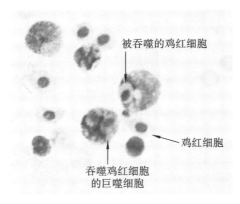

图 2-10-1 小白鼠腹腔巨噬细胞吞噬鸡红细胞的现象(瑞氏染色)

▶▶ **思考题**

1.为什么在实验前 3 天向小白鼠腹腔注射 6%可溶性淀粉肉汤?

2.试述巨噬细胞吞噬功能检测的意义与应用。

(潘海婷)

思考题答题要点

实验十一 外周血单个核细胞的分离

人外周血含有多种细胞成分,外周血单个核细胞(peripheral blood mononuclear cell,PBMC)包括淋巴细胞和单核细胞。PBMC 的分离是免疫学研究中的一项基本技术,是进一步研究淋巴

Note

细胞等免疫细胞功能的基础。细胞分离是根据细胞大小、密度、黏附性、沉降率等特性的差异,采用不同的方法对细胞进行分离的技术。本实验采用聚蔗糖-泛影葡胺(Ficoll-Hypaque)密度梯度离心法分离 PBMC。

人外周血中红细胞密度最大,约为 1.093 g/mL,粒细胞的密度约为 1.092 g/mL,血小板的密度在 1.030 g/mL 左右,PBMC 的密度与其他血细胞不同,为 1.075～1.090 g/mL(平均约 1.076 g/mL)。利用一种密度介于 1.076～1.092 g/mL 之间的等渗溶液对人外周血进行密度梯度离心,可使不同密度的血细胞在分层液中呈梯度分布。用于人 PBMC 分离的等渗溶液是由 60% 的聚蔗糖 2 份和 34% 的泛影葡胺 1 份混合制成的 Ficoll-Hypaque 混合液。作为淋巴细胞分离液,Ficoll-Hypaque 混合液具有分子量大、无化学活性、20 ℃时相对密度为 (1.077±0.001) g/mL 的特性。Ficoll-Hypaque 密度梯度离心后,红细胞因密度最大沉于管底;粒细胞的密度较大但低于红细胞,故铺于红细胞上;血小板因密度小悬浮于血浆中;PBMC 的密度略小于淋巴细胞分离液,离心后悬浮于淋巴细胞分离液上方与血浆交界处,呈白膜状,层次非常明显。将 PBMC 层吸出,洗涤后便可用于后续的免疫学试验。用 Ficoll-Hypaque 密度梯度离心法分离 PBMC,速度快、纯度高,细胞收获率可达 80% 以上,淋巴细胞纯度达 90% 以上,细胞活力达 95% 以上。分离后得到的 PBMC 悬液可满足许多实验的需求,该实验技术是进行细胞免疫试验的基本技术之一。

【实验目标】

知识目标:掌握密度梯度离心法分离 PBMC 的原理。

能力目标:熟悉 Ficoll-Hypaque 密度梯度离心法分离 PBMC 的方法。

【实验内容】

(一) 材料

(1)标本:肝素抗凝的人静脉血。

(2)试剂:密度为 (1.077±0.001) g/mL 且近于等渗的 Ficoll-Hypaque 淋巴细胞分离液、Hank's 液(无 Ca^{2+}、Mg^{2+},pH 7.2～7.4)、1000 U/mL 肝素溶液(采集 2 mL 血约需要 0.01 mL)、0.4% 台盼蓝染色液等。

(3)器材:水平离心机、显微镜、血细胞计数板、注射器、毛细吸管等。

(二) 方法

(1)无菌抽取外周静脉血 2 mL,加入肝素抗凝的无菌试管中摇匀,再加入 2 mL Hank's 液轻轻摇匀。

(2)在离心管中加入 2 mL 淋巴细胞分离液,然后用吸管将 4 mL 稀释的血液沿管壁缓慢加入离心管,使血液平铺于淋巴细胞分离液之上,两者之间形成清晰的界面。稀释的血液与淋巴细胞分离液的容积比例以 (2～3):1 为宜。

(3)配平后将离心管置于水平离心机内,以 2000 r/min 离心 20 min,取出后可清楚地看到离心管中的不同层面(图 2-11-1)。

(4)将毛细吸管轻轻插到血浆与分离液之间的白膜层,吸出该层细胞,移入另一无菌试管内。

(5)加 5 倍体积的 Hank's 液混匀,以 2000 r/min 离心 10 min,弃上清液,将管底部细胞混匀,再加入足量 Hank's 液,洗涤 2 次。

(6)末次洗涤弃上清液后,用 Hank's 液将细胞悬液体积还原至 1 mL,取样进行细胞计数和活力测定。

①细胞计数:取 1 滴细胞悬液加入血细胞计数板内,显微镜下计数四个角的四个大方格内的细胞总数,按下列公式计算 PBMC 总数。

$$\text{PBMC 总数} = \frac{\text{四个大方格内细胞总数}}{4} \times 10^4 \times \text{稀释倍数} \times \text{细胞悬液体积(mL)}$$

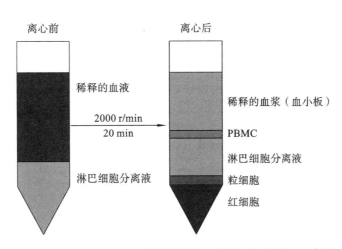

图 2-11-1 Ficoll-Hypaque 密度梯度离心前后血细胞分层示意图

②细胞活力鉴定:取 2 滴细胞悬液加 1 滴 0.4% 台盼蓝染色液混匀,静置 5 min 后取样做镜检。活细胞因排斥染料而不被着色,但染料可渗入死细胞中使死细胞呈蓝色。正常情况下,活细胞的比例(细胞活力)应不低于 95%。

$$细胞活力(\%)=\frac{活细胞数}{总细胞数}\times100\%$$

(三) 结果观察

水平离心后,细胞出现如图 2-11-1 所示的分层情况,即最下层为红细胞和粒细胞层,中层为 Ficoll-Hypaque 淋巴细胞分离液层,最上层为血浆层(含血小板和破碎细胞),PBMC 层位于最上层和中层之间,呈白膜状。

▶▶ 思考题

1.常用的 PBMC 分离与纯化技术有哪些?

2.单个核细胞分离的临床意义是什么?

3.用密度梯度离心法分离得到 PBMC 后,可进一步采用什么方法去除单核细胞以纯化淋巴细胞?

思考题答题要点

(潘海婷)

实验十二 淋巴细胞亚群的测定

流式细胞术(flow cytometry,FCM)是以流式细胞仪为工具,通过流动的细胞悬液对单个细胞或生物微粒(如微球、小型模式生物等)的理化特性进行快速定量分析和分选的技术。流式细胞术运用现代多学科高新技术,可以高速分析上万个细胞,并能同时从一个细胞中测得多个参数,具有速度快、精度高、准确性好等优点,成为当代最先进的细胞定量分析技术,已被广泛运用于细胞生物学、免疫学、血液学、肿瘤学、药理学、遗传学及临床检验等领域,对细胞的生理功能、疾病的发生与发展规律的研究起着重要作用。

流式细胞仪的工作原理:将待测细胞或颗粒与特异性荧光抗体结合后,制成单颗粒悬液,在气体压力下经上样管进入流动室。在流动室,样品流在鞘液的包裹下呈单行排列,形成稳定的单细胞流柱通过检测区。激光作为激发光源,垂直照射在样品流上,根据细胞的体积大小、胞内颗

Note

粒多少产生不同散射光信号,同时结合了荧光的细胞产生荧光信号,这些光信号被前向的光电二极管和侧向成90°角的光电倍增管接收转换成脉冲信号,信号经放大后进入计算机系统进行数据转换、存储、分析,最后以直方图、散点图、平均荧光强度、阳性细胞百分率等多参数的图像和数据表示,从而用于分析细胞或颗粒的体积、内部结构等物理及化学特征。

淋巴细胞是人体重要的免疫细胞,根据其免疫功能和细胞表面标志分为T细胞、B细胞、NK细胞三个亚群。一般情况下,T细胞被标记为$CD3^+$,$CD3^-$ $CD19^+$细胞被认为是B细胞,NK细胞被标记为$CD3^-$ $CD16^+$ $CD56^+$。在待测样品中加入相应的荧光抗体的组合,应用流式细胞仪获取各种信号并通过软件分析,可以得到待测血液中淋巴细胞亚群的相对比例。

【实验目标】

知识目标:掌握流式细胞仪的工作原理。

能力目标:熟悉流式细胞术检测人外周血淋巴细胞亚群的方法。

【实验内容】

(一) 材料

(1)标本:新鲜人抗凝全血。

(2)试剂:溶血剂(溶解红细胞用)、PBS缓冲液(洗涤用)、1%多聚甲醛(PFA,固定剂)。荧光抗体:①同型对照抗体(IgG1-FITC/IgG2b-PE);②CD3-FITC;③CD4-PE;④CD8-PE;⑤CD19-PE;⑥CD16/CD56-PE。

(3)器材:注射器、肝素抗凝管、流式管(兼作染色和测定用)、微量移液器(0.5～10 μL、10～100 μL和100～1000 μL规格)、流式细胞仪、离心机等。

(二) 方法

(1)抽取人外周静脉血1 mL置于肝素抗凝管中。

(2)取8支流式管,编号(1～8号),按照表2-12-1所示加入荧光抗体。

表2-12-1　流式细胞仪检测人外周血淋巴细胞亚群染色方案

管 号	检测内容	荧光抗体(1)	荧光抗体(2)
1	空白对照	—	—
2	同型对照	IgG1-FITC/IgG2b-PE,1 μL	—
3	第1荧光(补偿)	CD3-FITC,3 μL	—
4	第2荧光(补偿)	—	CD8-PE,1 μL
5	总T细胞/$CD4^+$ T细胞	CD3-FITC,3 μL	CD4-PE,3 μL
6	总T细胞/$CD8^+$ T细胞	CD3-FITC,3 μL	CD8-PE,1 μL
7	总T细胞/B细胞	CD3-FITC,3 μL	CD19-PE,3 μL
8	总T细胞/NK细胞	CD3-FITC,3 μL	CD16/56-PE,3 μL

 Note

(3)染色:将抗凝全血加入上述流式管,每管30～40 μL,与荧光抗体混匀,4 ℃避光反应

30 min。

（4）溶血：各管加入溶血剂 1 mL，混匀，室温避光作用 10 min；以 1500 r/min 离心 5 min，弃上清液，轻轻振荡管底，使细胞沉淀悬起。

（5）洗涤：各管加 PBS 缓冲液 1 mL，混匀，以 1500 r/min 离心 5 min，弃上清液。轻轻振荡管底，使细胞沉淀悬起（也可用此方法再洗涤一次）。

（6）检测（或固定）：各管加 PBS 缓冲液 300 μL，混匀后上机测定（如不能及时检测，加 1% PFA 固定剂 300 μL，置于 4 ℃ 冰箱避光保存，但应在 1 周内测定）。

（7）利用 FlowJo 或 CellQuest 等软件分析结果。

（三）结果观察

本实验用两种荧光染料（FITC 和 PE）标记的不同抗人 CD 单克隆抗体检测人外周血淋巴细胞亚群。每组共检测 8 支流式管，产生 8 个数据文件，其文件名称的前缀根据各组情况命名（如 070411 LH），后缀为 XXX.001、XXX.002……XXX.008。这些文件代表的意义见表 2-12-2。

表 2-12-2　实验分组及意义

文件名	管号	检测内容	荧光抗体（1）	荧光抗体（2）	备 注
XXX.001	1	空白对照	—	—	上机检测时用于荧光电压的设置，将感兴趣的细胞显示在图中
XXX.002	2	同型对照	IgG1-FITC/IgG2b-PE	—	观察待检细胞（FcR）与不同亚类 Ig 的非特异性结合（分析时用于荧光阴阳界线的设定）
XXX.003	3	第 1 荧光（补偿）	CD3-FITC	—	上机检测时用于对第 1 荧光的补偿调节（FL2-FL1）（分析时不需要）
XXX.004	4	第 2 荧光（补偿）	—	CD8-PE	上机检测时用于对第 2 荧光的补偿调节（FL1-FL2）（分析时不需要）
XXX.005	5	总 T 细胞/CD4$^+$ T 细胞	CD3-FITC	CD4-PE	检测和分析总 T 细胞在淋巴细胞中的比例，以及 CD4$^+$ T 细胞在淋巴细胞和总 T 细胞中的比例
XXX.006	6	总 T 细胞/CD8$^+$ T 细胞	CD3-FITC	CD8-PE	检测和分析总 T 细胞在淋巴细胞中的比例，以及 CD8$^+$ T 细胞在淋巴细胞和总 T 细胞中的比例

文件名	管号	检测内容	荧光抗体(1)	荧光抗体(2)	备 注
XXX.007	7	总T细胞/B细胞	CD3-FITC	CD19-PE	检测和分析总T细胞和B细胞在淋巴细胞中的比例
XXX.008	8	总T细胞/NK细胞	CD3-FITC	CD16-PE CD56-PE	检测和分析NK细胞在淋巴细胞中的比例,以及NKT细胞在淋巴细胞和总T细胞中的比例

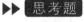 **思考题**

1.流式细胞术中常用的数据显示方式有哪些?

2.流式细胞术检测淋巴细胞亚群的基本原理是什么?

(潘海婷)

思考题答题要点

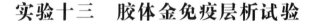

实验十三　胶体金免疫层析试验

胶体金免疫标记技术是以胶体金作为示踪标记物,用于抗原-抗体反应的一种免疫标记技术。它的特点是简便、快速、应用广泛、无需特殊仪器设备,可用于定性或半定量的快速检测。具代表性的技术类型有斑点金免疫渗滤试验和胶体金免疫层析试验。胶体金免疫层析试验简称"一步金法"。多个干试剂被组合在一个约6 mm×70 mm的塑料板条上成为单一试纸条,试纸条两端有吸水材料。待检测的样本加在试纸条的一端,通过毛细管作用,样本液在层析材料上泳动。样本中的待测物与试纸条上的反应试剂特异性结合,形成的复合物被富集固定在试纸条的特定区域(形成检测线),带有胶体金的标记物会显色。常见的测定模式有双抗体夹心法、竞争法和间接法。

本实验以双抗体夹心法测定尿液中人绒毛膜促性腺激素(HCG)为例进行说明。抗人HCG免疫金复合物(鼠源)干片粘贴在靠近A端的G区(图2-13-1),抗人HCG单克隆抗体和抗小鼠IgG抗体分别包被以硝酸纤维素膜为载体的测试区(T区)和质控参照区(C区)。当试纸条A端浸入液体标本中时,液体标本被吸水材料吸取并向B端移动,流经干片时,使抗人HCG免疫金复合物溶解,并带动其向B端迁移。若标本中有HCG,可与抗人HCG免疫金复合物结合。此抗原-抗体复合物流至测试区(T区)时即被固相抗人HCG单克隆抗体所捕获,在膜上显示红色反应线条,多余的抗人HCG免疫金复合物继续渗移至质控参照区(C区),与固相抗小鼠IgG抗体结合后可呈现出红色质控线条。若标本中无HCG,则仅在质控参照区(C区)出现红色质控线条,测试区(T区)不会出现红色反应线条。

【实验目标】

知识目标:掌握胶体金免疫层析试验的原理。

能力目标:熟悉胶体金免疫层析试验检测HCG(双抗体夹心法)的操作方法。

【实验内容】

(一)材料

(1)待测尿液、孕妇尿液、正常人尿液(阴性对照)。

Note

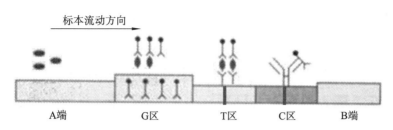

标本流动方向

A端　　G区　　T区　　C区　　B端

图 2-13-1　测定 HCG 的胶体金免疫层析试验原理示意图（双抗体夹心法）

（2）尿液收集杯、胶体金免疫层析试纸条。

（二）方法

（1）试纸条室温平衡 20～30 min。

（2）用尿液收集杯收集尿液。

（3）将试纸条下端插入尿液中（勿超过标志线）3～10 s，取出后平放于桌面，5 min 内观察结果。

（三）结果观察

（1）阳性：试纸条质控参照区（C 区）和测试区（T 区）均出现红色线条（图 2-13-2）。

（2）阴性：试纸条只有质控参照区（C 区）显示红色线条。

（3）无效：试纸条无红色线条出现。

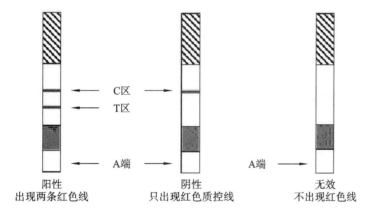

C区　　　　T区　　　　A端

阳性　　　　　　阴性　　　　　　无效
出现两条红色线　　只出现红色质控线　　不出现红色线

图 2-13-2　胶体金免疫层析试验检测 HCG 的结果示意图（双抗体夹心法）

▶▶ 思考题

1. 如何对实验结果做出阴性、阳性判断？

2. 如果标本中 HCG 浓度过高，可能会出现什么样的实验结果？

（潘海婷）

思考题答题要点

Note

第三章　人体寄生虫学基础实验

　　人体寄生虫学基础实验是病原生物学与免疫学实验的重要组成部分,通过标本观察和实验操作,将基础理论知识与实践应用紧密结合起来,使学生能够掌握常见寄生虫病的病原学诊断,培养学生实事求是的科学态度以及分析问题、解决问题的能力,提高其整体素养,为将来从事寄生虫病的诊断、流行病学调查等相关工作打下坚实的基础。

实验一　消化道线虫

一、似蚓蛔线虫(蛔虫)

【实验目标】

知识目标:掌握蛔虫受精卵和未受精卵的形态特征,熟悉蛔虫感染期卵、脱蛋白质膜卵及成虫的形态特征。

能力目标:掌握蛔虫的病原学诊断方法,能对蛔虫病做出准确的病原学诊断。

【实验内容】

(一) 虫卵(玻片标本,低倍镜及高倍镜观察)

1.受精卵　呈宽椭圆形,平均大小为 65 μm×45 μm。卵壳厚,无色透明,外附一层凹凸不平、分布均匀的蛋白质膜。蛋白质膜因被宿主胆汁染色而呈棕黄色。卵内含 1 个大而圆的卵细胞,卵细胞两端与卵壳间各有 1 个新月形空隙(图 3-1-1,彩图 3-1-1)。便秘患者的粪便或放置时间较长的粪便中的虫卵,因卵细胞分裂为多个,故新月形空隙消失。虫卵纵截面则为圆形,新月形空隙常不可见。

2.未受精卵　呈棕黄色、长椭圆形,有的虫卵形状不规则,平均大小为 90 μm×40 μm。与受精卵相比,未受精卵的蛋白质膜和卵壳均较薄,且蛋白质膜分布不均匀,卵内含有许多大小不等的折光颗粒(图 3-1-2,彩图 3-1-2)。

3.感染期卵　又称含蚴卵,卵内含有一条卷曲的幼虫,其他结构与受精卵相似(图 3-1-3,彩图 3-1-3)。

4.脱蛋白质膜卵　蛔虫受精卵、未受精卵及感染期卵外面的蛋白质膜有时可脱落,此时卵壳光滑且无色透明,卵内结构与相应未脱蛋白质膜卵相同(图 3-1-4,彩图 3-1-4)。观察时应注意与钩虫卵等相鉴别。

(二) 成虫

1.活成虫(肉眼观察)　虫体呈长圆柱形,似蚯蚓,中间稍膨大,两端逐渐变细,呈粉红色或微黄色。体表有横纹,两侧各有一条纵行的侧索。雌虫长 20～35 cm,尾端直而钝圆;雄虫长 15～31 cm,尾部向腹面卷曲(彩图 3-1-5)。

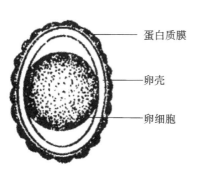

图 3-1-1　蛔虫受精卵

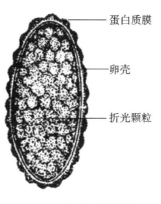

图 3-1-2　蛔虫未受精卵

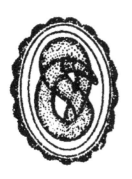

图 3-1-3　蛔虫感染期卵

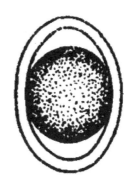

图 3-1-4　蛔虫脱蛋白质膜卵

2.成虫甲醛浸制标本(肉眼观察)　呈灰白色,其余形态同活成虫。

3.成虫解剖浸制标本(肉眼或放大镜观察)　重点观察消化器官和生殖器官。

(1)消化器官:为一条粗大的直管,纵行于虫体中央,由口、食道、中肠及直肠等组成。雌虫直肠通入肛门,开口于近尾端腹面。雄虫直肠与射精管共同通入泄殖腔。

(2)生殖器官:为粗细不等、迂回盘曲的白色管状结构。雌性生殖器官为双管型,卵巢最细且较长,一端游离,一端连接逐渐膨大的输卵管,再通至最粗的子宫,子宫内充满虫卵。两子宫末端合并成阴道,阴门位于虫体前、中 1/3 交界处的腹面中线上(彩图 3-1-6)。雄性生殖器官为单管型,睾丸起始于最细一端,连接逐渐膨大的输精管、贮精囊(最粗)和射精管。有交合刺 2 根,自射精管两侧伸入泄殖腔,由泄殖孔通向体外。

4.头部唇瓣(染色玻片标本,低倍镜观察)　可见 3 个唇瓣排列成"品"字形,1 个在背面称背唇,2 个在腹面称亚腹唇,中央是口孔,唇瓣内缘有细齿,外缘有感觉乳突和头感器(彩图 3-1-7)。

5.雄虫交合刺(染色玻片标本,低倍镜观察)　可见虫体尾端自泄殖腔中伸出 2 根牛角状、淡黄色的交合刺(彩图 3-1-8)。

二、毛首鞭形线虫(鞭虫)

【实验目标】

知识目标:掌握鞭虫卵的形态特征。熟悉鞭虫成虫的形态特征。

能力目标:掌握鞭虫的病原学诊断方法,能对鞭虫病做出准确的病原学诊断。

【实验内容】

(一) 虫卵(玻片标本,低倍镜及高倍镜观察)

鞭虫卵呈黄褐色,腰呈鼓形或纺锤形,大小约 $50~\mu m \times 25~\mu m$。卵壳较厚,两端有透明的盖塞(又称透明栓),卵内含 1 个长圆形卵细胞(图 3-1-5,彩图 3-1-9)。

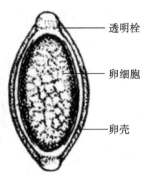

透明栓

卵细胞

卵壳

图 3-1-5　鞭虫卵

(二)成虫

1.成虫(甲醛浸制标本,肉眼观察)(彩图 3-1-10)　虫体长 3～5 cm,灰白色,前 3/5 细长,后 2/5 粗短,形似马鞭,故名鞭虫。雌虫较大,尾部钝圆。雄虫较小,尾端向腹面环状卷曲。

2.雄虫交合刺(染色玻片标本,低倍镜观察)　雄虫尾端有 1 根交合刺,刺外有可伸缩的交合刺鞘。

三、蠕形住肠线虫(蛲虫)

【实验目标】

知识目标:掌握蛲虫卵的形态特征;熟悉蛲虫成虫的形态特征。

能力目标:掌握蛲虫的病原学诊断方法,能对蛲虫病做出准确的病原学诊断。

【实验内容】

(一)虫卵(玻片标本,低倍镜及高倍镜观察)

蛲虫卵呈不对称椭圆形,一侧隆起,一侧扁平,大小约 55 μm×25 μm。卵壳较厚,无色透明,卵内含蝌蚪期胚胎或幼虫。若虫卵为雌虫解剖获得,此时卵内含卵细胞或胚细胞(图 3-1-6,彩图 3-1-11)。

(二)成虫

1.成虫甲醛浸制标本(肉眼观察)　虫体细小,乳白色,似白棉线头,雌虫长约 1 cm,虫体中部膨大,尾端直而尖细;雄虫仅为雌虫长度的 1/3,尾端向腹面卷曲(图 3-1-7)。

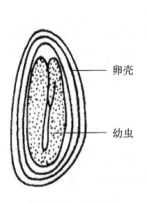

卵壳

幼虫

图 3-1-6　蛲虫卵

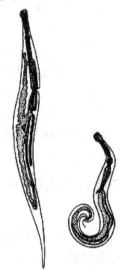

图 3-1-7　蛲虫成虫

2.成虫染色玻片标本(低倍镜观察)　虫体前端两侧表皮隆起形成头翼,咽管末端膨大成球形,称咽管球(彩图 3-1-12)。雄虫尾端有交合刺 1 根,雌虫阴门开口于体前、中 1/3 交界处的腹面正中线上。

四、十二指肠钩口线虫(十二指肠钩虫)与美洲板口线虫(美洲钩虫)

【实验目标】

知识目标:掌握钩虫卵的形态特征,掌握十二指肠钩虫成虫和美洲钩虫成虫的形态特征。

能力目标:能从形态上鉴别十二指肠钩虫和美洲钩虫。掌握钩虫的病原学诊断方法,能对钩虫病做出准确的病原学诊断。

【实验内容】

(一)虫卵(玻片标本,低倍镜及高倍镜观察)

两种钩虫卵形态相似,在光镜下难以区分。虫卵呈椭圆形,大小约 60 μm×40 μm。卵壳极薄,无色透明。新鲜粪便中的虫卵内含 4~8 个细胞,以 4 个细胞为多见,卵细胞与卵壳之间有明显的空隙。若粪便放置较久,卵内细胞继续分裂,可呈桑葚形,甚至发育为幼虫(图 3-1-8,彩图 3-1-13)。

(二)成虫

1. 成虫(甲醛浸制标本,肉眼观察) 两种钩虫活时皆为肉红色,固定后为乳白色。虫体呈细长圆柱形,长约 1 cm。雌虫较雄虫略粗长,虫体末端呈圆锥形;雄虫尾端膨大成伞状,称交合伞。十二指肠钩虫头部与尾部均向背侧弯曲,略似"C"形(彩图 3-1-14)。美洲钩虫头部向背侧仰曲,尾部向腹侧弯曲,略似"S"形(图 3-1-9)。

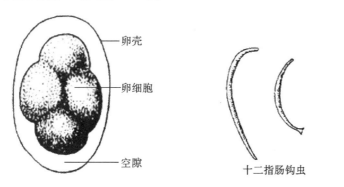

图 3-1-8　钩虫卵	图 3-1-9　钩虫成虫

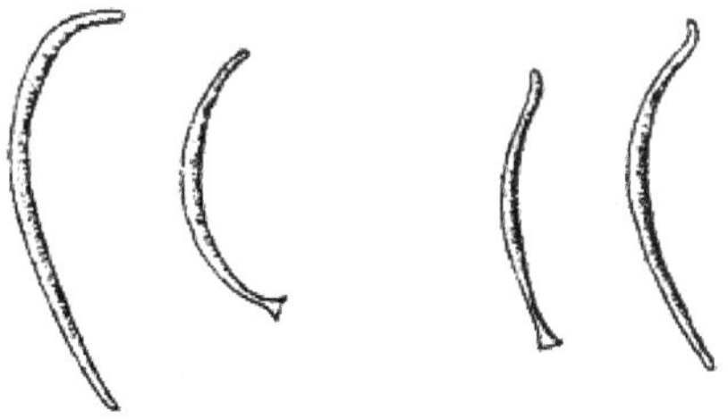

(图 3-1-8 标注：卵壳、卵细胞、空隙)

(图 3-1-9 标注：十二指肠钩虫、美洲钩虫)

2. 成虫口囊(玻片标本,低倍镜观察) 十二指肠钩虫成虫口囊的腹侧缘有两对钩齿(图 3-1-10),美洲钩虫成虫口囊内为一对半月形板齿(图 3-1-11)。钩齿与板齿是钩虫的附着器官。

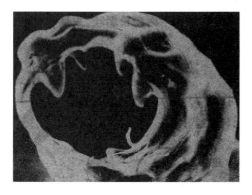

图 3-1-10　十二指肠钩虫成虫口囊

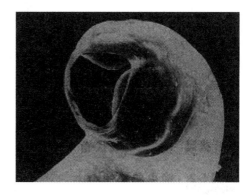

图 3-1-11　美洲钩虫成虫口囊

Note

3. 成虫尾部(玻片标本,低倍镜观察)

(1)十二指肠钩虫:雌虫尾部有透明的尾刺,雄虫尾部有1对交合刺,末端分开。交合伞撑开略呈圆形,背辐肋从远端分为2支,每支再分3小支。

(2)美洲钩虫:雌虫无尾刺,雄虫尾部有1对交合刺,2根交合刺末端合并呈倒钩状。交合伞撑开略呈扁圆形,背辐肋从基部分为2支,每支再分2小支(图3-1-12)。

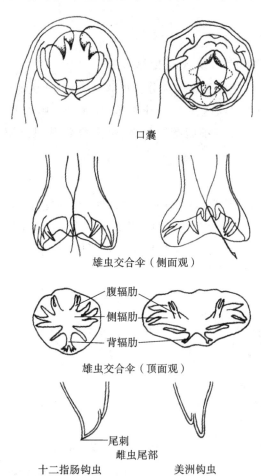

口囊

雄虫交合伞（侧面观）

腹辐肋
侧辐肋
背辐肋

雄虫交合伞（顶面观）

尾刺
雌虫尾部

十二指肠钩虫　　　　美洲钩虫

图 3-1-12　十二指肠钩虫和美洲钩虫成虫鉴别

两种钩虫成虫形态的主要区别见表3-1-1。

表 3-1-1　十二指肠钩虫与美洲钩虫成虫形态的主要区别

类　　型	十二指肠钩虫	美洲钩虫
大小	稍大	稍小
体态	虫体头部与尾部均向背侧弯曲,呈"C"形	虫体头部向背侧仰曲,尾部向腹侧弯曲,呈"S"形
口囊	两对钩齿	一对板齿
交合刺	两根平行分开	两根末端合并,呈倒钩状
背辐肋	远端分2支,每支再分3小支	基部分2支,每支再分2小支
尾刺	有	无

▶▶ **思 考 题**

1. 蛔虫的病原学检查方法有哪些?

2. 简述鞭虫卵的形态特征。

3.十二指肠钩虫与美洲钩虫成虫形态上有何区别?

（全 芯）

实验二 血液和组织内线虫

一、班氏吴策线虫(班氏丝虫)与马来布鲁线虫(马来丝虫)

【实验目标】

知识目标:掌握班氏微丝蚴和马来微丝蚴的形态特征;熟悉班氏丝虫成虫和马来丝虫成虫的形态特征。

能力目标:能对班氏微丝蚴和马来微丝蚴的形态进行鉴别,能对丝虫病做出准确的病原学诊断。

【实验内容】

(一) 微丝蚴(染色玻片标本,低倍镜及高倍镜观察)

1.班氏微丝蚴 大小为$(244\sim296)\mu m\times(5.3\sim7)\mu m$,虫体细长,弯曲或卷曲柔和。前端钝圆,后端尖细,外被鞘膜。体内充满染成蓝紫色的体核,圆形,大小相近,分布均匀,清晰可数,体前端有一无体核空隙,称头间隙。班氏微丝蚴的头间隙较短,长与宽比例为$1:1$,神经环明显,无尾核(图 3-2-1 左,彩图 3-2-1A)。

2.马来微丝蚴 较班氏微丝蚴小,大小为$(177\sim230)\mu m\times(5\sim6)\mu m$,虫体弯曲比较僵直,大弯中有小弯。体核呈椭圆形,大小不等,分布不整齐,常互相重叠,不易分清。头间隙较长,长与宽比例约为$2:1$,尾端略膨大,可见呈前后排列的 2 个尾核(图 3-2-1 右,彩图 3-2-1B)。

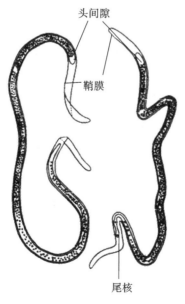

头间隙

鞘膜

尾核

班氏微丝蚴　　　马来微丝蚴

图 3-2-1　班氏微丝蚴和马来微丝蚴

（二）成虫(甲醛浸制标本,肉眼观察)

虫体细长如丝线,乳白色,体表光滑,雌虫大于雄虫,尾端钝圆,略向腹面卷曲。雄虫尾端向腹面卷曲 2~3 圈。

二、旋毛形线虫(旋毛虫)

【实验目标】

知识目标:掌握旋毛虫幼虫囊包的形态特征。了解旋毛虫成虫的形态特征。

能力目标:掌握旋毛虫的病原学诊断方法,能对旋毛虫病做出准确的病原学诊断。

【实验内容】

（一）幼虫囊包(玻片标本,低倍镜观察)

1. 切片 可见囊包及其内幼虫的横切面或纵切面。

2. 压片 囊包呈灰白色、半透明小点,位于横纹肌内,呈梭形,其长轴与肌纤维走向平行。囊包大小为(0.25~0.5)mm×(0.21~0.42)mm,囊包壁由两层构成,内层厚而外层薄。1 个囊包内通常含 1~2 条幼虫,多时可达 6~7 条。幼虫细长,在囊包中常卷曲成"S"形或"8"字形。随着感染时间的延长,囊包可逐渐钙化,此时囊包可不透明,虫体不易看清(图 3-2-2,彩图 3-2-2)。

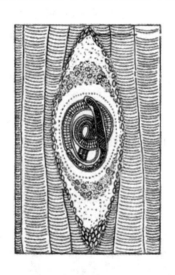

图 3-2-2　旋毛虫幼虫囊包

（二）成虫(染色玻片标本,低倍镜观察)

虫体细小,呈线状,越靠近前端虫体越细。雄虫大小为(1.4~1.6)mm×(0.04~0.05)mm,无交合刺,尾端有 2 片叶状交配附器。雌虫大小为(3.0~4.0)mm×0.06 mm,阴门位于体前 1/5处,卵巢位于体后部,子宫较长,中段含虫卵,后段和近阴门处则充满幼虫。雄、雌性成虫的生殖器官均为单管型(彩图 3-2-3)。

三、广州管圆线虫

【实验目标】

知识目标:掌握广州管圆线虫幼虫的形态特征,熟悉成虫的形态特征。

能力目标:掌握广州管圆线虫的病原学诊断方法,能对广州管圆线虫病做出准确的病原学诊断。

【实验内容】

（一）第三期幼虫（玻片标本,低倍镜及高倍镜观察）

虫体无色透明,呈细线状,大小为 $(462\sim525)\mu m\times(22\sim27)\mu m$,头端稍圆,尾端骤变尖细,可见食道、肠管、生殖原基及肛孔等结构。

（二）成虫（玻片标本,低倍镜或解剖镜观察）

虫体呈细线状,体表具微细环状横纹。头端钝圆,头顶中央有一小圆口,缺口囊。雌虫大小为 $(17\sim45)mm\times(0.3\sim0.66)mm$,尾端呈斜锥形;肠管内充满血液,与白色的子宫（双管型）缠绕形成红、白相间的螺旋形纹理,较醒目,似理发店门前的转筒。雄虫大小为 $(11\sim26)mm\times(0.21\sim0.53)mm$,乳白色,尾端略向腹面弯曲,并有肾形交合伞（彩图3-2-4）。

▶▶ 思考题

1.简述丝虫病的病原学诊断方法。

2.简述旋毛虫幼虫囊包的形态特征。

（全 芯）

思考题答题要点

实验三 消化道吸虫

一、华支睾吸虫（肝吸虫）

【实验目标】

知识目标:掌握华支睾吸虫卵的形态特征;熟悉华支睾吸虫成虫的形态特征;了解华支睾吸虫中间宿主的形态。

能力目标:能对华支睾吸虫病做出准确的病原学诊断;能理解中间宿主与传播疾病的关系。

【实验内容】

（一）虫卵（玻片标本,低倍镜及高倍镜观察）

重点观察虫卵的外形、大小、颜色及结构。低倍镜下虫卵形似芝麻,高倍镜下形如旧式电灯泡,大小为 $(27\sim35)\mu m\times(12\sim20)\mu m$,为寄生于人体的常见蠕虫卵中最小者。虫卵呈淡黄褐色,一端较窄有卵盖,卵盖周围的卵壳增厚外凸成肩峰,另一端有一小突起称小疣（图3-3-1,彩图3-3-1）。卵从粪便中排出时,其内已含有一毛蚴。因虫卵较小,在低倍镜下寻找时,应将光圈缩小。

（二）成虫

1.成虫甲醛浸制标本（肉眼或放大镜观察） 虫体采自感染华支睾吸虫的猫的肝胆管,经10%甲醛溶液固定。注意观察成虫的大小、外形、颜色等。虫体扁平半透明,前端较窄,后端钝圆,外形如葵花籽,大小为 $(10\sim25)mm\times(3\sim5)mm$。

2.成虫染色玻片标本（低倍镜观察） 虫体经10%甲醛溶液固定,卡红染色后封片制成。重点观察口、腹吸盘的大小和位置,消化器官和生殖器官。口吸盘位于虫体前端,略大于腹吸盘,腹吸盘在体前1/5处。口位于口吸盘中央,咽呈球形,其后为短的食道,肠分两支,沿虫体两侧延伸

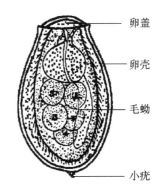
图3-3-1 华支睾吸虫卵

卵盖
卵壳
毛蚴
小疣

Note

103

至后端,末端为盲端,无肛门。雌雄同体,1 对睾丸高度分支,前后排列于虫体后 1/3 处,染成深红色。1 个卵巢,呈浅分叶状,位于睾丸之前。受精囊呈椭圆形,位于睾丸与卵巢之间。子宫位于卵巢与腹吸盘之间,高度迂曲,其内充满虫卵。卵黄腺分布于虫体中部的两侧,染成棕黄色。生殖孔位于腹吸盘前方(彩图 3-3-2)。

(三)幼虫(染色玻片标本,低倍镜观察)

1. 毛蚴 近卵圆形,外被密集的纤毛(彩图 3-3-3)。

2. 胞蚴 袋形,内含许多胚细胞或胚团以及发育中的雷蚴。

3. 雷蚴 与胞蚴形态相似,具有口、咽及原肠,内含胚细胞、胚团以及发育中的尾蚴。

4. 尾蚴 分为体部和尾部,体部呈长椭圆形,体前端背面有一对眼点。尾部较长,为体部的 2～3 倍,不分叉。

5. 囊蚴 呈椭圆形,大小约 0.138 mm×0.15 mm,囊壁分两层,外层厚,内层薄,囊内幼虫可见口、腹吸盘及含有黑色颗粒的排泄囊(彩图 3-3-4)。

(四)中间宿主(甲醛浸制标本,肉眼观察)

1. 第一中间宿主 赤豆螺。成体壳高约 10 mm,宽约 7 mm,呈宽卵圆锥形,有 5 个螺层。螺旋部呈短圆锥形,体螺层膨大。壳面呈灰褐或淡褐色,光滑,具有不明显的生长纹。

2. 第二中间宿主 淡水鱼(如麦穗鱼)、虾。

二、布氏姜片吸虫(姜片虫)

【实验目标】

知识目标:掌握布氏姜片吸虫卵的形态特征;熟悉布氏姜片吸虫成虫的形态特征;了解布氏姜片吸虫的中间宿主和植物传播媒介。

能力目标:能对布氏姜片吸虫病做出准确的病原学诊断;能理解中间宿主和植物传播媒介与传播疾病的关系。

【实验内容】

(一)虫卵(湿片标本,低倍镜及高倍镜观察)

虫卵采自感染布氏姜片吸虫病猪的粪便,经 10% 甲醛溶液浸制,置于广口瓶中,用时临时制作。布氏姜片吸虫卵为寄生于人体的蠕虫卵中最大者,大小为 $(130\sim140)\mu m \times (80\sim85)\mu m$,呈椭圆形,淡黄色,卵壳薄而均匀,一端有一不明显的卵盖,卵内含 1 个卵细胞和 20～40 个卵黄细胞(图 3-3-2,彩图 3-3-5)。

(二)成虫

1. 成虫甲醛浸制标本(肉眼观察) 标本采自感染猪,经 10% 甲醛溶液浸制。观察时应注意口吸盘、腹吸盘的位置、大小、比例及形状。虫体外形硕大、肥厚,呈椭圆形,背腹扁平,前窄后宽,大小为 $(20\sim75)mm \times (8\sim20)mm$,活时呈肉红色,死后为灰白色,似姜片。口吸盘小,位于虫体前端亚顶位,腹吸盘靠近口吸盘,呈漏斗状(呈明显的凹陷),比口吸盘大 4～5 倍。

2. 成虫染色玻片标本(肉眼或放大镜观察) 重点观察消化器官和生殖器官。咽和食道短,肠管在腹吸盘前分叉,呈波浪形向后延伸至体末端,以盲端终止。2 个睾丸高度分支成珊瑚状,前后排列于虫体后半部。卵巢呈佛手状分支,位于睾丸之前,无受精囊。子宫盘曲在腹吸盘与卵巢之间,卵黄腺发达,布满虫体两侧。生殖孔在腹吸盘前缘(图 3-3-3,彩图 3-3-6)。

(三)幼虫(染色玻片标本,低倍镜观察)

1. 尾蚴 体部呈椭圆形,尾部细长,无尾鳍(彩图 3-3-7)。

2. 囊蚴 呈扁圆形,大小约 216 μm×187 μm,囊壁有两层,囊内为后尾蚴(彩图 3-3-8)。

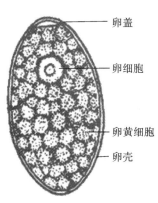

图 3-3-2　布氏姜片吸虫卵

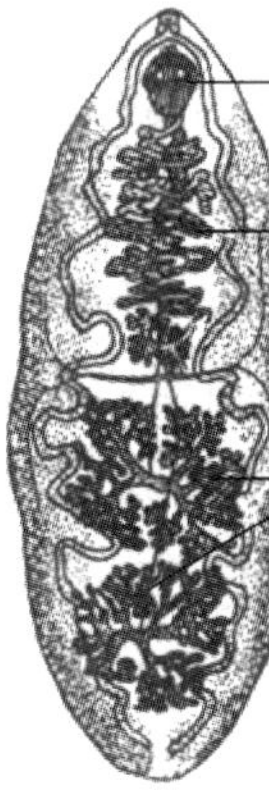

图 3-3-3　布氏姜片吸虫成虫

（四）中间宿主

扁卷螺（甲醛浸制标本，肉眼观察）：呈浅棕色，螺壳扁平盘曲，外观似蜗牛。

（五）植物传播媒介（甲醛浸制标本，肉眼观察）

植物传播媒介为水红菱、荸荠、茭白等。

▶▶ 思考题

1. 华支睾吸虫病的病原学诊断方法有哪些？

2. 布氏姜片吸虫卵有何形态特征？

思考题答题要点

（全　芯）

实验四　血液和组织内吸虫

一、卫氏并殖吸虫与斯氏并殖吸虫

【实验目标】

知识目标：掌握卫氏并殖吸虫卵和斯氏并殖吸虫卵的形态特征；熟悉卫氏并殖吸虫成虫和斯氏并殖吸虫成虫的形态特征；了解川卷螺、溪蟹、蝲蛄、拟钉螺等中间宿主的形态。

能力目标：能对卫氏并殖吸虫和斯氏并殖吸虫的形态进行鉴别，能对两种并殖吸虫病做出准确的病原学诊断；能理解中间宿主与传播疾病的关系。

【实验内容】

（一）卫氏并殖吸虫

1. 虫卵（玻片标本，低倍镜及高倍镜观察）　呈椭圆形，金黄色，左右多不对称，大小为（80～118）μm×（48～60）μm，前端较宽，卵盖大，常稍倾斜，虫卵后端稍窄。卵壳厚薄不均，窄端卵壳稍增厚。卵内含一个卵细胞和十余个卵黄细胞（图 3-4-1，彩图 3-4-1）。

Note

2. 成虫

(1)成虫甲醛浸制标本(肉眼观察):标本采自感染卫氏并殖吸虫的犬的肺脏,用10%甲醛溶液浸制。虫体肥厚,呈椭圆形,活体为暗红色,保存标本为灰白色,体长7～12 mm,宽4～6 mm,腹面扁平,背面隆起,形如半粒花生米。

(2)成虫染色玻片标本(低倍镜或解剖镜观察):标本经10%甲醛溶液固定,卡红染色制成。重点观察口吸盘、腹吸盘大小和位置以及生殖器官。可见口吸盘、腹吸盘大小略同,口吸盘位于前端,腹吸盘在虫体中央略偏前。食道短,肠管沿虫体两侧形成3～4个弯曲,以盲端终于虫体后部。卵巢与子宫并列于腹吸盘之后,2个睾丸呈指状分支,并列于虫体后1/3处,此为本虫的特征(图3-4-2,彩图3-4-2)。

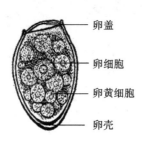

图 3-4-1　卫氏并殖吸虫卵

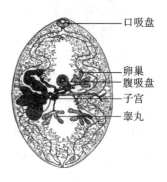

图 3-4-2　卫氏并殖吸虫成虫

3. 幼虫(染色玻片标本,低倍镜观察)

(1)尾蚴:体部大,尾部较小,呈球形。口吸盘较腹吸盘大,腹吸盘位于体部中横线之后(彩图3-4-3)。

(2)囊蚴:标本采自溪蟹,经10%甲醛溶液固定,卡红染色后封片制成。虫体呈球形,具有两层囊壁,内含后尾蚴,可见口吸盘、腹吸盘,弯曲的肠管及含有黑色颗粒的排泄囊(彩图3-4-4)。

4. 中间宿主(甲醛浸制标本,肉眼观察)

(1)第一中间宿主:川卷螺,呈黑褐色,螺层较粗大,壳不光滑,螺尖常缺损。

(2)第二中间宿主:溪蟹和蝲蛄。

(二) 斯氏并殖吸虫

1. 成虫(染色玻片标本,低倍镜或解剖镜观察)　外形与卫氏并殖吸虫不同,虫体窄长,两端较尖,似纺锤,大小为(11～18.5)mm×(3.5～6)mm。腹吸盘位于虫体前1/3处,略大于口吸盘。卵巢位于腹吸盘后,呈多分支状,形如珊瑚。有2个睾丸,呈长形有分支,左右并列(图3-4-3,彩图3-4-5)。

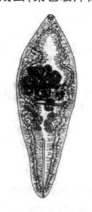

图 3-4-3　斯氏并殖吸虫成虫

2. 虫卵(玻片标本,低倍镜及高倍镜观察)　呈椭圆形,形状多不对称,卵壳薄厚不均匀,虫卵大小及结构与卫氏并殖吸虫卵相似(彩图3-4-6)。

3. 中间宿主(甲醛浸制标本,肉眼观察)　拟钉螺属小型或微小型螺类,壳高2.5～5 mm,宽约1.5 mm,长圆锥形,壳面光滑,呈黑色或褐色。

二、日本血吸虫

【实验目标】

知识目标：掌握日本血吸虫卵的形态特征；熟悉日本血吸虫成虫和尾蚴的形态特征；了解日本血吸虫中间宿主钉螺的形态。

能力目标：能对日本血吸虫病做出准确的病原学诊断；能理解中间宿主与传播疾病的关系。

【实验内容】

（一）虫卵（玻片标本，低倍镜及高倍镜观察）

标本采自感染了日本血吸虫的病兔粪便，经10%甲醛溶液固定，封片制成。粪便中可观察到未成熟虫卵、成熟虫卵及毛蚴死亡后的变性虫卵，重点观察成熟虫卵。

成熟虫卵呈椭圆形，淡黄色，平均大小为89 μm×67 μm，卵壳厚薄均匀，无卵盖，卵壳一侧有小棘，因虫卵表面常附有宿主组织残留物，小棘常被遮盖不易见到。卵内含有一成熟毛蚴，毛蚴与卵壳间常可见圆形或椭圆形的油滴状毛蚴分泌物（图3-4-4，彩图3-4-7）。

（二）成虫

1.成虫甲醛浸制标本（解剖镜观察） 虫体采自感染了日本血吸虫的病兔肠系膜静脉，经10%甲醛溶液浸制。重点观察雌、雄成虫的大小、形态、颜色及雄虫的抱雌沟。本虫为雌雄异体，呈圆柱形，外观似线虫。

（1）雄虫：较粗短，长10～20 mm，乳白色，腹吸盘以下虫体两侧向腹面卷曲形成抱雌沟。

（2）雌虫：较雄虫细长，长12～28 mm，灰褐色，前端尖细，后端较粗，常居留于抱雌沟内与雄虫呈合抱状态。

2.成虫染色玻片标本（低倍镜观察） 可见雄虫口吸盘、腹吸盘，有7个睾丸，椭圆形，呈串珠状排列于腹吸盘后方背侧。雌虫口吸盘、腹吸盘较小，不明显；有1个卵巢，呈长椭圆形，位于虫体中部；子宫位于卵巢前，内含虫卵。雌虫位于雄虫抱雌沟内（图3-4-5，彩图3-4-8）。

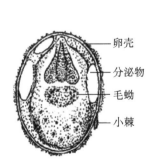

图 3-4-4 日本血吸虫卵

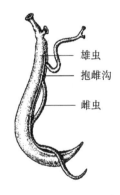

图 3-4-5 日本血吸虫雌雄成虫合抱

（三）幼虫（染色玻片标本，低倍镜及高倍镜观察）

1.毛蚴 呈梨形，左右对称，大小约99 μm×35 μm，周身附有纤毛。前端有一锥形顶突，体内有一个顶腺和两个侧腺（彩图3-4-9）。

2.尾蚴 分体、尾两部分。体部呈椭圆形，有头腺和钻腺；尾部分为尾干和尾叉，尾部分叉为其特征（彩图3-4-10）。

（四）中间宿主（甲醛浸制标本，肉眼观察）

钉螺：呈圆锥形，似螺丝钉，长1 cm左右，有6～8个螺层，表面有纵肋者为肋壳钉螺，壳面光滑者为光壳钉螺。

▶▶ 思考题

1.简述卫氏并殖吸虫成虫的形态特征。

2.简述日本血吸虫病的病原学检查方法。

(全　芯)

实验五　绦　　虫

一、链状带绦虫(猪带绦虫)

【实验目标】

知识目标:掌握猪带绦虫卵的形态特征;掌握猪带绦虫成虫和囊尾蚴的形态特征。

能力目标:理解猪带绦虫卵的诊断意义,能对猪带绦虫病和囊尾蚴病做出准确的病原学诊断。

【实验内容】

(一) 成虫(甲醛浸制标本,肉眼观察)

虫体呈乳白色,扁长如腰带,薄而略透明,长 2～4 m,前端较细,向后渐扁阔。头节近似球形,链体由 700～1000 个节片组成,近颈部的未成熟节片宽大于长,中部的成节近似正方形,末端的孕节则长大于宽。每一节片的侧缘中部有一生殖孔,略突出,沿链体左右两侧不规则分布(彩图3-5-1)。

(二) 头节(染色玻片标本,低倍镜观察)

头节近似球形,直径 0.6～1 mm,其上有 4 个吸盘和 1 个顶突,顶突上有 25～50 个小钩,排列成内、外两圈,内圈的小钩比外圈稍长。吸盘、顶突及小钩均为固着器官。颈部与头节紧密相连,无明显分界,较细,直径约为头节的 1/2,长 5～10 mm。颈部为虫体的生发中心(彩图3-5-2)。

(三) 成节(染色玻片标本,低倍镜观察)

成节略呈方形,每一成节均有雌、雄生殖器官各一套。睾丸 150～200 个,散布于节片两侧,输精管向一侧横走,经阴茎囊开口于生殖腔,生殖腔在节片的一侧边缘中部。阴道在输精管后方;卵巢位于节片后 1/3 的中央,分为 3 叶,除左、右两大叶外,在子宫与阴道之间另有一中央小叶,卵黄腺位于卵巢之后。

(四) 孕节(染色玻片标本,低倍镜观察)

孕节呈长方形,可见充满虫卵的子宫向两侧分支,每侧 7～13 支,每支再分支,呈不规则的树枝状,每一孕节中含 3 万～5 万个虫卵(彩图3-5-3)。

(五) 囊尾蚴(染色玻片标本和甲醛浸制标本,肉眼观察)

俗称囊虫,为白色半透明、卵圆形的囊状物,约黄豆大小,囊内充满透明的囊液。囊壁分两层,外层为皮层,内层为间质层,间质层有一处向囊内增厚形成米粒大小的白点,为向内翻卷收缩的头节,受胆汁刺激后可翻出,其形态结构和成虫头节相似(彩图3-5-4)。

(六) 虫卵(玻片标本,低倍镜及高倍镜观察)

猪带绦虫卵和牛带绦虫卵在光镜下形态相似,难以区别,统称为带绦虫卵(图3-5-1,彩图3-5-5)。

Note

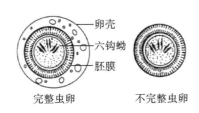

完整虫卵　　　　不完整虫卵

图 3-5-1　带绦虫卵

镜下可见虫卵呈圆球形或近似球形,直径 31～43 μm。卵壳薄而透明,极易破裂脱落。卵壳内为胚膜,较厚,可达 2.9 μm,棕黄色,由许多棱柱体组成,在光镜下呈放射状条纹。胚膜内含球形的六钩蚴(oncosphere),直径 14～20 μm,有 3 对小钩。虫卵自孕节散出后,卵壳多已脱落,成为不完整虫卵。

二、肥胖带绦虫(牛带绦虫)

【实验目标】

知识目标:掌握牛带绦虫头节、成节、孕节和囊尾蚴的形态特征。

能力目标:能从形态上鉴别牛带绦虫与猪带绦虫;能对牛带绦虫病做出准确的病原学诊断。

【实验内容】

(一)成虫(甲醛浸制标本,肉眼观察)

虫体形似猪带绦虫,但大小和结构有所不同。虫体呈乳白色,长 4～8 m,最大宽度为 7 mm,有 1000～2000 个节片,节片较肥厚,不透明。

(二)头节(染色玻片标本,低倍镜观察)

头节略呈方形,直径 1.5～2 mm,只有 4 个吸盘,无顶突及小钩(彩图 3-5-6)。

(三)成节(染色玻片标本,低倍镜观察)

成节与猪带绦虫成节相似,但卵巢只分 2 叶,在子宫与阴道之间无中央小叶,其阴道外口有括约肌。

(四)孕节(染色玻片标本,低倍镜观察)

与猪带绦虫孕节相比,牛带绦虫孕节子宫分支较整齐,每侧有 15～30 支,支端多有分叉(图3-5-2,彩图 3-5-7)。

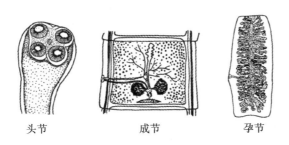

头节　　　　　　成节　　　　　　孕节

图 3-5-2　牛带绦虫头节、成节、孕节

(五)囊尾蚴(染色玻片标本和甲醛浸制标本,肉眼观察)

牛带绦虫囊尾蚴似猪带绦虫囊尾蚴,但其头节无顶突及小钩。

猪带绦虫和牛带绦虫的形态区别见表 3-5-1。

表 3-5-1　牛带绦虫和猪带绦虫的形态区别

项　目	猪带绦虫	牛带绦虫
体长	2～4 m	4～8 m
节片	700～1000个,较薄,略透明	1000～2000个,较厚,不透明
头节	近似球形,具顶突和小钩	略呈方形,无顶突和小钩
成节	卵巢分3叶	卵巢分2叶
孕节	子宫分支不整齐,每侧7～13支	子宫分支较整齐,每侧15～30支,支端多有分叉
囊尾蚴	头节具顶突和小钩	头节无顶突和小钩

三、细粒棘球绦虫(包生绦虫)

【实验目标】

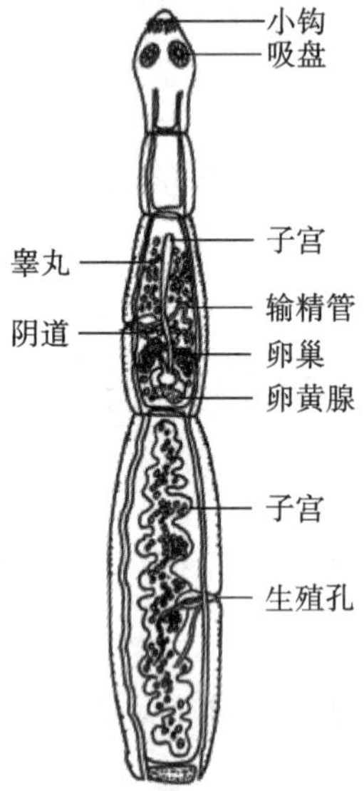

图 3-5-3　细粒棘球绦虫成虫模式图

知识目标:掌握棘球蚴的形态特征;熟悉细粒棘球绦虫成虫和虫卵的形态特征。

能力目标:能对棘球蚴病做出准确的病原学诊断。

【实验内容】

(一) 虫卵(玻片标本,低倍镜及高倍镜观察)

细粒棘球绦虫卵形态上与带绦虫卵相似,光镜下难以区分。

(二) 成虫(染色玻片标本,低倍镜观察)

虫体较小,体长2～7 mm,平均3.6 mm,除头节和颈部外,链体只有幼节、成节和孕节各1节,偶尔可多1节。头节略呈梨形,有顶突和4个吸盘,顶突上有两圈小钩,共28～48个。幼节呈正方形,成节长大于宽,内含雌、雄生殖器官各1套,可见子宫及染色较深的睾丸(45～65个),生殖孔位于节片一侧中后方。孕节较长,子宫向两侧凸出形成不规则的侧囊,内含虫卵(图3-5-3)。

(三) 棘球蚴(染色玻片标本,低倍镜及高倍镜观察)

重点观察原头蚴的形态,原头蚴呈椭圆形或圆形,大小为170 μm×122 μm,其顶突和4个吸盘(因位置重叠,或只见2个)内陷,保护着数十个小钩;有的头节已翻出,头节和吸盘清晰可见。此外,还可见石灰小体等(图3-5-4)。

四、曼氏迭宫绦虫

【实验目标】

知识目标:掌握曼氏裂头蚴的形态特征;熟悉曼氏迭宫绦虫成虫的形态特征;了解中间宿主的形态。

能力目标:能对曼氏裂头蚴病做出准确的病原学诊断;能理解中间宿主与传播疾病的关系。

【实验内容】

(一) 曼氏裂头蚴(甲醛浸制标本,肉眼观察)

曼氏裂头蚴呈长带形,白色,大小为(0.5～30)cm×(0.3～1.0)mm,活动时伸缩能力强。头端膨大,中央有一明显凹陷,与成虫的头节相似。体不分节但具有不规则横皱褶,后端多呈钝

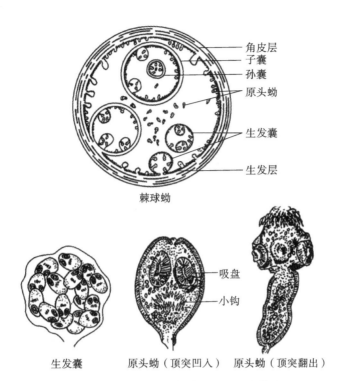

图 3-5-4 细粒棘球绦虫棘球蚴和原头蚴模式图

圆形。

（二）虫卵（玻片标本，低倍镜及高倍镜观察）

虫卵呈椭圆形，两端稍尖，长 52～76 μm，宽 31～44 μm，呈浅灰褐色，卵壳较薄，一端有卵盖，卵内含一个卵细胞和若干个卵黄细胞（彩图 3-5-8）。

（三）成虫（甲醛浸制标本，肉眼观察）

成虫呈灰白色，长 60～100 cm，宽 0.5～0.6 cm。头节细小，长 1～1.5 mm，宽 0.4～0.8 mm，呈指状，背、腹两面各有一条纵行的吸槽。颈部细长，链体有节片约 1000 个，节片一般宽度大于长度，但远端的节片长、宽几近相等。

（四）成节和孕节（染色玻片标本，低倍镜或放大镜观察）

成节和孕节的结构相似，均具有发育成熟的雌、雄生殖器官各一套。肉眼即可见到每个节片中部凸起的子宫，在孕节中更为明显。睾丸呈小泡形，有 320～540 个，散布在节片靠中部的实质中，由睾丸发出的输出管在节片中央汇合成输精管，然后弯曲向前并膨大成贮精囊和阴茎，再通入节片腹面前部中央的圆形生殖孔。卵巢分两叶，位于节片后部，自卵巢中央伸出短的输卵管，其末端膨大为卵模后连接子宫。卵膜外有梅氏腺包绕。阴道为纵行的小管，其月牙形的外口位于雄性生殖孔之后，另一端膨大为受精囊，再连接输卵管。卵黄腺散布在实质组织的表层，包绕着其他器官，子宫位于节片中部，螺旋状盘曲 3～4 圈或多至 7～8 圈，各圈紧密重叠，基部宽而顶端窄小，略呈发髻状，子宫孔开口于阴道口的下方（彩图 3-5-9）。

（五）中间宿主

1. 第一中间宿主 剑水蚤。

2. 第二中间宿主 蛙（甲醛浸制标本）：观察裂头蚴寄生于蛙肉内的情况。

Note

111

五、微小膜壳绦虫

【实验目标】

知识目标:掌握微小膜壳绦虫卵的形态特征;熟悉微小膜壳绦虫成虫的形态特征。

能力目标:能对微小膜壳绦虫病做出准确的病原学诊断;能理解中间宿主与传播疾病的关系。

【实验内容】

(一)成虫

1. 成虫甲醛浸制标本(肉眼观察) 微小膜壳绦虫为小型绦虫,乳白色,体长为 5~80 mm,平均 20 mm,宽 0.5~1 mm。

2. 成虫染色玻片标本(低倍镜及高倍镜观察) 链体由 100~200 个节片组成,多者可达 1000个节片。所有节片均宽大于长,并由前向后逐渐增大,孕节最大。各节片生殖孔均位于虫体同侧。

(1)头节:呈球形,直径 0.13~0.4 mm,具 4 个吸盘和 1 个顶突,顶突上有 20~30 个小钩,排成一圈。颈部细长,与头节紧密相连(彩图 3-5-10)。

(2)成节:有 3 个较大的圆球形睾丸,横列在节片中部,贮精囊较发达。卵巢呈分叶状,位于节片中央。卵黄腺呈椭圆形,在卵巢后方的腹面(彩图 3-5-11)。

(3)孕节:子宫呈袋状,其内充满虫卵并占据整个节片(彩图 3-5-12)。

(二)虫卵(玻片标本,低倍镜及高倍镜观察)

虫卵呈圆形或椭圆形,大小为(48~60)μm×(36~48)μm,无色透明,卵壳薄,其内有较厚的胚膜,胚膜两端略凸起并由该处各发出 4~8 根丝状物,弯曲地延伸在卵壳和胚膜之间,胚膜内含有一个六钩蚴(图 3-5-5,彩图 3-5-13)。

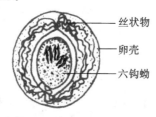

```
—— 丝状物
—— 卵壳
—— 六钩蚴
```

图 3-5-5 微小膜壳绦虫卵示意图

知识拓展

结合驱虫药槟榔-南瓜子合剂谈传统医学对寄生虫病治疗的贡献

传统医学(中医学)是中华民族重要的文化瑰宝。自古以来,中医学在人类与疾病的斗争过程中发挥着重要的作用,尤其是中药,在寄生虫病的治疗中至关重要。我国古医籍《神农本草经》中就记载了数十种驱虫的中药,《本草纲目》中记载驱虫中药近二百种,其中槟榔、南瓜子、青蒿等至今仍在使用。槟榔-南瓜子合剂是治疗绦虫病的良药,患者在服药后 5~6 h 即可排出虫体,不良反应小,与西药驱虫药(如吡喹酮等)相比,不仅可以减少二次感染囊虫病的风险,还可以排出完整的虫体。因此,我们要大力弘扬中医药传统文化,坚定文化自信和民族自豪感。

思考题答题要点

Note

▶▶ **思考题**

1.猪带绦虫与牛带绦虫形态上有何区别?

2.细粒棘球绦虫原头蚴有何形态特点?

（全　芯）

实验六　消化道和生殖道原虫

一、溶组织内阿米巴

【实验目标】

知识目标:掌握溶组织内阿米巴包囊和滋养体的形态特征和检查方法;了解铁苏木素染色法。

能力目标:掌握阿米巴病的病原学诊断方法,能对阿米巴病做出准确的病原学诊断。

【实验内容】

1.包囊(染色玻片标本,油镜观察)　经铁苏木素染色后,包囊呈蓝灰色,球形,直径 10~20 μm。囊壁较厚且不着色。细胞核清晰,数目 1~4 个;核内可见深染点状核仁。在未成熟包囊内可见糖原泡及黑色短棒状拟染色体(彩图 3-6-1)。

2.滋养体

(1)滋养体(染色玻片标本,油镜观察):经铁苏木素染色后,滋养体呈浅蓝色略带红色,多为圆形或椭圆形,大小为 20~60 μm。外质与内质分界明显,外质无色透明,内质富含小而均匀的颗粒,其内常可见被吞噬的染成蓝黑色的大小不等的红细胞。细胞核呈圆球形,核膜内缘可见大小均匀、排列整齐的核周染色质粒。核仁小而圆,深染,多位于中央。有的滋养体内可见空泡(图 3-6-1,彩图 3-6-2)。

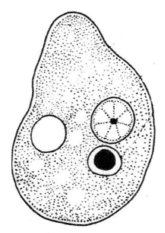

图 3-6-1　溶组织内阿米巴滋养体

(2)活虫体(生理盐水涂片,高倍镜观察):虫体无色透明,有折光性,在适宜的温度下可见虫体运动活泼,外质不断伸出伪足,形态不固定。

二、蓝氏贾第鞭毛虫(贾第虫)

【实验目标】

知识目标:掌握蓝氏贾第鞭毛虫滋养体和包囊的形态特征;掌握蓝氏贾第鞭毛虫病的病原学诊断方法。

能力目标:能对蓝氏贾第鞭毛虫病做出准确的病原学诊断。

【实验内容】

1. 滋养体(染色玻片标本,油镜观察) 经铁苏木素染色后,虫体呈蓝黑色,为倒置梨形,长 $9\sim21\ \mu m$,宽 $5\sim15\ \mu m$,厚 $2\sim4\ \mu m$。两侧对称,前端钝圆,向后渐细,背面隆起,腹面扁平。腹面前半部凹陷形成吸盘,借此吸附在宿主肠黏膜上。吸盘背侧有两个圆形泡状核,并列于虫体中线两侧,每个核内各有一大核仁,位于中央。两核之间的前端有基体,自此发出 4 对鞭毛,按其伸出部位分别称为前侧鞭毛、后侧鞭毛、腹鞭毛及尾鞭毛。以往认为蓝氏贾第鞭毛虫有 2 条平行纵贯虫体的轴柱,但目前认为其实际是尾鞭毛从基体发出后,由前自后延伸的部分,一对爪锤状的中体与该部分 1/2 处相交(彩图 3-6-3)。

2. 包囊(染色玻片标本,油镜观察) 包囊呈椭圆形,大小为 $(8\sim14)\mu m\times(7\sim10)\mu m$。经铁苏木素染色后,虫体呈蓝黑色,囊壁较厚,不易着色,与虫体间有明显空隙。细胞核 2~4 个,常偏于一端,细胞质内可见中体和鞭毛的早期结构(彩图 3-6-4)。

三、阴道毛滴虫

【实验目标】

知识目标:掌握阴道毛滴虫的形态特征;熟悉阴道毛滴虫的运动特点。

能力目标:能对阴道毛滴虫病做出准确的病原学诊断。

【实验内容】

1. 滋养体(活体标本,低倍镜及高倍镜观察) 取阴道后穹隆分泌物,用生理盐水直接涂片观察。也可将分泌物进行体外培养,用吸管在培养管近底部吸取培养液 1 滴,滴于载玻片上,覆以盖玻片,在显微镜下观察,注意光线不宜太强。虫体呈梨形,无色透明,有折光性,借前鞭毛摆动和波动膜的波动做旋转式运动,虫体伸缩力强,体态多变。

2. 滋养体(染色玻片标本,油镜观察) 呈梨形或椭圆形,长 $7\sim32\ \mu m$,经吉姆萨染色后细胞质为淡蓝色,细胞核 1 个,蓝紫色,位于虫体前 1/3 处。虫体前端有 5 颗排成环形的毛基体,由此发出 4 根前鞭毛和 1 根后鞭毛。体外侧前 1/2 处有一波动膜,其外缘与向后延伸的后鞭毛相连。波动膜较短,长度不超过虫体的一半,膜基部有 1 条基染色杆或称肋。轴柱 1 根,纵贯虫体,并从后端伸出。轴柱对侧有 1 根副基纤维。细胞核、鞭毛、轴柱、基染色杆及副基纤维均染成紫色,细胞质中有着色较深的染色颗粒(氢化酶体),在轴柱和基染色杆附近较为密集(图 3-6-2,彩图 3-6-5)。

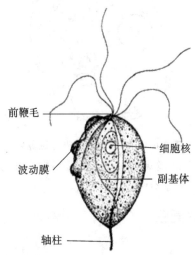

前鞭毛

波动膜

细胞核

副基体

轴柱

图 3-6-2 阴道毛滴虫滋养体示意图

▶▶ 思考题

1. 阿米巴病的病原学诊断方法有哪些？
2. 阴道毛滴虫有何形态特征？

（全　芯）

实验七　血液和组织内原虫

一、疟原虫

【实验目标】

知识目标：掌握间日疟原虫红内期各阶段的形态特征；掌握疟原虫卵囊、子孢子的形态；了解疟原虫在按蚊体内的发育过程。

能力目标：能根据疟原虫红内期形态特征，正确判断疟原虫的种类与发育期。

【实验内容】

观察间日疟原虫红内期（滋养体、裂殖体、配子体）标本及在蚊体内的卵囊、子孢子形态。

1. 间日疟原虫（玻片标本，油镜观察）　先选取血膜薄而均匀的部位（多为血片近末端）在低倍镜下观察，可见红细胞呈单层均匀排列；再加香柏油，转油镜观察。血片经吉姆萨或瑞氏染色后，疟原虫的细胞质染成天蓝色至深蓝色，核呈紫红色，疟色素为黄褐色。要注意与血片中的其他细胞、染液沉渣等进行区别。

（1）红细胞：除环状体期外，其余各期红细胞均胀大，色淡。大滋养体期开始出现较多细小鲜红色的薛氏点（Schuffner's dot）。

（2）滋养体。

①环状体（早期滋养体，彩图 3-7-1A）：细胞质淡蓝色，环较大，约为红细胞直径的 1/3；细胞核 1 个，偶有 2 个。

②大滋养体（晚期滋养体，彩图 3-7-1B）：细胞核增大，细胞质增多，形状不规则，有伪足伸出，空泡明显；棕黄色、细小杆状的疟色素分散在细胞质内。

（3）裂殖体。

①未成熟裂殖体（彩图 3-7-1 C）：细胞核开始分裂，细胞质随着细胞核的分裂渐呈圆形；空泡消失；疟色素开始集中。

②成熟裂殖体（彩图 3-7-1D）：虫体充满胀大的红细胞。细胞核继续分裂到 12～24 个，细胞质随之分裂，并包绕每个细胞核，生成 12～24 个排列不规则的裂殖子；疟色素集中在虫体中央或一侧。

（4）配子体。

①雌配子体（彩图 3-7-1E）：虫体圆形或卵圆形，占满胀大的红细胞，细胞质蓝色；核小，致密，深红色，偏向一侧；疟色素分散。

②雄配子体（彩图 3-7-1F）：虫体圆形，细胞质蓝而略带红色；核大，疏松，淡红色，位于中央；疟色素分散。

2. 蚊体内的疟原虫

（1）子孢子（玻片标本，油镜观察）：长梭形，核位于中央（彩图 3-7-2）。

（2）卵囊：蚊胃壁上大小不等、圆形凸出的小囊（彩图 3-7-3）。成熟的还可见其内有很多梭形子孢子。

Note

二、刚地弓形虫

【实验目标】

知识目标:掌握刚地弓形虫滋养体、包囊和假包囊的形态特征;熟悉刚地弓形虫的检查方法。

能力目标:根据寄生虫形态特征,正确判断寄生虫的种类与阶段。

【实验内容】

1.滋养体(染色玻片标本,油镜观察) 刚地弓形虫滋养体呈香蕉形或半月形,大小为$(4\sim7)$ μm$\times(2\sim4)$μm;一端较钝圆,一端较尖细;一侧扁平,一侧较弯。吉姆萨染色或瑞氏染色后,细胞质呈蓝色,紫红色的细胞核位于虫体近中央(彩图3-7-4)。

2.假包囊(染色玻片标本,油镜观察) 宿主细胞膜包绕的虫体集合体,内含数个至二十几个速殖子,宿主细胞核常被挤向一边(彩图3-7-5)。

3.包囊(染色玻片标本,油镜观察) 包囊呈圆形或椭圆形,直径$5\sim100$ μm,具有一层富有弹性的坚韧囊壁,囊壁不着色,内含数个到千余个缓殖子,其形态和速殖子相似,但虫体包囊较小,核稍偏虫体钝圆端(彩图3-7-6)。

4.卵囊(玻片标本,高倍镜观察) 刚地弓形虫卵囊呈圆形或椭圆形,具有两层光滑透明的囊壁,其内充满均匀的小颗粒。成熟的卵囊内含2个孢子囊,每个孢子囊内含4个新月形子孢子(图3-7-1)。

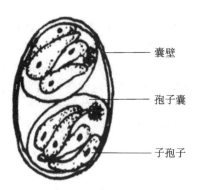

囊壁

孢子囊

子孢子

图 3-7-1　刚地弓形虫卵囊示意图

知识拓展

刚地弓形虫卵囊玻片标本的制作

1.材料 猫阳性粪便、载玻片、盖玻片、竹签、生理盐水、镊子、来苏水等。

2.方法 将一滴生理盐水滴在洁净的载玻片中央,用竹签挑取绿豆大小的粪便,在滴加的生理盐水中,由内向外轻轻搅动,制成薄涂片,加盖玻片,置于高倍镜下观察。

注意事项:①涂片要均匀,粪膜的厚度以透过涂片略能辨认书上的字迹为宜。②加盖玻片时,用盖玻片一边接触液面,慢慢倾斜盖下,以免出现气泡。③在生物安全的条件下谨慎操作,操作过程中需要戴好口罩、手套,做好个人防护。用过的竹签、载玻片、盖玻片等需要在沸水中处理。

三、杜氏利什曼原虫

【实验目标】

知识目标:掌握杜氏利什曼原虫无鞭毛体和前鞭毛体的形态特征;了解无鞭毛体检查方法、前鞭毛体的体外培养与检查方法。

能力目标:根据杜氏利什曼原虫的形态特征,正确判断出杜氏利什曼原虫的种类与阶段。

【实验内容】

1. 无鞭毛体(玻片标本,油镜下观察) 杜氏利什曼原虫无鞭毛体又称利杜体,呈卵圆形,较小,大小为(2.9~5.7) μm×(1.8~4.4) μm。寄生于巨噬细胞内,巨噬细胞细胞核常被挤向一侧,有时巨噬细胞破裂,巨噬细胞的细胞核周围可见散落出的大量虫体。吉姆萨或瑞氏染色标本中,细胞质被染为淡蓝色或深蓝色,细胞核为紫红色,大而圆。细胞核旁有一细小、杆状的动基体,着色较深。虫体前侧有一点状基体,基体与细胞膜之间有一细丝状的根丝体(图 3-7-2,彩图 3-7-7)。

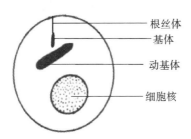

图 3-7-2 杜氏利什曼原虫无鞭毛体示意图

2. 前鞭毛体(玻片标本,油镜下观察) 前鞭毛体又称鞭毛体。成熟的虫体呈梭形,前端较宽,后端较窄,长 11.3~15.9 μm,经瑞氏或吉姆萨染色后,细胞质染成淡蓝色,细胞核呈圆形,紫红色,位于体中部。动基体位于体前部,基体在动基体之前,由基体发出一根前鞭毛游离于虫体外。动基体、基体及鞭毛着色均为紫红色(图 3-7-3,彩图 3-7-8)。

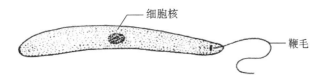

图 3-7-3 杜氏利什曼原虫前鞭毛体示意图

> **知识拓展**
>
> **1. 杜氏利什曼原虫无鞭毛体玻片标本的制备** 取少许骨髓液涂片,甲醇固定。染色方法见第三章实验十三"血液检查"中薄血膜的染色方法。置于油镜下观察。
>
> **2. 杜氏利什曼原虫前鞭毛体的培养及玻片标本的制备**
>
> (1)材料:琼脂、氯化钠、双蒸水、去纤维素的兔血、培养管等。
>
> (2)NNN 培养基配制:将 14 g 琼脂、6 g 氯化钠和 900 mL 双蒸水加热溶解后分装至试管中,每管 3~5 mL,121 ℃消毒灭菌 20 min,待温度降至 50 ℃时,每管加入相当于培养基 1/3 量的新鲜无菌去纤维素的兔血 1~1.5 mL,混匀后冷却成斜面。每管加入洛克液 0.2~0.3 mL,用无菌的橡皮塞将管口塞紧,置于 37 ℃恒温箱中培育 24 h。验证无菌后于 4 ℃保存。接种前加青霉素和链霉素。
>
> (3)前鞭毛体的培养、涂片及染色:将皮肤、骨髓的活检标本或需要转种的鞭毛体培养液加入培养管中,20~27 ℃培养。每 2~3 天吸取少量培养液涂片,瑞氏或吉姆萨染色后镜检。
>
> 注意事项:进行培养的样品必须由穿刺抽吸获得,并应设阳性对照。有的需要培养 2~3 周才可查见前鞭毛体。

思考题答题要点

▶▶ 思考题

1.阐述疟疾发作的临床特点。

2.为什么感染杜氏利什曼原虫后,如不及时治疗容易造成死亡?

(李　丽)

实验八　医学节肢动物(昆虫纲)

一、蚊

【实验目标】

知识目标:掌握蚊的基本形态特征及三属蚊类形态上的主要区别。

能力目标:能通过形态特征辨别三属蚊的蚊种。

【实验内容】

1. 蚊生活史各期(卵、幼虫、蛹、成虫)标本(大体标本)　肉眼观察蚊生活史各期的自然形态。

(1)卵:三属蚊类卵形态各异(彩图3-8-1)。按蚊卵呈舟形,有浮囊,分散,常排成图案状浮于水面;库蚊卵呈圆锥形,无浮囊,集成卵筏,浮于水面;伊蚊卵呈橄榄形,无浮囊分散,沉于水底。

(2)幼虫:幼虫虫体分头、胸、腹3个部分。头部有触角、复眼、单眼各1对,咀嚼式口器。胸部略呈方形、不分节。腹部分节,在第8节上有呼吸管或无呼吸管但有气门1对(图3-8-1)。

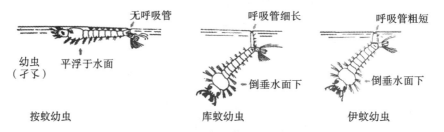

图 3-8-1　按蚊幼虫、库蚊幼虫、伊蚊幼虫

(3)蛹:逗点形,分头胸部和腹部,头胸部有呼吸管1对(彩图3-8-2)。

(4)成虫:触角细长,分15节,有轮毛。喙细长,比头长好几倍。翅1对,窄长。足细长。体表及翅有鳞片覆盖。

2. 按蚊(大体标本)

(1)嗜人按蚊(*Anopheles anthropophagus*):灰褐色,雌蚊须肢较细,末端两白环宽,常相互连接;翅前缘基部一致暗色;后足跗节仅有窄端白环;腹侧膜上无"T"形暗斑。

(2)中华按蚊(*Anopheles sinensis*)(彩图3-8-3):灰褐色,雌蚊须肢具4个白环,顶端2个宽,末端2个窄;翅前缘有2个白斑,尖端白斑大;腹侧膜上有"T"形暗斑;后足1~4跗节有窄端白环。

(3)微小按蚊(*Anopheles minimus*)(彩图3-8-4):棕褐色,小到中型蚊种。雌蚊须肢有3个白环,末端2个白环等长并夹一约等长的黑环;另1个白环较窄,位于须肢后半部;上述黑、白环也可有变化;翅前缘具4个白斑;各足跗节一致暗色。

(4)大劣按蚊(*Anopheles dirus*):灰褐色,中型蚊种。雌蚊须肢有4个白环,顶端白环最宽。翅前缘脉有6个白斑,第六纵脉有6个黑斑。各足股节和胫节都有白斑,后足胫节和第1跗节关节处有一个明显的宽白环。

3. 库蚊(大体标本)

(1)淡色库蚊(*Culex pipiens pallens*)和致倦库蚊(*Culex pipiens quinquefasciatus*)(彩图3-8-5):褐色或淡褐色、红棕色,中型蚊种。两种成蚊共同特征是:喙无白环;各足跗节无淡色环;腹部背面有基白带,但淡色库蚊基白带下缘平整,而致倦库蚊基白带下缘呈弧形。

(2)三带喙库蚊(*Culex tritaeniorhynchus*):棕褐色,小型蚊种。喙中段有一宽阔白环,须肢尖端为白色;各足跗节基部有一细窄的白环;第2~7腹节背面有基部淡色带。

4. 伊蚊(大体标本)

(1)白纹伊蚊(*Aedes albopictus*)(彩图3-8-6):中小型黑色蚊种,有银白斑。在中胸盾片正中有一白色纵纹,从前端向后伸至翅基水平的小盾前区分叉。后足1~4跗节有基白环,末节全白。腹部背面2~6节有基白带。

(2)埃及伊蚊(*Aedes aegypti*)(彩图3-8-7):深褐或黑色且有银白斑或白斑。中型蚊种。中胸背面两肩侧有1对由白宽弯鳞形成的长柄镰刀状斑,两白斑之间有1对金黄色纵线,形成一弦琴状斑纹。

知识拓展

蚊针插标本、玻片标本的制备

1. 材料 蚊、吸蚊管、10%葡萄糖水、氯仿毒瓶或氰化钾毒瓶等。

2. 方法

(1)诱捕:①人帐诱捕:在室内或室外悬挂一顶梯形蚊帐,下方远离地面30 cm,帐内坐一人诱蚊。在夜间进行,以手电照明,用吸蚊管吸捕飞入帐内的蚊虫。吸蚊管为约15 cm×3 cm的玻璃管,用硬纸片折成倒漏斗状物粘在远端管口内,用一带孔的橡皮塞塞在近端管口内,橡皮塞孔接连一带玻璃管的橡皮管,作为吸气之用。②牛体诱捕:在夜间进行,以手电照明,用吸蚊管在牛体上吸捕蚊虫。

(2)饲养:将捕获的蚊虫转放到蚊笼内。在笼内放入折叠数层的湿纱布条,以增加湿度。并在笼内挂上10%的葡萄糖水棉球,供蚊虫吸食,来维持蚊虫的生存。以备做疟原虫自然感染情况的检查。

(3)标本制备:将活蚊虫用氯仿毒瓶或氰化钾毒瓶杀死,制成标本,以供鉴定用。

①针插标本:用硬三角纸片(10 mm×5 mm),一端插上短细昆虫针用来固定标本,另一端插长昆虫针。将做好的标本插在昆虫盒内或放入70%乙醇瓶内保存。

②临时性玻片标本:用石炭酸乙醇或乳酸酚将标本封于玻片上,经30 min后,标本透明即可进行观察。观察后把标本放到70%乙醇瓶内保存。

③永久性玻片标本:

a.阿拉伯胶氯醛法:标本无须脱水即可直接放在玻片上,加上阿拉伯胶氯醛,最后加上盖玻片封固。

b.加拿大树胶法:用10%氢氧化钾使蚊虫内部软组织溶解,水将氢氧化钾洗去;用不同浓度乙醇脱水,用冬青油使之透明;用加拿大树胶液将标本封于玻片上。

3. 注意事项

(1)注意标本的完整性。在采集过程中尽量不损伤昆虫的各个部分。否则,会给标本的鉴定研究带来困难。

(2)所有标本均应有采集记录。记录内容包括采集号数、采集日期、采集地点、采集人姓名等。

二、蝇

【实验目标】

知识目标:掌握蝇类成虫的形态特征。

能力目标:能识别常见的蝇种。

【实验内容】

1.蝇生活史各期(卵、幼虫、蛹、成虫)(大体标本) 肉眼观察各期自然形态。

(1)卵:呈香蕉形,常堆积成块。

(2)幼虫:乳白色,圆柱形,前尖后钝,头部有口钩,虫体后端后侧有后气门1对。

(3)蛹:棕褐色,圆筒形。

(4)成虫:体形粗壮,全身被有鬃毛。触角短,分3节,末节基部前外侧有1根触角芒。头顶有3个排成三角形的单眼。口器多为舔吸式。翅1对。

2.常见蝇成虫(大体标本)

(1)家蝇(*Musca domestica*)(彩图3-8-8):灰褐色。胸部背面有4条黑色纵纹;翅第4纵脉末端向上急弯成折角;腹部呈橙黄色,并有黑色纵纹。

(2)丝光绿蝇(*Phaenicia sericata*)(彩图3-8-9):有绿色金属光泽,中胸背板上的鬃毛发达,腋瓣上无毛。

(3)大头金蝇(*Chrysomya megacephala*)(彩图3-8-10):躯体肥大,头宽于胸,体有青绿色金属光泽。复眼深红色,颊部为杏黄色或橙黄色,腋瓣为棕色,上有毛。

(4)巨尾阿丽蝇(*Aldrichina grahami*)(彩图3-8-11):颊部为黑色,下腋瓣上有长细毛。胸部为暗青灰色,中胸背板前部中央有3条短黑色纵纹,中央的1条较宽,腹部背面有深蓝色金属光泽。

(5)黑尾黑麻蝇(*Helicophagella melanura*)(彩图3-8-12):暗灰色,胸背面有3条黑色纵纹,腹部背面有黑白相间的棋盘状斑。

(6)厩腐蝇(*Muscina stabulans*)(彩图3-8-13):胸部背面有4条暗黑色条纹,中央2条较明显,翅第4纵脉末端呈弧形弯曲。腹部具有或浓或淡的斑。

(7)夏厕蝇(*Fannia canicularis*):灰色。翅第4纵脉直,末端与第3纵脉有相当距离;腹部第1、2背板相合,第3、4背板有倒"T"形暗斑。

(8)厩螫蝇(*Stomoxys calcitrans*)(彩图3-8-14):暗灰色,形似家蝇,刺吸式口器,胸部背面有不清晰的4条黑色纵纹,翅第4纵脉末端呈弧形弯曲。

3.蝇口盘(玻片标本,低倍镜观察) 口盘由1对半圆形唇瓣(labellum)组成。唇瓣腹面有对称排列的凹沟。

4.蝇足部(玻片标本,低倍镜观察) 足3对,多毛,足跗节末端具有爪、发达的爪垫各1对和单一的刚毛状爪间突,爪垫密布纤毛。

知识拓展

成蝇标本的制作

1.材料 捕虫网、采集箱、展翅板、昆虫针、昆虫湿润器等。

2.方法

(1)采集蝇。①网捕为主:网捕(用于捕捉休息状态,特别是滋生物上的蝇)、挥捕(用于捕捉飞舞状态的蝇)、掠捕(用于捕捉树干、叶片上的蝇)、扫捕(没有发现目标时用,特别是用于花蝇科的蝇种)。②诱蝇笼采集:地上诱蝇笼、吊诱蝇笼。③诱蝇器皿采集。

（2）制作标本。

①针刺法：用昆虫针直接插在蝇体适当的位置，不妨碍对其形态特征进行观察，插针时可以将蝇放在三极板(刺虫台)上，也可以使用泡沫塑料板，使蝇保持平衡。针刺完毕后，把标本放在软木或高粱杆上，进行整形工作，然后放入烘箱。烘箱的温度保持在35℃左右，经过一段时间虫体硬化后可以将针拔出。也可置于通风处阴干。待虫体内脏等全部干燥后，即可将标本取出保存。

②展翅法：在蝇体未干呈柔软状态时，选择合适的展翅板，用镊子夹取昆虫，放到展翅板上，选用适当的昆虫针或大头针，从蝇中胸或后胸的正中垂直插入。针端插在展翅板槽内的软木(或高粱杆芯)上，使虫体与槽面相齐，翅脉的肩角恰在槽面上，然后用昆虫针把蝇的前后翅在槽面上平展开来，前翅向前展开，后翅压在前翅内缘的下面，作飞翔姿态。这样连续做几只蝇后，用较长的光滑透明软纸条压在翅上，钉上大头针，使双翅固定下来，放在没有阳光直接照射的地方，以免虫体翅的颜色产生变化。待虫体干燥后，即可取下来放在标本盒内长久保存。如果虫体较大，内脏不易晒干，可用小剪刀剪开虫体的腹部，用镊子除去内脏，再用同腹部大小相仿的蘸有樟脑粉的棉花球塞在腹中，再晒干或烘干即可。为了防止腹部下垂，在槽内可放一些棉絮托住腹部。

（3）干制标本的保存：干制标本在昆虫标本盒内存放。昆虫标本盒的大小可以按需要制作，一般有木质和纸质两种，纸盒一般是用硬纸板制成的，盒盖的四周为纸板，表面装一块玻璃，盒内铺一层软木板。

3. 注意事项　干制标本要放置在防尘、防潮和比较密封的木箱或盒子中，并放入驱虫剂和干燥剂，在挪动时要防止剧烈震动，以免发生破损。

三、白蛉

【实验目标】

知识目标：掌握白蛉成虫的形态特征；熟悉中华白蛉成虫分类特征。

能力目标：能根据白蛉的形态特点，进行蛉种鉴别。

【实验内容】

1. 白蛉成虫(针插标本，放大镜或解剖镜观察)　成虫体长 1.5～4 mm，多呈灰黄色或灰褐色，全身密被细毛(彩图 3-8-15)。

（1）头：头部球形。复眼大而黑。触角细长，分 16 节。须肢分 5 节。刺吸式口器。

（2）胸：胸背隆起成驼背状。翅狭长，足 3 对，细长，多毛。

（3）腹：腹部分 10 节，背板第 1 节的长毛竖立，第 2～6 节的长毛在不同蛉种或竖立或平卧或两者交杂。

2. 中华白蛉咽甲(玻片标本，高倍镜观察)　咽甲是白蛉消化道前端，咽甲有众多尖齿，前部和中部较大而松散，后部较小而致密。齿后有若干横脊。

3. 中华白蛉受精囊(玻片标本，高倍镜观察)　受精囊是从雌蛉尾端解剖出来的生殖器官，其形状似玉米穗。

四、蚤

【实验目标】

知识目标：掌握蚤成虫的形态特征。

能力目标：能根据蚤的形态特点,进行蚤种鉴别。

1. 成虫(大体标本,肉眼观察) 成虫虫体较小,长约 3 mm,黄褐色或深棕色,两侧扁平,体表的毛、鬃、刺、栉均向后生长。1 对触角位于触角窝内。刺吸式口器。胸部分 3 节,无翅;足 3 对,长且发达,基节特别宽大。雄蚤第 8、9 腹节和雌蚤第 7～9 腹节特化为外生殖器,为分类的依据。

2. 卵 卵呈椭圆形,长 0.4～2 mm,暗黄色,表面光滑。

3. 幼虫 形似蛆而小,体白色或淡黄色,头部有咀嚼式口器和触角 1 对。腹部末节端部有 1 对肛柱。

4. 蛹 蛹具成虫雏形,淡棕色。体外常粘着一些灰尘或碎屑。

5. 印鼠客蚤(*Xenopsylla cheopis*)成虫(玻片标本,低倍镜下观察) 眼鬃 1 根,位于眼前方。雌蚤受精囊尾部基段微宽或等宽于头部。雄蚤的上抱器第 1 突稍宽,略呈三角形,第 2 突窄长,呈细指形。

6. 方形黄鼠蚤松江亚种(玻片标本,低倍镜下观察) 额鬃 1 根,眼鬃 3 根,具前胸栉。雌蚤受精囊头部呈椭圆形,尾部呈纺锤形。雄蚤的上抱器可动突略呈三角形,末端较宽,后缘有 2 根短刺鬃。

7. 人蚤(*Pulex irritans*)(玻片标本,低倍镜下观察) 在眼下方有眼鬃 1 根。雌蚤受精囊的头部呈圆形,尾部细长弯曲。雄蚤的上抱器突起宽大呈半圆形,围绕着 2 个钳状突起。

知识拓展

蚤成虫玻片标本的制作

1. 材料 载玻片、盖玻片、平皿、小镊子、吸管、玻璃棒(直径 0.5 cm)、昆虫针、恒温箱、10％氢氧化钠(NaOH)溶液、100％乙醇、蒸馏水、乙酸、二甲苯、加拿大树胶粉等。

2. 方法

(1)蚤的采集与保存:将蚤的宿主动物(鼠类等)放在白搪瓷盘中,先将体表的蚤刷入盘中。再用 75％乙醇将动物浸湿,从头至尾由背向腹,逆毛用篦刷体毛,重点刷腹部、腋窝、耳后部等。用毛笔蘸乙醇蘸检体毛深部的蚤,连同刷落入白搪瓷盘中的蚤,一起放入盛有 75％乙醇的小青霉素瓶中备用。

(2)将保存的蚤置于盛有蒸馏水的小平皿中浸 30 min,同时反复用吸管吸入蒸馏水冲洗蚤体。冲净后在显微镜下观察所有蚤,将其中雄性的变形结、雌性的受精囊和第 7 腹板等特征比较清晰的蚤进行脱水。

(3)置于 10％NaOH 溶液中密闭放置 1～3 天进行消化,直至肉眼观察虫体呈棕色,显微镜下雄性的变形结、雌性的受精囊和第 7 腹板等特征清晰可见。将其移至 1％乙酸溶液中和 2 h。

(4)脱水、透明:先将蚤体放入 30％乙醇 1 天,随后依次放入 50％、75％、80％、90％、95％、100％乙醇各 2 h,然后放入 100％乙醇-二甲苯混合溶液(比例为 1∶1)2 h,最后放入二甲苯溶液 1 h。

(5)用小镊子将蚤体小心移至载玻片中心位置,让其头部向左,背部向下,用昆虫针对其进行整形使腿部伸展,然后用玻璃棒蘸取加拿大树胶溶液滴到蚤体上,加盖玻片,烘干。

(6)将烘干后的玻片贴上标签,装入玻片盒内保存。

3. 注意事项

(1)蚤体此时比较脆,移动时可用小镊子利用水的张力将其蘸起,避免蚤体破碎或毛脱失。

(2)封片操作时避免将气泡封在片内。

五、虱

【实验目标】

知识目标:掌握人虱与耻阴虱成虫的形态特征。

能力目标:能根据形态特征对虱进行鉴别。

【实验内容】

1. 人虱(玻片标本,低倍镜下观察) 人虱呈灰白色,体狭长,雌虫可达 4.4 mm,雄虫稍小(彩图 3-8-16)。

(1)头部:略呈菱形,触角约与头等长。眼明显,位于触角后方。刺吸式口器。

(2)胸部:3 节融合,有 1 对胸气门,位于中胸侧面,无翅及翅痕,3 对足均粗壮。

(3)腹部:分节明显,外观可见 8 节。雌虱腹部末端呈"W"形,雄虱腹部末端呈"V"形。

2. 耻阴虱(*Phthirus pubis*)(瓶装标本,放大镜观察) 耻阴虱呈灰白色,体形宽短似蟹。雌虱体长 1.5~2 mm,雄性稍小(彩图 3-8-17)。

六、蜚蠊

【实验目标】

知识目标:掌握蜚蠊成虫的形态特征。

能力目标:能根据蜚蠊的形态特征进行鉴别。

【实验内容】

1. 蜚蠊成虫(针插标本,放大镜或解剖镜观察) 蜚蠊成虫呈椭圆形,背腹扁平,一般长 10~30 mm,体呈黄褐色或深褐色(彩图 3-8-18)。

(1)头部:小且向下弯曲。复眼大,有单眼 2 个。触角细长呈鞭状,咀嚼式口器。

(2)胸部:前胸发达,中、后胸较小,不能明显区分。前翅革质,后翅膜质。少数种类无翅。足粗大多毛。

(3)腹部:扁阔,分为 10 节。雄虫的最末腹板着生 1 对腹刺,雌虫无腹刺,据此可分辨雌雄。

2. 卵鞘(玻片标本,低倍镜观察) 蜚蠊雌虫产卵前先排泄一种物质形成卵鞘(卵荚)。卵鞘坚硬,暗褐色,长约 1 cm,似钱袋状。

七、臭虫

【实验目标】

知识目标:掌握臭虫成虫的形态特征;了解温带臭虫与热带臭虫的主要鉴别要点。

能力目标:能根据臭虫的形态特征进行鉴别。

【实验内容】

臭虫成虫背腹扁平,呈卵圆形,红褐色,大小为(4～6) mm×3 mm,遍体生有短毛。

1. 温带臭虫(*Cimex lectularius*)(**玻片标本,放大镜和低倍镜观察**) 温带臭虫呈卵圆形,长约5.6 mm,前胸背板前缘凹陷较深,腹部较短胖,博氏器呈管状,不明显(彩图3-8-19)。

(1)头部:有1对凸出的复眼,触角1对。喙较粗,内含刺吸式口器。

(2)胸部:分3节,最显著的是前胸,中胸小,后胸背面大部分被翅基遮盖,足3对。

(3)腹部:腹部分10节,外观只可见8节。

2. 热带臭虫(*Cimex hemipterus*)(**玻片标本,低倍镜观察**) 热带臭虫呈长椭圆形,长约7 mm,前胸背板前缘的凹陷较浅,两侧缘不外延,腹部较瘦长,博氏器呈块状,较明显。

▶▶ 思考题

1.蚊主要传播哪些寄生虫病? 简述其传播疾病的机制。

2.试述蝇类与传播疾病有关的形态结构及生活习性。

3.蚤可传播哪些疾病? 简述其传播疾病的机制。

(李 丽)

实验九 医学节肢动物(蛛形纲)

一、蜱

【实验目标】

知识目标:掌握蜱成虫的一般形态结构,了解硬蜱卵、幼虫、若虫的形态和硬蜱颚体的基本构造。

能力目标:能区别硬蜱与软蜱。

【实验内容】

1. 硬蜱

(1)成虫:硬蜱成虫呈圆形或长圆形,体长2～10 mm,雌蜱饱食后可达20～30 mm。虫体分颚体和躯体两部分。

①颚体(玻片标本):称假头,位于虫体前端,由颚基、螯肢、口下板和须肢组成(图3-9-1,彩图3-9-1)。

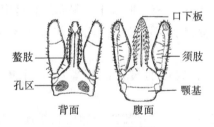

图 3-9-1 硬蜱颚体

颚基:与躯体相连,呈六角形、方形等,雌蜱假头基上有1对孔区。

螯肢:1对,呈杆状,由颚基背面向前伸出,主要用于切割宿主皮肤。

口下板:1块,由颚基腹面正中伸出,与螯肢合拢形成口腔。腹面有左右对称的数行倒齿,吸血时借助钩齿附着于宿主皮肤上。

须肢:1对,位于螯肢两侧,由4节构成,吸血时,须肢起固定和支持作用。

124

②躯体(大体标本):由头胸部和腹部愈合而成,呈椭圆形,左右对称。背面有盾板1块,雌蜱的盾板较小,仅覆盖躯体前端一小部分;雄蜱的盾板则覆盖整个背面。眼位于盾板的边缘,有的无眼。足4对,第Ⅰ对足的跗节背面近端部有杯状的哈氏器,为嗅觉器。虫体腹面的生殖孔位于第Ⅱ、第Ⅲ对足基节之间的水平线上。气门位于第Ⅳ对足基节的后外侧。肛门位于体后端。

(2)卵:呈圆形或橄榄形,直径0.5~1 mm,刚产的卵为淡黄色,后为棕黄色,半透明,胶囊状。

(3)幼虫:形似成虫,很小,背面的背板只占躯体前部,足3对,无气门。

(4)若虫:形更似成虫,足4对,生殖器官尚未成熟。

2.软蜱(大体标本) 软蜱成虫躯体背面无几丁质盾板,体表呈革质,故称软蜱。由颚体和躯体两个部分构成(彩图3-9-2)。

(1)颚体:位于躯体前面的腹部,从背面不能见到。颚基较小,一般近方形,其上无孔区。须肢呈长杆状,分4节,各节均可活动。口下板不发达。螯肢结构和硬蜱相同。

(2)躯体:无盾板,体表有许多小疣,或具皱纹、盘窝。气门板小,位于第Ⅳ对足基节的前外侧。生殖孔位于腹面的前部,两性特征不明显。足4对。肛门位于身体中间或稍后。

知识拓展

蜱标本的制作和保存方法

1.材料 70%乙醇、硫化乙醚、3%~5%甲醛溶液等。

2.方法

(1)活蜱放进70~80 ℃的热水中杀死,然后取出放入70%乙醇中保存,或将活蜱直接放入加热到70~80 ℃的乙醇中杀死保存。

(2)向盛有活蜱的容器中滴入硫化乙醚数滴,待蜱麻醉而死后,再浸泡乙醇中亦可收到展肢的效果。除用乙醇保存外,有时也可用3%~5%甲醛溶液或其他固定液保存,但效果不如乙醇。

(3)标本加标签,注明采集地点、时间、宿主、生境及海拔高度等。

二、革螨

【实验目标】

知识目标:掌握革螨成虫的形态特征。

能力目标:能根据形态特征鉴别生活史中各发育阶段的革螨。

【实验内容】

1.成虫(低倍镜观察) 形态和蜱相似,但较小,通常呈卵圆形,黄色或褐色,体表膜质,体长多在0.2~0.5 mm,个别种类可达1.5~3.0 mm。无眼、无气门。虫体分颚体和躯体两个部分。

(1)颚体:位于躯体前端,由三个部分组成。

①螯肢:1对,由螯杆和螯钳组成,螯钳又分动趾和定趾。

②须肢:1对,长棒状,由颚基两侧伸出,一般仅见5节。

③口下板:由颚基向前延伸而成。

(2)躯体:呈囊状,体表有大量的波状横行皮纹,背面有成列的圆锥形皮棘。①躯体背部前端有盾板。②腹面颚体后缘的正中有一个"Y"形的胸骨。③雌虫腹面几块骨板,从前到后分别是胸板、生殖板、腹板和肛板。④雌虫生殖孔位于胸板之后,呈横缝隙状;雄虫生殖孔位于胸板之前,呈漏斗状。⑤气门,1对,圆孔状。⑥足4对,分6节。

2.卵 呈椭圆形,乳白色或淡黄色,直径0.1~0.35 mm。

3.幼虫 120~160 μm,白色,足3对,无气门和气门沟。

4. 前若虫 淡黄色,足 4 对,气门沟短,胸板上有 3 对刚毛。

5. 后若虫 淡黄色,和成虫相似,气门沟长,胸板上有 4 对刚毛,无生殖孔和生殖板。

三、恙螨

【实验目标】

知识目标:掌握恙螨成虫和幼虫形态特征。

能力目标:能根据形态特征鉴别生活史中各发育阶段的恙螨。

【实验内容】

1. 幼虫(低倍镜观察) 恙螨幼虫营寄生生活。多呈椭圆形,虫体通常呈红色、橙色、淡黄色或乳白色,刚孵出时体长约 0.2 mm,饱食后可达 0.5～1 mm。虫体由颚体和躯体两个部分组成(彩图 3-9-3)。

(1)颚体:着生于躯体前方,由螯肢和须肢各 1 对构成。①螯肢基节宽大,端节的定趾退化,动趾变为弯刀状的螯肢爪。②须肢呈圆锥形,分 5 节。颚基在腹面向前延伸,其外侧形成 1 对螯盔。

(2)躯体:背面前端有盾板,形状因种而异。盾板上通常有 5 根刚毛,1 对感器。眼位于盾板两侧的眼板上,多数 2 对,少数 1 对或无。盾板后方的躯体上有横列的背毛。气门有或无。足 3 对,分 6 或 7 节,足上多羽状毛。

2. 成虫 营自生生活,体长 1～2 mm,外形呈葫芦状,通常为红色,密被绒毛,足 4 对,生殖孔已发育完全,雌雄可辨。

3. 若虫 形似成虫,体长 0.5～1 mm,体表分布的绒毛相对稀疏,足 4 对,末端有 1 对爪,第 I 对足较长,有触角作用。生殖孔未发育完全,雌雄不易区别。

4. 卵 近球形,直径约 130 μm,呈乳白色至淡土黄色。

四、疥螨

【实验目标】

知识目标:掌握疥螨成虫和幼虫形态特征;了解疥螨生活史中各发育阶段的特征。

能力目标:能根据形态特征鉴别生活史中各发育阶段的疥螨。

【实验内容】

1. 成虫 疥螨成虫呈近圆形或椭圆形,背面隆起,呈乳白色或浅黄色。雌螨体长 0.3～0.5 mm,雄虫略小,由颚体和躯体两个部分构成(彩图 3-9-4)。

(1)颚体:短小,基部嵌入躯体内。螯肢呈钳状,尖端有小齿。须肢分 3 节。无眼,无气门。

(2)躯体:①背面有波状横纹、成列的鳞片状皮棘及成对的粗刺或刚毛等,后半部有几对杆状刚毛和长鬃。背部前端有盾板。②腹面光滑,仅有少数刚毛。③无眼,无气门。④足 4 对,粗短呈圆锥形,分前、后两组。前 2 对足跗节上有爪突,末端均有具长柄的爪垫,称为吸垫;后 2 对足的末端雌雄不同,雌螨均为长鬃,雄螨仅第 III 对足的末端为 1 根长鬃,第 IV 对足末端为带柄的吸垫。⑤雄螨生殖孔位于第 IV 对足之间略后处。雌螨产卵孔呈横裂缝状,躯体末端为一纵列的阴道。⑥雄螨肛门位于躯体后缘正中,雌螨则位于阴道的背侧。

2. 卵 呈椭圆形,淡黄色,壳薄,大小约为 80 μm×180 μm。

3. 幼虫 大小为 (120～160) μm×(100～150) μm,足 3 对,2 对位于虫体前部,其末端为吸垫;1 对位于虫体后部,末端为长鬃。躯体后背部有杆状毛 5 对。

4. 若虫 体小,生殖器官未成熟。雄虫的若虫只有 1 个龄期。雌虫的若虫分前若虫、后若虫,前若虫长约 160 μm,躯体背面后方有杆状毛 7 对,腹面无生殖毛;第 IV 对足比第 III 对足短;后若虫长 220～250 μm,有交合孔,生殖孔未发育成熟,但可交配,第 IV 对足之间有 2 对生殖孔毛。

五、蠕形螨

【实验目标】

知识目标:掌握蠕形螨成虫和幼虫形态特征。

能力目标:能根据形态特征鉴别生活史中各发育阶段的蠕形螨。

【实验内容】

1. 成虫(玻片标本,低倍镜观察) 毛囊蠕形螨(彩图 3-9-5)和皮脂蠕形螨(彩图 3-9-6)的形态基本相似,螨体细长呈蠕虫状,乳白色,略透明,体长为 0.1~0.4 mm,雌虫比雄虫略大。

(1)颚体:宽短呈梯形。螯肢 1 对,呈短针状;须肢 1 对,分 3 节,端节有倒生的须爪。

(2)躯体:分足体和末体两部分。①足体:腹面具 4 对粗短的足,呈芽突状。雄虫生殖孔位于背面第 Ⅰ、Ⅱ 对足体毛之间一长圆形突起上;雌虫生殖孔位于腹面第 Ⅳ 对足之间,呈裂缝状。②末体:细长如指状,体表具环形横纹。毛囊蠕形螨较细长,末体占虫体总长的 2/3~3/4,末端较钝圆。皮脂蠕形螨略短,末体约占虫体总长的 1/2,末端尖细,呈锥状。

2. 卵 无色半透明,毛囊蠕形螨卵呈小蘑菇状或蝌蚪状,大小约 40 μm×100 μm;皮脂蠕形螨卵呈椭圆形,大小约 30 μm×60 μm。

3. 幼虫 体细长,大小约 283 μm×34 μm,足 3 对,各足 2 节,足跗节各有 1 爪,爪端分 3 叉,在足间有 2 对基节骨突。末体环纹不明显。

4. 前若虫 大小约 365 μm×34 μm,足 3 对,基节骨突 3 对,足跗节各有 1 对 3 叉爪。

5. 若虫 大小约 392 μm×42 μm,末体环纹清晰,足 4 对,基节骨突 4 对,足跗节有 1 对 4 叉爪。

▶▶ 思考题

比较硬蜱与软蜱生活史和生态习性的异同。

(李　丽)

思考题答题要点

实验十　粪便检查技术

【实验目标】

知识目标:掌握粪便检查寄生虫的原理;熟悉各种常规粪便检查方法的应用、条件、范围及注意事项;了解一些特殊粪便检查方法的用途和条件。

能力目标:掌握粪便检查寄生虫的操作技术;在显微镜下能识别寄生虫病原体。

【实验内容】

1. 材料 载玻片、盖玻片、竹签、滴管、平底玻璃试管、沉淀杯、塑料袋、浮聚瓶、污物缸、生理盐水、饱和盐水、消毒液、显微镜等。

2. 方法

(1)直接涂片法:用以检查蠕虫卵、原虫包囊和滋养体。此法简单、迅速,但如果粪便中虫卵或原虫量少时不易查到。

①取一洁净的载玻片,滴 1~2 滴生理盐水(或清洁水)于载玻片中部。

②用竹签在待检粪便上多处取样,取火柴头大小的粪粒,置于载玻片上的生理盐水中混匀,用竹签均匀涂布,涂片面积约为载玻片的 2/3,四周应留有空隙,涂片厚薄以透过涂片能看清印刷

字体为宜。

③将盖玻片由左边接触水滴外缘,轻轻盖下,置于低倍镜下检查,光线宜暗,发现虫卵或包囊后,换高倍镜观察,并调节光线与焦距,应按一定顺序移动,以免遗漏,并防止涂片干燥。仔细观察虫卵结构(图3-10-1)。

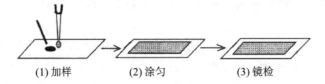

图 3-10-1 直接涂片法示意图

④观察完毕,用竹签将盖玻片推入粪箕内,载玻片冲洗后放置于污物缸内。实验完毕需洗手。先在装有来苏水的盆内洗一次,再用肥皂及自来水冲洗。

⑤直接涂片法的注意事项如下。

a.正确使用显微镜,低倍镜下光线宜弱,高倍镜下光线要适当加强。

b.粪便中常有许多与虫卵相似的杂质,如食物残渣、气泡、脂肪滴以及来自食物的各种植物细胞、酵母菌、花粉、植物纤维等,容易与虫卵混淆,应注意鉴别。

c.涂片不能干燥,干燥后标本中的虫卵不易辨认。

d.观察完毕后,应消毒处理污物。

(2)饱和盐水浮聚法:有些寄生虫卵的相对密度小于饱和盐水的相对密度(1.17),虫卵能漂浮于饱和盐水表面,此法可起到浓集虫卵的作用。

①取一浮聚瓶,加饱和盐水少许,用竹签从待检粪便的不同部位挑取共 1 g 左右(黄豆粒大小)的粪便,放入瓶内。

②将浮聚瓶放在塑料袋中用竹签搅匀粪便,然后注满饱和盐水,接近瓶口时改用滴管,使液面略凸出瓶口,但不外溢。若液面有粪渣,用竹签将其挑出放在塑料袋中并在塑料袋中加满饱和盐水。

③取一载玻片水平覆盖于瓶口上,注意勿产生气泡。

④静止 15 min 后,垂直向上提起载玻片,并迅速翻转,盖上盖玻片,镜检(图3-10-2)。

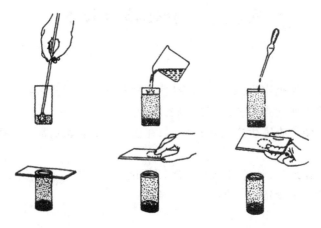

图 3-10-2 饱和盐水浮聚法示意图

⑤饱和盐水浮聚法的注意事项如下。

a.粪便必须充分搅匀。

b.盖上盖玻片时,注意不要产生气泡。

c.静置时间需适宜,不宜超过 20 min,否则渗透压的改变会致虫卵下沉而影响检出率。

d.翻片速度不宜过快,防止悬液流落而影响结果。

(3)改良加藤法:适用于粪便内各种蠕虫卵的检查及计数。

①取一载玻片,在右上角做好标记。

②将筛网置于粪便上,用竹签轻压筛网,使下方的纯粪质滤过在筛网上。

③将定量板置于载玻片上,用一手的两指压住定量板的一端,用竹签刮取筛网上纯粪质,填满定量板上的模孔,压紧,刮去多余部分,然后向上提起定量板,载玻片上即留下长条形或圆形粪样。

④用镊子取含甘油-孔雀绿的玻璃纸一张盖在粪样上,用橡皮塞轻压玻璃纸,使粪样在玻璃纸与载玻片间铺开成长条形。

⑤置于室温下 1~2 h,使长条形粪样变成透明粪膜。在低倍镜下按顺序观察,记录各种虫卵并乘以 24,即得到每克粪便中所含该种寄生虫的虫卵数。

⑥改良加藤法的注意事项如下。

a.粪便要均匀铺开,不宜过厚。

b.透明时间要适度(尤其对于钩虫检查,透明时间宜短,尽量不要超过 30 min)。

c.在定量检查时,为提高检出率,要求一个样本做三张标本片。

(4)毛蚴孵化法:血吸虫卵内的毛蚴在适宜的条件(如适宜的温度、光照、渗透压)下,在清水中短时间内可孵出,并游动于水面之下。根据这一特性,可以用毛蚴孵化法进行血吸虫病诊断。此法是普查血吸虫病时采用的常规方法,适用于早期血吸虫病患者的粪便检查。血吸虫病患者粪便中虫卵较少,采用直接涂片法不易检出。毛蚴孵化法常与自然沉淀法或尼龙筛集卵法联合用于血吸虫感染的诊断,具体操作方法如下。

①取粪便 30 g,经自然沉淀法浓集处理,将粪便沉渣倒入 500 mL 三角烧瓶内,加冷开水(自来水需去氯)至离瓶口 1 cm 处,于 20~30 ℃(25 ℃最为适宜)环境中孵化。

②经 4~6 h 用肉眼或放大镜观察结果。观察时应将三角烧瓶向着光源,必要时可衬以黑色背景。注意寻找接近水面 1 cm 水域处快速运动的小白点,如见针尖大小、菱形、乳白色、半透明小白点,应同时仔细观察这些小白点的运动特点(直线来回游动或斜线向上运动,碰壁迅速拐弯),这些小白点很可能就是毛蚴。且应特别注意将这些小白点与水中其他原生动物(如草履虫)相鉴别。若肉眼观察鉴别困难,可用吸管吸出运动的小白点,置于载玻片上,用低倍镜进行鉴别。毛蚴的基本形态特征是梨形,体表有纤毛。如无毛蚴,每隔 4~6 h(24 h 内)观察一次。气温较高时,毛蚴可在短时间内孵出。

毛蚴促孵法:将用自然沉淀法处理后的粪便沉渣置于三角烧瓶内,不加水,或将粪便置于吸水纸上,再放在 20~30 ℃恒温箱中过夜。检查前再加清水,2 h 后就可见到孵出的毛蚴。采用此法,毛蚴孵出时间比较一致,数量也比较多。

③毛蚴孵化法的注意事项如下。

a.夏秋季温度较高,为防止自然沉淀过程中,毛蚴过早孵出而被倒掉,可用 1.2% NaCl 溶液或冰水冲洗粪便,以抑制毛蚴孵出,但最后孵化时仍需用室温去氯自来水冲洗。为使毛蚴孵出时间较一致,数量也较多,可采用毛蚴促孵法。

b.毛蚴孵化的最适温度为 25~28 ℃,10 ℃以下或 30 ℃以上毛蚴不易孵出。

c.气温超过 26 ℃时,粪便搁置 24 h 后,毛蚴孵出率减弱,48 h 后则不能孵出毛蚴。因此,若粪便不能及时孵化,可加生理盐水调成混悬液,置于 4 ℃冰箱内 1~2 天,不影响孵出率。

(5)沉淀法(清水沉淀法):大部分原虫包囊和蠕虫卵的相对密度大,可沉积于水底,有助于提高检出率。但相对密度较小的钩虫卵和某些原虫包囊的检出效果不佳(表 3-10-1)。

①取粪便 10~20 g 置于小烧杯内,加水少许,用玻璃棒搅成糊状,并加水稀释。

②用金属筛(40~60 孔)或 2~3 层湿纱布过滤,滤去粪渣,并把滤液倾入大试管内,加水至将

表 3-10-1　虫卵或包囊的相对密度

虫卵或包囊	相 对 密 度
华支睾吸虫卵	1.170～1.190
布氏姜片吸虫卵	1.190
肝片吸虫卵	1.200
日本血吸虫卵	1.200
带绦虫卵	1.140
微小膜壳绦虫卵	1.050
钩虫卵	1.055～1.080
鞭虫卵	1.150
蛲虫卵	1.105～1.115
受精蛔虫卵	1.110～1.130
未受精蛔虫卵	1.210～1.230
毛圆线虫卵	1.115～1.130
溶组织内阿米巴包囊	1.060～1.070
结肠内阿米巴包囊	1.070
微小内蜒阿米巴包囊	1.065～1.070
蓝氏贾第鞭毛虫包囊	1.040～1.060

满,静置 25 min。

　　③倾去 4/5 上层液,留粪渣,重新加满清水,以后每隔 15～20 min 换水一次(3～4 次),直至上层液澄清为止。最后倒去上层液,取沉渣做涂片镜检。如检查包囊,换水间隔时间宜延长至约 6 h 1 次。

　　④沉淀法的注意事项如下。

　　a.尽量将粪便搅匀后过滤。

　　b.注意换水时间,换水时应避免沉渣浮起。

　　c.由于粪便量较大,应避免污染环境。

　　3. 结果观察　粪便检查的结果参见表 3-10-2、表 3-10-3 和彩图 3-10-1。

表 3-10-2　粪便中常见的虫卵

虫卵名称	大小/μm	形状	颜色	卵　壳	卵盖	内容物
受精蛔虫卵	(45～75)×(35～50)	宽椭圆形	棕黄色	很厚,外有 1 层凹凸不平的蛋白质膜	无	1 个卵细胞
未受精蛔虫卵	(88～94)×(39～44)	长椭圆形	棕黄色	厚,蛋白质膜较薄	无	许多大小不等的卵黄颗粒
钩虫卵	(56～76)×(36～40)	椭圆形	浅灰色	薄,卵壳与卵细胞间有明显间隙	无	分裂的卵细胞
蛲虫卵	(50～60)×(20～30)	不对称椭圆形	浅灰色	厚,一边较平,一边稍凸	无	折叠样幼虫

续表

虫卵名称	大小/μm	形状	颜色	卵　壳	卵盖	内容物
鞭虫卵	(50～54)×(22～23)	长椭圆形	黄褐色	厚,两端有透明栓	无	1个卵细胞
带绦虫卵	31～43	球形	棕黄色	卵壳易破,外层有较厚呈放射状条纹的胚膜	无	六钩蚴
肝片吸虫卵	(27～35)×(11～20)	椭圆形	黄褐色	较厚,卵盖与卵壳之间有肩峰,宽端厚,有一逗点状突起	有	毛蚴
日本血吸虫卵	平均89×67	椭圆形	淡黄色	薄而均匀,卵壳一侧有一小棘	无	毛蚴

表 3-10-3 　虫卵与粪便中异物的区别

区　别	虫　卵	非　虫　卵
外形	有一定的形状	形状不固定
大小	有一定的大小范围	大小不固定
颜色	少数无色透明,大多有固定颜色	无固定颜色
卵壳	光滑整齐,同种虫卵卵壳厚度一致	无卵壳构造,边缘不整齐
光泽	有固定的光泽和折光	无固定的光泽和折光
内容物	有固定的结构(如幼虫、毛蚴)和特征	无固定的结构和特征

▶▶ 思考题

1.常用的粪便检查方法有哪些?

2.粪便检查可查到哪些蠕虫卵?

(李　丽)

思考题答题要点

实验十一　其他排泄物与分泌物的检查

【实验目标】

知识目标:掌握排泄物与分泌物中常规寄生虫检查技术的原理、方法和检查程序。

能力目标:能操作排泄物与分泌物中常规寄生虫病原学检查。

【实验内容】

1.材料　棉签、载玻片、盖玻片、十二指肠引流管、注射器、离心管、生理盐水、10％NaOH 溶液、凡士林、消毒液、显微镜、离心机等。

2.方法

1)痰液　痰中可检出卫氏并殖吸虫(肺吸虫)卵、溶组织内阿米巴滋养体、棘球蚴的原头蚴、粪类圆线虫幼虫、蛔虫幼虫、钩虫幼虫、尘螨等。

Note

(1)卫氏并殖吸虫卵检查:可先用直接涂片法检查,如为阴性,改用浓集法集卵,以提高检出率。

①直接涂片法:取洁净载玻片,滴加1～2滴生理盐水,挑取痰液少许,最好选铁锈色痰,涂成痰膜,加盖玻片镜检。如未发现卫氏并殖吸虫卵,但见有夏科-莱登晶体(Charcot-Leyden crystal, CLC),提示可能是卫氏并殖吸虫感染;若多次涂片检查均为阴性,可改用浓集法。

②浓集法:收集24 h痰液,置于玻璃杯中,加入等量10％NaOH溶液,用玻璃棒搅匀后,放入37 ℃恒温箱,数小时后痰液消化成稀液状,分装于数个离心管内,以1500 r/min离心5～10 min,弃上清,取沉渣涂片检查。

(2)溶组织内阿米巴滋养体检查:取新鲜痰液涂片。天冷时应注意对镜台载玻片进行保温。高倍镜下观察,如为阿米巴滋养体,可见其伸出伪足并做定向运动。

2)十二指肠液和胆汁　可检查蓝氏贾第鞭毛虫滋养体、华支睾吸虫卵和布氏姜片吸虫卵等。偶尔可在急性阿米巴肝脓肿患者胆汁中发现滋养体。操作方法如下。

(1)用十二指肠引流管抽取十二指肠液及胆汁,以直接涂片法镜检;也可经离心浓集后,取沉渣镜检。

(2)将各部分十二指肠引流液滴于载玻片上,加盖玻片后直接镜检。为提高检出率,常将各部分引流液加生理盐水稀释混匀后,分装于离心管,以2000 r/min离心5～10 min,吸取沉渣涂片镜检。如引流液过于黏稠,应先加10％ NaOH溶液消化后再离心。引流液中的蓝氏贾第鞭毛虫滋养体常附着于黏液小块上,或虫体聚集成絮状物。肝片吸虫卵与布氏姜片吸虫卵不易鉴别,但前者可出现于胆汁,而后者只见于十二指肠液中。

3)尿液　可查见阴道毛滴虫、丝虫微丝蚴、埃及血吸虫卵等。一般先离心取沉渣镜检。但乳糜尿需加等量乙醚,用力振荡,使脂肪溶解,然后吸去脂肪层,离心取沉渣镜检。

4)鞘膜积液　主要检查班氏微丝蚴。阴囊皮肤常规消毒后,用注射器抽取鞘膜积液,直接涂片镜检,也可加适量生理盐水稀释离心,取沉渣镜检。

5)阴道分泌物　主要检查阴道毛滴虫,偶尔可检查出雌蛲虫或蛲虫卵。操作方法如下。

(1)直接涂片法:取洁净载玻片,滴加1～2滴生理盐水。用消毒棉签在受检者阴道后穹隆、子宫颈及阴道壁上取分泌物,直接涂片镜检,可发现活动的虫体。天气寒冷时,应注意保温。

(2)悬滴法:取阴道分泌物,置于周缘涂抹一薄层凡士林的盖玻片上的生理盐水中,翻转盖玻片小心覆盖在具凹孔的载玻片上,稍加压使两片黏合,液滴悬于盖玻片下,镜检。

(3)涂片染色法:将阴道分泌物的棉拭子在载玻片上向同一方向涂片,注意不要来回或重叠涂抹。亦可将棉拭子在有生理盐水的离心管中荡洗,经2000 r/min离心2～3 min,吸取沉渣涂片。涂片干燥后甲醇固定,经瑞氏或吉姆萨染色后镜检。

6)棘球蚴砂、蛔虫幼虫、钩虫幼虫、粪类圆线虫幼虫、尘螨、粉螨及螨卵检查　一般用消化沉淀法检查,方法与卫氏并殖吸虫卵检查法相同。

3.结果观察

(1)卫氏并殖吸虫卵:参见第三章实验四"血液和组织内吸虫"。

(2)溶组织内阿米巴滋养体:参见第三章实验六"消化道及生殖道原虫"。

(3)蓝氏贾第鞭毛虫滋养体:参见第三章实验六"消化道及生殖道原虫"。

(4)华支睾吸虫卵:参见第三章实验三"消化道吸虫"。

(5)布氏姜片吸虫卵:参见第三章实验三"消化道吸虫"。

(6)班氏微丝蚴:参见第三章实验二"血液和组织内线虫"。

(7)阴道毛滴虫:参见第三章实验六"消化道及生殖道原虫"。

(8)棘球蚴砂:外层为角皮层,无细胞结构,内层为生发层(胚层),具细胞核和微粒物质,胚层长出原头蚴。

思考题答题要点

▶▶ 思考题

1.痰液检查寄生虫的方法有哪些?

2.阴道分泌物检查寄生虫的方法有哪些?

(李　丽)

实验十二　肛门周围虫卵检查方法

肛门周围虫卵检查方法适用于检查蛲虫卵和带绦虫卵等。

【实验目标】

知识目标:掌握透明胶纸法和棉拭子漂浮法这两种检查蛲虫卵和带绦虫卵的方法。

能力目标:能用透明胶纸法和棉拭子漂浮法对寄生虫病做出病原学诊断。

【实验内容】

1.材料　载玻片、透明胶纸、剪刀、二甲苯、竹签、脱脂棉、漂浮杯、生理盐水、饱和盐水等。

2.方法

1)透明胶纸法

(1)将1~1.8 cm宽的透明胶纸剪成长约6 cm的小段,一端向胶面折叠约0.4 cm(易于揭开)后,贴在洁净的载玻片上。

(2)载玻片的一端贴上标签,并注明受检者姓名或编号。

(3)检查时将透明胶纸贴于受检者肛门周围皱襞上。粘贴数次,使胶纸面与肛门皱襞充分接触,然后揭下胶纸贴于原载玻片上。

(4)镜检时,在透明胶纸下载玻片处滴加1滴二甲苯,可使透明胶纸平展,虫卵清晰可见。

2)棉拭子漂浮法

(1)先将棉签浸入生理盐水中,取出后挤去过多的盐水。

(2)用棉签擦拭受检者肛门周围和会阴部皮肤。

(3)将棉签放入盛有饱和盐水的试管中,充分搅动,将虫卵洗入盐水中,迅速提起棉签,在试管内壁挤去多余盐水后弃之。

(4)再加饱和盐水至管口,并按饱和盐水浮聚法操作进行检查。

3.结果观察　参见第三章实验一"消化道线虫"(蛲虫卵)和第三章实验五"绦虫"(带绦虫卵)的内容。

▶▶ 思考题

1.为什么诊断蛲虫病不用粪便检查法?

2.棉拭子漂浮法检查蛲虫卵,宜在什么时候进行?

(李　丽)

思考题答题要点

实验十三　血　液　检　查

Note

血液和血细胞内的寄生虫均可在血液中查到,血液检查是疟疾和淋巴丝虫病的常规病原学诊断方法。血液涂片(薄血膜涂片和厚血膜涂片)通过瑞氏染色或吉姆萨染色后镜检。

本实验以疟原虫的血液检查为例。薄血膜中被疟原虫寄生的红细胞形态完整,借助被疟原虫寄生的红细胞特征,较易鉴定;厚血膜中疟原虫比较集中,能提高检出率,但厚血膜经溶血后,红细胞轮廓已消失,原虫皱缩变形,虫体比薄血膜中的略小,初学者较难识别。在实际操作时,常在一张载玻片上分别制备薄血膜和厚血膜。

【实验目标】

知识目标:掌握并鉴别薄血膜涂片中间日疟原虫和恶性疟原虫的形态特征;了解厚血膜涂片中疟原虫的形态特征。

能力目标:掌握厚、薄血膜涂片的制作与瑞氏染色法、吉姆萨染色法的操作技术,为疟疾的实验室诊断奠定基础。

【实验内容】

1. 材料

(1)试剂与染色液:磷酸盐缓冲液、碘酒、75%乙醇、蒸馏水、瑞氏染色液或吉姆萨染色液等。

(2)器材:载玻片、剪刀、玻璃棒、滴管等。

(3)动物:疟疾感染小鼠模型。

2. 方法

1)取血　用碘酒消毒小鼠尾巴,剪下鼠尾末端1~2 mm,收集流出的血液。

2)涂片　薄、厚血膜可涂制在同一张载玻片上(图3-13-1)。

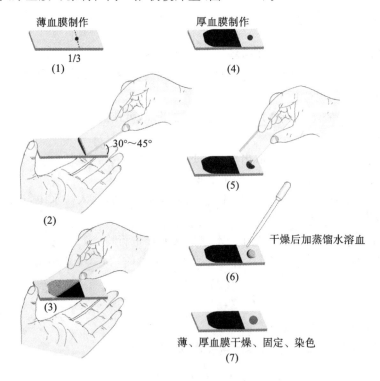

图 3-13-1　薄、厚血膜制作步骤

(1)薄血膜涂片的制作。

①取一小滴血置于载玻片1/3与2/3交界处,以左手拇指与示指持握载玻片两短边端;取另一张边缘平滑的载玻片为推片,右手拇指与示指握其长边中部,以短边轻压载玻片上的血滴。

②待血液沿短边展开后,调整两块载玻片的位置成30°~45°角,迅速自右向左推成薄血膜,自然干燥。理想的薄血膜应是一层红细胞,分布均匀,无裂隙,无空隙,血膜的末端呈舌尖形。

（2）厚血膜涂片的制作。

①涂完薄血膜后,再收集鼠尾静脉血,取 2～3 滴滴于同一块载玻片的另一端。血滴与左边薄血膜的距离不宜太远。以推片的一角将血滴由中央向周围旋转涂成直径为 0.8～1.0 cm 的圆形厚血膜,自然干燥。厚血膜不宜太厚或太薄,应当为多层细胞重叠,其密度约等于 20 倍的薄血膜密度。

②溶血:在干燥的厚血膜上滴加蒸馏水使之溶血,血膜变为灰白色后去除血水,自然干燥。

3）固定　血片充分晾干,否则染色时容易脱落,可用蜡笔在厚、薄血膜之间画线。固定时用玻璃棒蘸取甲醇或用滴管吸取少量甲醇平铺于薄血膜上,自然干燥(注意厚血膜无须固定)。

4）染色

（1）吉姆萨染色:用 PBS 缓冲液(pH 7.0～7.2)将吉姆萨染色液原液稀释 20 倍,滴加覆盖厚、薄血膜,染色 20～30 min,流水冲洗,晾干后在油镜下观察。

（2）瑞氏染色:瑞氏染色液中含较高浓度甲醇,所以不必固定血膜。滴加瑞氏染色液覆盖薄血膜,染色 30 s～1 min,滴加等量蒸馏水,轻摇血片使水与染色液混匀,用玻璃棒将混匀的染色液引至厚血膜上,使其盖满厚血膜。染色 3～5 min,流水冲洗载玻片数秒,晾干后在油镜下观察。

5）注意事项

（1）载玻片要清洁,最好经乙醇溶液浸泡脱脂处理。

（2）推片时两块载玻片夹角应适宜,血膜不宜过薄或过厚。推片动作需连续,中途不能停顿;速度要适当、均匀。薄血膜要求红细胞分布均匀呈单层,红细胞之间相互接触但不重叠。

（3）厚血膜制作时不宜反复涂抹。

（4）染色过程中应避免染色液干燥或呈半干状,以免染料颗粒沉淀影响观察。

（5）注意临床采血时间,一般间日疟在发作后十余小时内采血,恶性疟在发作时采血。

3. 结果观察　薄血膜镜下可见寄生于红细胞的虫体、正常红细胞、有核血细胞(嗜酸性粒细胞、淋巴细胞、中性粒细胞等);厚血膜因溶血仅见虫体和血细胞的细胞核,密度较大,多有重叠。

1）间日疟原虫

（1）小滋养体:薄血膜上虫体细胞质呈蓝色,环状,直径约占红细胞的 1/3;有一深红色的核,中间为空泡。厚血膜上虫体细胞质呈环状、","或"!"状。

（2）大滋养体:薄血膜上虫体细胞核略增大,可见形态不规则的伪足,细胞质内有棕黄色的疟色素。被寄生的红细胞略胀大,颜色变淡,并出现淡红色的薛氏点。厚血膜上虫体形状不规则,细胞质常缩成圆形或断成几块,大小不一,互不连接,疟色素分布不均,常见红细胞"影子"和薛氏点。

（3）裂殖体:薄血膜上早期裂殖体只见细胞核分裂而无细胞质分裂。成熟裂殖体含 12～24 个椭圆形裂殖子,排列不规则,疟色素集中在中央。虫体占满胀大的红细胞。厚血膜上虫体除略微缩小、着色较深外,均与薄血膜相似。

（4）配子体:薄血膜上雄配子体呈球形,细胞质呈暗浅蓝色,核大,淡红色,位于中央,疟色素颗粒分散;雌配子体呈卵圆形,体大,细胞质呈蓝色,细胞核小紧密,呈深红色并偏于一侧,疟色素颗粒粗糙、分散。厚血膜上虫体除略微缩小、着色较深外,其余均与薄血膜上的类似。

2）恶性疟原虫

（1）小滋养体:薄血膜上虫体小,纤细呈环状,直径约为红细胞的 1/5,细胞核 1～2 个,可有多个虫体寄生,且有虫体寄生在红细胞的边缘。厚血膜上虫体细胞质呈环状,或向核的一侧或两侧收缩,使环的中间断裂,呈"!""V"状或断环状。

（2）配子体:薄血膜上雄配子体呈腊肠形,两端钝圆,细胞质色蓝略带红色,细胞核位于中央,疏松、呈淡红色;疟色素为黄棕色,集中于细胞核周围。雌配子体呈新月状,两端较尖,细胞质呈蓝色,细胞核位于中央,较小、紧密,呈深红色;疟色素为深褐色,多在细胞核周围。厚血膜上配子体形态与薄血膜上的类似,如血膜干燥较慢,则可缩成圆形,可见红细胞"影子"和茂氏点。

▶▶ 思考题

1.如何制作薄、厚血膜涂片? 两者各有何优缺点?

2.如何进行染色镜检,镜下形态如何鉴别?

3.在制作血液涂片的操作过程中,应该注意什么?

(杨 瑞)

实验十四　器官组织内寄生虫采集及检查

【实验目标】

知识目标:掌握器官组织中各寄生虫发育阶段的形态特点;了解常用的实验动物。

能力目标:掌握不同器官组织内寄生虫标本的采集方法及检查程序。

【实验内容】

1. 材料　穿刺针、眼科剪、镊子、载玻片、注射器、透明胶纸、甲醇、人工消化液、瑞氏染色液、吉姆萨染色液、显微镜,以及寄生虫感染的动物模型等。

2. 方法

1)组织活检

(1)肌肉活检(查旋毛虫幼虫):从动物模型的骨骼肌中取米粒大小肌肉,置于载玻片上,加 1 滴50％甘油,盖上另一清洁载玻片,捏住两端适度用力加压,把肌肉压成薄片,在低倍镜下观察。用人工消化沉淀法可提高检出率,将肌肉组织剪碎,加 5 倍量人工消化液(胃蛋白酶 0.6 g,盐酸 1 mL,蒸馏水 100 mL)浸泡,置于37 ℃培养箱中过夜,次日清晨加水自然沉淀后,取沉渣镜检(低倍镜、高倍镜)。

(2)皮下结节活检(查猪囊尾蚴):摘取动物模型肌肉内结节,剥除外层纤维被膜,取出内囊,再剪开其一端,释放囊液,然后将其置于两块载玻片之间轻轻压平镜检(低倍镜);也可将组织固定后做切片染色检查。

(3)肝、肠黏膜活检(查日本血吸虫卵):取受感染的动物模型(一般选用感染尾蚴后 42 天的小鼠),颈椎脱臼处死,解剖暴露腹腔,观察肝脏病变情况,并用剪刀取一小片肝脏及肠壁黏膜组织,压片镜检(高倍镜)。

(4)肝活检(查杜氏利什曼原虫无鞭毛体):将采集到的黑热病患者的活检组织或穿刺物接种于金黄地鼠、BALB/c 小鼠等动物模型体内,1~2 个月后取肝脏,将肝脏剪成平块,用生理盐水洗去血细胞,用滤纸吸干渗出的浆液,将切面轻压于载玻片上留下薄层肝细胞,冷风吹干,乙醇固定,制成印片涂片。瑞氏染色后镜检(油镜)无鞭毛体。

2)皮肤检查

(1)胶纸粘贴法检查蠕形螨:在睡前进行面部清洁后,将透明胶纸紧贴于人的脸颊或鼻沟处皮肤,次日揭下透明胶纸粘在载玻片上镜检。

(2)挤压涂片法检查蠕形螨:采用痤疮压迫器刮取毛囊、皮脂腺分泌物,亦可用手指挤压,然后将分泌物或刮下的皮屑等置于载玻片上,加 1 滴甘油透明,盖上盖玻片后镜检(低、高倍镜)。

3. 结果观察

(1)旋毛虫幼虫囊包:参见第三章实验二"血液和组织内线虫"中的相关内容。

（2）猪囊尾蚴：黄豆大小，呈卵圆形，为白色半透明包囊，囊内充满无色液体，白色头节如米粒大。镜下可见头节上有四个吸盘和角质小钩。参见第三章实验五"绦虫"中的相关内容。

（3）日本血吸虫卵：参见第三章实验四"血液和组织内吸虫"中的相关内容。注意鉴别组织内不同发育阶段的血吸虫卵（表3-14-1）。

表3-14-1 组织内各期血吸虫卵的鉴别（未染色）

类 型	活 卵	变 性 卵	死卵（钙化卵）
颜色	淡黄色至黄褐色	灰白色至淡黄色	灰褐色至黑色
卵壳	较薄	薄或不均匀	厚而不均匀
胚膜	清楚	清楚	不清楚
内含物	卵黄细胞或胚团或毛蚴	浅灰色或黑色小点或折光均匀的颗粒或萎缩的毛蚴	两极可有密集的黑点，含网状结构或块状物

（4）杜氏利什曼原虫无鞭毛体：高倍镜下识别感染的巨噬细胞，可见其细胞质内的无鞭毛体呈许多紫色的小点，再换成油镜，可见无鞭毛体呈椭圆形或圆形，细胞质为浅蓝色，细胞质中有紫红色的细胞核，核大而圆，动基体为杆状，位于虫体的一端。参见第三章实验七"血液和组织内原虫"中的相关内容。

（5）蠕形螨：参见第三章实验九"医学节肢动物（蛛形纲）"中的相关内容。

▶▶ 思考题

1. 日本血吸虫病原学检查常用的方法有哪些？有什么注意事项？
2. 蠕形螨的种类有哪些？显微镜下如何鉴别？

（杨 瑞）

思考题答题要点

实验十五 寄生虫学常用及特殊的免疫学、分子生物学技术

前述章节所涉及的寄生虫学检查技术主要为病原学检查。病原学检查虽具有确诊寄生虫病的意义，是临床诊断的"金标准"，但在早期感染、轻度感染、隐性感染以及某些病原体排出障碍或存在局部组织纤维化，甚至成虫已死亡等情况下，病原学检查十分困难。因此，合理选择免疫学、分子生物学技术作为重要的辅助诊断手段，可弥补上述不足。免疫学、分子生物学检查方法快速、简易，具有高度特异性、敏感性、重现性、实用性的特点，在临床诊断中已广泛应用。

一、寄生虫学常用的免疫学和分子生物学技术

【实验目标】

知识目标：熟悉寄生虫学中常用的免疫学技术的基本概念和原理。

能力目标：能根据实验目的选择适合的检测方法；能够正确分析和解释实验结果。

【实验内容】

1. 皮内试验 皮内试验属于Ⅰ型超敏反应。受试者（宿主）曾感染过某种寄生虫，机体接受寄生虫抗原刺激后可产生特异性抗体、致敏肥大细胞或嗜碱性粒细胞。当受试者皮内注射少量此种寄生虫抗原时，可诱发已致敏细胞脱颗粒，释放生物活性物质。患者注射抗原的局部皮肤出现毛细血管扩张和细胞浸润等，通常在注射后15～20 min出现局部红肿（丘疹），借此判断体内有

Note

无寄生虫特异性抗体存在。本法简单、快速,尤其适用于现场应用,但假阳性率较高。

2. 沉淀反应

(1)琼脂扩散法:抗原和抗体在琼脂糖凝胶中自由扩散并相遇,若两者比例合适,可在一定条件下形成肉眼可见的白色沉淀线或沉淀环。此方法包括单向琼脂扩散和双向琼脂扩散,操作简便,适合实验室及基层医院使用(图3-15-1)。

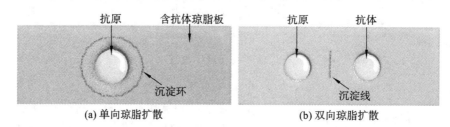

图3-15-1 琼脂扩散示意图

(2)对流免疫电泳:将双向琼脂扩散反应放在电场中进行。由于电场的加入,抗原和抗体做定向移动,既显著缩短了抗原-抗体反应时间,使之快速出现沉淀反应,又提高了敏感性。

(3)免疫电泳:将蛋白质凝胶电泳与双向琼脂扩散两种技术相结合的一种实验方法。先将抗原加入琼脂糖凝胶中,在电场作用下各组分因电泳迁移率不同而分成区带,然后沿电泳平行方向将凝胶挖一沟槽,将抗体加入沟槽内,使抗原与抗体双向扩散而形成沉淀线。根据沉淀线的数量、位置及形状,分析标本中所含各组分的性质(图3-15-2)。

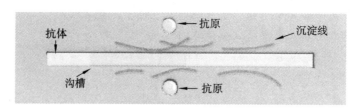

图3-15-2 免疫电泳示意图

3. 间接血凝试验(indirect hemagglutination assay,IHA) 以红细胞作为载体,吸附预先制备的可溶性抗原使之致敏(致敏红细胞),若待检样本中有该抗原的特异性抗体,抗原-抗体的特异性反应可通过已致敏红细胞的凝集现象表现出来,进行定性或半定量检测。常用的红细胞为绵羊或人O型红细胞。此方法操作简便,敏感性和特异性均较好,既适用于寄生虫病的辅助诊断,又可用于现场流行病学调查。

4. 免疫荧光试验(immunofluorescence test,IF) 又称荧光抗体技术,分为直接荧光法和间接荧光法。直接荧光法为用荧光素(如异硫氰基荧光素)标记抗体(一抗)直接检测标本中的虫体抗原;间接荧光法为用荧光素标记二抗,既可检测抗原又可检测抗体,且敏感性更高。免疫荧光技术除可用于寄生虫病的辅助诊断、流行病学调查和疫情监测外,还可用于组织中寄生虫抗原定位以及在细胞、亚细胞水平观察并鉴定抗原、抗体或者免疫复合物。

5. 免疫酶测定法

(1)酶联免疫吸附试验(enzyme linked immunosorbent assay,ELISA):先将抗原或抗体包被于固相载体上,再加入待检样本孵育,样本中的抗体或抗原与已包被在固相载体上的相应抗原或抗体结合,再依次加入酶标二抗(如碱性磷酸酶、辣根过氧化物酶)和相应酶的底物,底物在酶的催化作用下可产生颜色反应,通过肉眼观察颜色深浅或者用酶标仪测定吸光度值,定性或定量反映样本中抗体或抗原的含量。此方法可用于体液、排泄物和分泌物中寄生虫抗体或抗原的检测,广泛应用于寄生虫感染的诊断和流行病学调查。

（2）酶联免疫斑点试验（enzyme-linked immunospot assay，ELISPOT assay）：在 ELISA 基础上发展起来的一种主要用于体外检测细胞分泌物（抗体或细胞因子等）的高敏感、高通量免疫学技术。基本原理是用特异性抗原或细胞因子的抗体包被固相载体，加入待检细胞并诱导其分泌，若待检细胞产生相应特异性抗原或细胞因子，则可与已包被的抗体结合形成免疫复合物，使细胞吸附于载体上，再加入酶标二抗和底物，以酶联斑点显色的方式呈现结果，一个斑点代表一个产生相应抗原或细胞因子的细胞。该技术可用于研究寄生虫感染后宿主免疫细胞亚群的变化。

（3）免疫组化技术：以含有寄生虫病原体的组织切片、印片或培养物涂片为固相抗原，当与待检样品中的特异性抗体结合后，加入酶标二抗，形成的酶标免疫复合物可以与相应底物作用，呈现出肉眼或显微镜下可见的颜色反应。此方法可以在细胞、亚细胞水平检测各种抗原，可用于血吸虫病、肺吸虫病、丝虫病、猪囊虫病以及弓形虫病等的辅助诊断和流行病学调查。

6. 免疫印迹试验　即 Western blot 试验，是将蛋白质通过 SDS-PAGE 凝胶电泳，使各组分分离并按分子量大小排列，将其转移到固相载体膜（硝酸纤维素膜或 PVDF 膜）上，再用标记的特异性抗体或单克隆抗体对蛋白质进行定性或定量分析的技术。该方法可用于寄生虫抗原分析和寄生虫病的辅助诊断。

7. 免疫胶体金技术（immunocolloidal gold technique，ICGT）：用胶体金颗粒标记抗体或抗原，通过带有颜色的胶体金颗粒放大特异性抗原-抗体反应，使反应结果在固相载体上直接显示出来。此方法具有敏感性高、特异性强、简便、快速、无需特殊仪器设备等特点，已用于多种寄生虫病的诊断和流行病学调查，如疟疾、血吸虫病、黑热病及丝虫病等。

8. 分子生物学方法

（1）DNA 探针（DNA probe）技术：又称分子杂交技术，是利用 DNA 分子的变性、复性以及碱基互补配对的高度精确性，用同位素或生物素标记的特定 DNA 片段制成探针，与被检样品中的寄生虫 DNA 片段进行杂交，再通过放射自显影或酶检测方法检测杂交反应结果的技术，具有敏感性和特异性高、操作简单快速的优点，多用于疟疾、弓形虫病、丝虫病、血吸虫病等的诊断。

（2）聚合酶链反应（polymerase chain reaction，PCR）技术：根据虫体 DNA 模板设计引物，在体外酶促合成虫体特异性 DNA 片段的一种方法，由高温变性、低温退火和适温延伸等几步反应组成一个周期，循环进行，迅速扩增目的 DNA 片段，进行定性或定量诊断。PCR 技术是检测隐性感染人群的有效方法，具有简易、快速、灵敏和高效的优点，已用于多种寄生虫病诊断，如疟疾、丝虫病、弓形虫病、锥虫病、微孢子虫病等。

二、寄生虫学特殊的免疫学技术

【实验目标】

知识目标：掌握弓形虫染色试验和血吸虫环卵沉淀试验的原理，熟悉实验操作步骤。

能力目标：掌握实验安全操作规范，了解实验过程中可能存在的安全风险；能够熟练使用显微镜观察弓形虫速殖子和血吸虫卵的形态。

【实验内容】

1. 弓形虫染色试验（dye test，DT）　诊断弓形虫病的经典而独特的血清学方法。将活的弓形虫速殖子与正常人血清（仅含补体）在 37 ℃孵育 1 h 或室温孵育数小时后，大多数虫体从原有的新月形转变为圆形或椭圆形，虫体表膜基本完整，细胞质可被亚甲蓝染色。相反，若将弓形虫速殖子与含有致活因子（含弓形虫抗体和补体）的免疫血清共同孵育，虫体会保持原有形态特点，但其表膜已被破坏，因而细胞质不能被亚甲蓝染色。显微镜下计数 100 个弓形虫速殖子，分别统计着色和不着色的速殖子比例，以 50% 虫体不着色的血清稀释度为该份待检血清的最高稀释度。该方法特异性、敏感性和重复性均较好。

（1）材料：正常人血清、待检血清、弓形虫速殖子、亚甲蓝溶液、生理盐水、小鼠等。

(2)方法。

①致活因子:取正常人血清(含补体)与弓形虫速殖子混合,37 ℃孵育 1 h,90%以上的虫体被亚甲蓝染色时,该血清方可使用,分装后置于−20 ℃环境下备用。

②抗原制备:用弓形虫速殖子经腹腔注射感染小鼠,3 日后抽取小鼠腹水,加适量生理盐水,以 3000 r/min 离心 10 min,洗涤 3 次,收集虫体,用含补体的血清稀释至 50 个虫体/高倍视野。

③待检血清预处理:将待检血清置于 56 ℃孵育 30 min 灭活补体,4 ℃保存备用。

④待检血清检测:以生理盐水倍比稀释待检血清,每管 0.1 mL,加入制备好的抗原液(含弓形虫速殖子和补体)0.1 mL,37 ℃孵育 1 h,每管再加入亚甲蓝溶液 0.02 mL,继续水浴 15 min,最后每管取 1 滴悬液镜检。

(3)结果判读:血清稀释度 1:8 阳性者判为隐性感染,1:125 阳性者判为活动性感染,1:1024 阳性者判为急性感染。

2. 血吸虫环卵沉淀试验(circum oval precipitating test,COPT) COPT 是血吸虫病特有的免疫学诊断方法。血吸虫卵内毛蚴分泌的可溶性虫卵抗原(SEA)经卵壳微孔渗出后,可与待检血清中的血吸虫特异性抗体结合,在虫卵周边形成泡状、指状、片状或细长卷曲状的具有折光性的免疫复合物沉淀,即为阳性反应。呈阳性反应的虫卵占全部虫卵的百分率称为环沉率,环沉率的动态变化在治疗上具有一定的参考意义。此方法具有敏感性高、假阳性率低、操作简单、经济等优点,不仅常用作临床诊断、治疗患者的依据,还可用于疗效考核、流行病学调查及疫情检测。

(1)材料:待检血清、新鲜血吸虫卵或干虫卵、载玻片、盖玻片、细针等。

(2)方法:在洁净的载玻片上滴加 2～3 滴待检血清,用细针挑取适量新鲜血吸虫卵或干虫卵(100～500 个)与待检血清混匀,加盖玻片后用石蜡封片,37 ℃孵育 48～72 h,镜检观察结果。

(3)结果观察:典型的阳性反应为泡状、指状、片状或细长卷曲状的具有折光性的沉淀物,边缘整齐,与卵壳牢固粘连。无沉淀或沉淀物直径小于 10 μm 为阴性反应。观察 100 个虫卵,计算环沉率。环沉率≥5%者判为阳性,环沉率为 1%～4%者判为弱阳性。

$$环沉率 = \frac{阳性虫卵数}{全片观察虫卵数} \times 100\%$$

 思考题

1.弓形虫染色试验的原理是什么?

2.哪些免疫学技术可以检测血清中是否存在血吸虫抗体?

(杨 瑞)

实验十六 常见的寄生虫感染的动物模型

一、齿龈内阿米巴的培养

齿龈内阿米巴为人及许多哺乳类动物(如犬、猫等)的口腔齿龈部的共栖型阿米巴,仅有滋养体期,滋养体直径 10～20 μm。齿龈内阿米巴与溶组织内阿米巴相仿,核仁居中,有核周染色质粒,以二分裂方式繁殖,内外质分明,活动活泼,食物泡内常含有细菌、白细胞等,偶有红细胞。齿龈内阿米巴检出情况不仅与口腔卫生状况、牙石量有关,还与某些口腔疾病存在一定联系,常与齿龈部的化脓性感染并存,偶在支气管黏液中繁殖而出现于痰液中,主要借飞沫或接触传播。

溶组织内阿米巴致病性强,但感染率不高,教学科研中获取标本较困难,齿龈内阿米巴与溶

 Note

140

组织内阿米巴形态相近,教学中可用其替代。

【实验目标】

知识目标:熟悉齿龈内阿米巴的生物学特征和生活习性;了解齿龈内阿米巴流行现状及其与疾病的关系。

能力目标:熟悉齿龈内阿米巴培养基的配制、培养条件的控制等。

【实验内容】

（一）材料

烧杯、剪刀、纱布、玻璃棒、漏斗、试管、吸管、棉塞、电炉、高压蒸汽灭菌器、pH 试纸、载玻片、盖玻片、显微镜等。

（二）方法

1. 培养基的配制 采用洛克氏液-鸡蛋-血清培养基(Locke′s egg serum medium，LES)。

(1)洛克氏液的配制:氯化钠 9 g，氯化钙 0.2 g，氯化钾 0.4 g，碳酸氢钠 0.2 g，葡萄糖 1.0～2.5 g，加蒸馏水至 1000 mL，高压蒸汽灭菌(110 ℃，15 min)，冷却后置于 4 ℃冰箱储存备用。配制时，氯化钙应另装小瓶高压蒸汽灭菌，在与其他基础溶液混合并加蒸馏水后，方可边搅拌边滴加氯化钙，否则易引起沉淀;葡萄糖应在使用时加入，否则不易久置保存。

(2)鸡蛋斜面的制备:洗净鸡蛋并以 70%乙醇消毒鸡蛋壳后，将洛克氏液与鸡蛋(全蛋液)按 1∶8 体积比充分混匀，分装于消毒的带螺旋帽的试管中，每管 5 mL，成 30°角斜置于 70 ℃孵箱，经 1 h 凝固成斜面。

2. 齿龈内阿米巴的接种方法

(1)接种前，取出鸡蛋斜面培养基置于常温下，达到常温后，每管加入灭活的无菌新生小牛血清及含碱性抗生素(0.4%氨苄青霉素，0.1%链霉素)的洛克氏液 5 mL、米粉 20 mg。

(2)刮取牙周病患者牙周袋内容物或牙垢涂片齿龈内阿米巴阳性的牙垢刮取物，加入培养基中，稍吹打混匀。置于 35 ℃培养箱培养，2～3 天转种一次。

3. 镜检 取试管底部培养液一滴，加盖玻片后镜检，可见虫体无色透明、内外质分明、活动频繁。

知识拓展

齿龈内阿米巴存在于口腔中，经常在人类和宠物的牙周袋中观察到，仅有滋养体期，主要经飞沫或接触传播，其感染率各地报告都很高。许多学者认为齿龈内阿米巴是共栖型原虫，无致病性。但流行病学调查显示，齿龈内阿米巴在牙周炎患者中高度富集(牙周炎是由菌斑和微生物引起牙周支持组织的一种退行性疾病)，在口腔传染病中的潜在作用尚不清楚。牙周炎领域的最新进展对这一观点进行了适度的调整，考虑到病原体可以参与改变环境，导致微生态失调，齿龈内阿米巴可能是牙周炎病理生理学中不能忽视的一个重要因素，而不是该疾病的唯一病因。另有调查显示，有吸烟、饮酒、喝茶嗜好的人齿龈内阿米巴的感染率较高。有学者认为:吸烟可导致全身尤其是口腔局部的分泌型抗体减少和细胞免疫功能减退，这可能是齿龈内阿米巴感染率高的原因。近年报道显示，在子宫放置避孕工具的妇女的阴道和子宫的涂片中也查到了齿龈内阿米巴。齿龈内阿米巴感染的治疗应综合用药，首选甲硝唑或替硝唑。

▶▶ **思考题**

1. 齿龈内阿米巴与溶组织内阿米巴的滋养体的区别是什么?

2.齿龈内阿米巴与溶组织内阿米巴的致病特点有何不同?

二、利什曼原虫感染的动物模型

利什曼原虫通过传播媒介白蛉吸血传播,引起利什曼病。利什曼病是一种重要的人畜(兽)共患病。全球有98个国家3.5亿人处在利什曼病的威胁中,总病例已达1.2亿,利什曼病被世界卫生组织(WHO)列为重点防治的六大热带病之一。利什曼原虫属锥虫科利什曼属,其生活史有前鞭毛体和无鞭毛体两个时期,前鞭毛体寄生于媒介昆虫(白蛉或罗蛉)的消化道内,无鞭毛体寄生于哺乳动物或爬行动物的巨噬细胞内。患者主要表现为长期不规则发热、肝脾大、全血型贫血。

【实验目标】

知识目标:掌握杜氏利什曼原虫的形态和生活史。

能力目标:熟练进行杜氏利什曼原虫感染的动物模型的建立操作。

【实验内容】

(一)材料

1.实验动物 仓鼠或6周龄BALB/c小鼠、昆明小鼠。

2.器材 培养皿、眼科剪、镊子、小鼠解剖板、图钉、研钵、注射器、吸管、载玻片、盖玻片、显微镜等。

(二)方法

可用前鞭毛体和无鞭毛体做动物接种的虫体。

1.前鞭毛体法 将杜氏利什曼原虫置于NNN培养基内培养,待前鞭毛体大量繁殖时收集虫体,把培养液倒入锥形离心管内,用生理盐水或0.01 mol/L(pH 7.2)的PBS缓冲液洗涤沉淀2~3次,并最终将前鞭毛体培养液稀释成每毫升含4×10^7个前鞭毛体的混悬液备用。

2.无鞭毛体法

(1)将患者的组织穿刺液先进行离心,将底层液用生理盐水适量稀释备用。

(2)取一感染了杜氏利什曼原虫的仓鼠,用乙醚麻醉后,采用无菌操作取出其脾和肝,加入少量生理盐水在无菌研钵中研磨为匀浆后,再加生理盐水10~20 mL,制成混悬液。

在上述方法中任选一种,取混悬液注入健康仓鼠的腹腔内,每只鼠0.2~0.5 mL。

(三)结果观察

仓鼠感染杜氏利什曼原虫3周后,用乙醚将其麻醉,无菌解剖取其肝和脾,涂片、固定、瑞氏染色后镜检。可查见杜氏利什曼原虫无鞭毛体,常见于巨噬细胞内,也可见少量虫体散在细胞外。腹腔内肿大的淋巴结涂片,也可查见杜氏利什曼原虫无鞭毛体。杜氏利什曼原虫可在鼠体内存活6个月。

注意事项:杜氏利什曼原虫可以经皮肤伤口感染人体,因此在接种操作过程中应注意安全。

知识拓展

世界卫生组织报告指出,每年约有330万人因利什曼病致残,约5万人死亡。利什曼原虫主要通过白蛉叮刺传播,偶尔经口腔黏膜、破损皮肤、胎盘或输血传播。人对利什曼原虫普遍易感,因此,实验人员在进行采样、接种、培养、基因检测时,都存在实验室感染的危险,必须严格做好生物安全防护工作。目前,还没有针对利什曼病特别有效的药物和疫苗。

Note

利什曼病为人畜(兽)共患病,利什曼原虫除在人与人之间传播外,人与动物之间也可以相互传播。除了已经确认的动物宿主——犬以外,很多研究发现其他多种动物也可以感染利什曼原虫,如野生动物中的负鼠属、啮齿类动物、兔形目动物及蝙蝠科等;家养动物中的牛科动物、马科动物、家猫等。用于实验的动物主要是鼠类,在鼠、兔、狗、猫、猴、猪、羊、牛等动物的比较中,仓鼠(地鼠)最易感。

▶▶ 思考题

1.我国利什曼病由什么传播?

2.利什曼病为什么不容易防控?

思考题答题要点

三、刚地弓形虫感染的动物模型

刚地弓形虫,简称弓形虫,是广泛感染人及其他温血动物的专性细胞内寄生原虫,可引起人畜共患的弓形虫病。弓形虫属于机会性致病原虫。

弓形虫的生活史包括在终宿主猫科动物体内发育和在中间宿主体内发育两个阶段,对中间宿主的选择极不严格,除人外,其他哺乳动物、鸟类甚至鱼类都可寄生,对寄生组织的选择性也无特异亲嗜性,除红细胞外的有核细胞均可寄生。卵囊、包囊或假包囊被中间宿主吞食后,在肠内逸出子孢子、缓殖子或速殖子,随即侵入肠壁,经血或淋巴进入单核吞噬细胞系统寄生,并扩散至全身各器官组织发育繁殖,直至细胞破裂,速殖子重新侵入新的组织、细胞,反复繁殖,造成组织损伤和功能障碍,缓殖子则形成包囊导致占位性病变。此外,弓形虫感染途径还包括经血液、伤口感染和垂直传播。

【实验目标】

知识目标:掌握弓形虫的生物学特征和生活史;熟悉弓形虫感染的临床表现和疾病进程。

能力目标:熟练进行弓形虫感染的动物模型的建立操作,能够分析和解决动物实验中出现的问题。

【实验内容】

(一) 材料

1.实验动物 体重 20~25 g 的健康昆明小鼠或 BALB/c 小鼠。

2.器材 培养皿、眼科剪、镊子、小鼠解剖板、图钉、研钵、注射器、吸管、载玻片、盖玻片、显微镜等。

(二) 方法

1.动物接种

(1)将液氮或−80 ℃低温冷冻保种的弓形虫速殖子在 37 ℃水浴中复苏;或取一弓形虫保种小鼠,断颈处死,固定于解剖板上,用 75% 乙醇消毒腹部皮肤,将 1~2 mL 灭菌生理盐水或无菌 PBS 缓冲液(pH 7.2)注入腹腔进行灌洗,吸出灌洗液,置于离心管中,3000 r/min 离心 15 min,弃上清,加灭菌生理盐水或 PBS 缓冲液稀释至每个高倍镜视野约 40 个速殖子。

(2)每只健康小鼠腹腔接种 0.3 mL 速殖子悬液。

(3)接种后 3~6 天观察小鼠发病情况,如出现明显竖毛,摄食、活动减少,腹水等,表明已发病。

2.镜检 根据小鼠状态,于感染后 4~7 天,在病鼠腹腔内注射无菌 PBS 缓冲液或生理盐水 2~5 mL 冲洗腹腔,用吸出的腹腔内液体涂片,瑞氏染色后镜检。亦可将腹腔内液体感染第二只小鼠继续传代。

知识拓展

　　全世界约 1/3 的人感染弓形虫,病例主要分布于拉丁美洲、东欧和中欧的部分地区、中东以及东南亚和非洲部分地区。我国不同地区弓形虫感染率有一定差异(5%～20%),平均为 7.9%。弓形虫生活史复杂、感染途径多,可导致人体获得性弓形虫病和先天性弓形虫病。获得性弓形虫病的症状和预后与患者的免疫状态紧密相关,免疫功能正常者感染弓形虫后,可在各组织部位形成组织囊包而引起慢性或潜伏的终身持续性感染,可有短暂的非特异症状甚至完全无症状,免疫力低下时弓形虫病可急性发作,常累及淋巴结、眼、脑等。免疫功能受损甚至缺陷的患者,感染弓形虫后可有明显的眼、脑损伤和功能障碍,甚至多器官受累,危及生命。孕期感染弓形虫导致的胎儿先天性弓形虫病备受关注,是孕妇的常规检测项目,尤其是早、中孕期感染,可导致胎儿严重的发育障碍,引起流产、死胎、胎儿畸形、智力缺陷等,同时孕妇的并发症也多。此外,越来越多的研究表明,弓形虫感染与认知及神经精神功能的异常有关,精神病患者的弓形虫感染率显著高于正常人群。虽然尚未明确其发病机制,但弓形虫感染已是行为变化和神经精神障碍发展的危险因素,或许可为精神疾病的诊疗提供新的思路。

▶▶ **思考题**

1. 简述刚地弓形虫生活史的特点。

2. 如何防治刚地弓形虫感染?

思考题答题要点

四、疟原虫感染的动物模型

　　疟原虫广泛寄生于脊椎动物体内,其宿主特异性很强,目前有 5 种疟原虫(间日疟原虫、恶性疟原虫、卵形疟原虫、三日疟原虫、诺氏疟原虫)会导致人类疟疾,其中恶性疟原虫和间日疟原虫对人类的威胁较大。疟疾是一种主要通过雌性按蚊传播给人类、可危及生命的疾病,也可经输血和污染的针头传播。疟疾主要分布在热带国家,它的症状可轻微,也可危及生命。轻微症状表现为发热、发冷和头痛,类似于许多发热性疾病,很难识别。重症患者可有疲劳、意识模糊、癫痫发作和呼吸困难等表现。5 岁以下儿童、孕妇、旅行者和艾滋病患者发生严重感染的风险更高。其中,恶性疟原虫感染如果不加以治疗,患者可在 24 h 内发展为重症并死亡。我国疟疾控制工作已经取得了巨大成效,2021 年 6 月 30 日已通过了世界卫生组织的消除疟疾认证。但随着国际交流的日益频繁,输入性疟疾病例也日益增加,疟疾仍是我国重要的公共卫生问题之一。

【实验目标】

知识目标:掌握疟原虫红内期的形态和致病特点;了解疟疾的流行和防治现状。

能力目标:熟悉鼠疟原虫感染的动物模型的建立方法和操作技术。

【实验内容】

(一) 材料

1. 实验动物　体重 25～30 g 健康昆明小鼠。

2. 器材与试剂　载玻片、EP 管、注射器、水浴箱、瑞氏染色液等。

(二) 方法

1. 动物接种

(1)方法一:液氮保种的鼠疟原虫复苏接种,从液氮中取出装有鼠疟原虫的全血冰冻管,在

Note

37 ℃水浴复温后,取 0.2 mL 转种于健康小鼠腹腔内。

（2）方法二:取疟原虫保种小鼠全血置于加入抗凝剂的 EP 管中混匀,然后取 0.2 mL 注射于健康小鼠腹腔内。

2.镜检 小鼠感染后 4~5 天,剪去小鼠尾尖约 0.5 cm,取尾静脉血,制备厚、薄血膜涂片,瑞氏染色镜检。

知识拓展

疟疾、艾滋病和结核病被世界卫生组织（WHO）列为严重威胁人类健康的三大传染病。疟疾由按蚊传播,外周血中有配子体的患者和带虫者是疟疾的传染源,感染后先在宿主红细胞外（肝脏）发育,而后进入红细胞内,经几代裂体增殖达到一定数量后引起疟疾发作。典型症状表现为周期性寒战、高热和出汗退热三个连续阶段,不同虫种感染周期间隔不同,有复发与再燃现象。除了镰状红细胞病患者、地中海贫血患者、卵形红细胞增多症患者以及葡萄糖-6-磷酸脱氢酶（G6PD）缺乏和 Duffy 基因阴性人群对疟原虫感染具有天然的抵抗力外,一般人群对疟原虫缺乏先天免疫力。

据 WHO 发布的《世界疟疾报告 2021》,2021 年全球报告了 2.47 亿例疟疾病例,死亡 61.9 万人,其中非洲区域占据了 95% 的疟疾病例和 96% 的疟疾死亡病例,5 岁以下疟疾死亡儿童约占该地区所有疟疾死亡人数的 80%。四个非洲国家占全球疟疾死亡人数的一半,包括尼日利亚（31.3%）、刚果民主共和国（12.6%）、坦桑尼亚联合共和国（4.1%）和尼日尔（3.9%）。目前 WHO 建议采用以青蒿素及其衍生物为主的联合用药方法治疗疟疾,严格掌握剂量、疗程和给药途径,延缓抗药性的产生。2021 年 10 月,WHO 建议为高危儿童接种具有历史意义的"突破性"疟疾疫苗（RTS,S/AS01）,2023 年 10 月推荐在撒哈拉以南非洲及其他疟疾传播中高风险地区,为儿童接种第二款疟疾疫苗 R21/Matrix-M。

思考题

1.疟原虫的中间宿主和终宿主各是什么？

2.疟疾发作典型的临床表现是什么？

3.什么叫疟疾的再燃？什么叫疟疾的复发？

五、日本血吸虫感染的动物模型

血吸虫病流行于亚洲、非洲、拉丁美洲,是世界范围内流行非常广泛的感染性疾病之一,严重危害人类健康,影响社会经济发展,已成为十分严重的公共卫生问题。日本血吸虫寄生于人及其他哺乳动物的门静脉-肠系膜静脉内,引起日本血吸虫病。本病流行于我国、菲律宾及印度尼西亚等地,我国主要见于长江流域及以南地区。日本血吸虫卵污染水源后,在钉螺体内中发育至尾蚴阶段,经皮肤侵入人体,成虫寄生于肠系膜静脉内,产卵后,虫卵随血流沉积在结肠壁、肝脏、脑等处,引起急性和慢性血吸虫病,以肝硬化、脾大和肾脏疾病常见。

由于慢性特别是晚期日本血吸虫病患者的肠黏膜增厚,虫卵进入肠腔的数量减少,从粪便中查到虫卵的阳性率极低。轻型日本血吸虫病患者粪便中排出的虫卵很少,多呈间歇性出现,阳性率也不高。直肠活检和免疫学检查有诊断价值,以皮内试验、尾蚴膜试验、环卵沉淀试验特异性较高,应用较多。此外,血常规检查和肝功能检测结果有辅助诊断意义。

【实验目标】

知识目标:掌握日本血吸虫的生活史特点、各发育阶段的形态和寄生部位。

思考题答题要点

能力目标:熟悉日本血吸虫感染的动物模型的建立、饲养和实验操作,包括血吸虫尾蚴的感染、血吸虫成虫的收集和观察等。

【实验内容】

(一) 材料

1. 器材　烧杯、接种环、酒精灯、剪刀、棉球、纱布(或尼龙筛)、培养皿、眼科剪、镊子、小鼠解剖板、图钉、吸管、载玻片、盖玻片、解剖镜、显微镜等。

2. 实验动物　感染日本血吸虫的钉螺、6~8 周龄健康昆明小鼠(或其他品系小鼠)。

(二) 方法

1. 尾蚴逸出　将感染日本血吸虫的钉螺置于盛有 200 mL 去氯水(或生理盐水)的烧杯中,盖上纱布,以防钉螺爬出。在 25 ℃及光照条件下孵育 2~3 h,尾蚴可陆续逸出浮于水面。用接种环挑取液面上的尾蚴,移至盖玻片上,在解剖镜下计数尾蚴数,每只健康昆明小鼠感染 25~30 条尾蚴。

2. 小鼠接种　取 6~8 周龄健康昆明小鼠,将小鼠仰卧固定,剃除腹部体毛,用生理盐水湿润剃过体毛部位的皮肤,将附有尾蚴的盖玻片翻转过来覆盖于其上,使盖玻片与小鼠皮肤接触,保留 20 min。取下盖玻片,将感染小鼠放入鼠笼,饲养待用。于感染 8 周后剖杀。

3. 解剖小鼠取虫　感染动物解剖时间依需要而定。若仅观察成虫,可于感染 1 个月后解剖小鼠,暴露小鼠肠系膜静脉和肝门静脉,观察小鼠血管内有无成虫。若观察肝脏上的结节,可于感染 8 周后解剖小鼠,取小鼠米粒大小肝脏和肠黏膜组织,压片镜检,或行组织固定 HE 染色观察,同时亦可分离门静脉及肠系膜下静脉,取出成虫置于含生理盐水的培养皿中观察。

注意事项:操作时应细心,以防感染;使用过的器材应进行煮沸消毒。

知识拓展

血吸虫病是由血吸虫属吸虫引起的一种急慢性寄生虫病,主要有日本血吸虫病、曼氏血吸虫病、埃及血吸虫病、间插血吸虫病与湄公血吸虫病 5 种。血吸虫病在热带和亚热带地区流行,特别是在没有安全饮用水和适当卫生设施的贫困社区流行。世界卫生组织估计,2021 年至少有 2.514 亿人需要进行血吸虫病预防性治疗,其中仅 7530 多万人得到了治疗。血吸虫病控制的重点是通过周期性的大规模人群吡喹酮治疗来减少发病,更全面的控制方法包括保持饮用水卫生、建设适当的卫生设施和控制螺类。随着生态旅游和偏远地区旅游的兴起,游客感染血吸虫的病例有增多的趋势。

日本血吸虫感染对宿主造成的最主要的病理损伤,是沉积于肝脏中的虫卵引起的免疫病理损伤。沉积的虫卵发育成熟后,分泌可溶性虫卵抗原,由巨噬细胞呈递给 $CD4^+$ T 细胞,刺激活化 $CD4^+$ T 细胞产生各种细胞因子及趋化因子,吸引巨噬细胞、嗜酸性粒细胞及成纤维细胞等汇集到虫卵周围形成肉芽肿并继发纤维化,最终导致门静脉高压,从而引起肝脾大,引起腹水、消化道出血等多种严重的继发病症,使患者丧失劳动能力和生活自理能力,甚至危及生命。我国的血吸虫防治工作已经取得了显著的成绩,截至 2022 年,全国 452 个流行县中 75% 的流行县已达血吸虫消除标准,防治工作取得了显著成效。国家疾病预防控制局、国家卫生健康委员会等部门印发《加快实现消除血吸虫病目标行动方案(2023—2030 年)》,部署加快我国血吸虫病消除进程,预计到 2028 年,力争所有血吸虫病流行县(市、区)达到消除标准。

▶▶ 思考题

1.简述日本血吸虫的生活史过程。

2.日本血吸虫与其他吸虫有哪些不同？列表说明。

3.如何预防日本血吸虫感染？

思考题答题要点

六、旋毛虫感染的动物模型

旋毛虫寄生于人、鼠、猪、犬等体内，人因食用生或半熟的含活旋毛虫囊包的猪肉、狗肉、羊肉等而感染，引起人畜共患的寄生虫病。猪是人类发生旋毛虫感染的主要传染源，旋毛虫感染的暴发流行与食生肉的习惯有密切关系。成虫寄生于小肠，主要在十二指肠和空肠上段肠黏膜处寄生。雌虫受精后产卵，虫卵在其子宫内孵化为幼虫，幼虫排出后即钻入淋巴管或小静脉并随体循环到达全身各处，主要在横纹肌，尤其是在膈肌、舌肌及其他活动较多的肌肉内形成囊包，囊内幼虫可存活多年，对新宿主具有感染性。

诊断旋毛虫病可结合病史，若有食用生的或未熟的肉类史、典型临床症状及嗜酸性粒细胞增多表现，即可怀疑。从吃剩的肉品或患者骨骼肌活检标本中找到幼虫或囊包，即可确诊。皮内试验、沉淀试验、荧光抗体试验与酶联免疫吸附试验等免疫学检查结果可辅助诊断。

【实验目标】

知识目标：掌握旋毛虫生活史的特点与旋毛虫囊包的形态；熟悉旋毛虫病的流行特点和致病机制。

能力目标：掌握建立旋毛虫感染的动物模型的实验技术和操作方法，能够评估旋毛虫感染对动物健康的影响。

【实验内容】

（一）材料

烧杯、酒精灯、剪刀、棉球、培养皿、眼科剪、镊子、小鼠解剖板、图钉、载玻片、盖玻片、显微镜等。

（二）方法

1.动物接种 取含有旋毛虫囊包的小鼠腹肌一块，剪成约 2 mm×2 mm 的小块，镜检计数囊包，将含旋毛虫囊包的肌块（约 80 条幼虫）喂食健康小鼠。

2.观察感染小鼠状态变化 小鼠感染 10 余天后，逐渐出现进食减少、寒战、不能站立等症状。感染 35 天后，断颈处死小鼠，解剖取出小鼠腹肌，加入少许生理盐水，将肌肉剪成约 2 mm×2 mm 的小块，用两块载玻片压薄后，低倍镜下检查囊包。

知识拓展

旋毛虫病呈全球分布，以欧美国家的发病率为高。在我国主要流行于云南、四川、西藏、河南、湖北、东北等地。近年各地调查，猪的感染率一般为 0.1%～0.2%，高的可达 50%。人因吞食含囊包的猪肉、狗肉、羊肉等而感染，成虫和幼虫虽然同时寄生于同一宿主体内（该宿主既是终寄主，又是中间寄主），但幼虫必须被另一宿主吞食后，才能在新的宿主体内完成其生活史。肉食或杂食动物（如鼠、猫、犬、羊），以及多种野生动物（如熊、野猪、狼、狐等）亦可感染并通过相互残杀吞食有旋毛虫囊包的动物尸体而感染，保虫宿主种类多。旋毛虫幼虫在发育、移行和寄生过程中对宿主造成一系列损害，临床征象分为肠型期（侵入期）、肌型期（移行期）和成囊期三期。移行期的症状最严重，有发冷、发热,颜面水肿,全身肌肉肿胀和疼痛,尤以腓肠肌症状明显,眼肌活动受限,咀嚼、吞咽、言语及呼吸困难;也可出现心肌炎、脑炎、脑膜炎等征象,此期有一定死亡率;至成囊期,发热等症状逐渐减轻。

最简单而有效的预防措施是不食生或未煮熟的猪肉、其他动物肉及其制品;改善养猪方法,提倡圈养,隔离治疗病猪;饲料煮熟以防止猪感染。加强肉类检疫,未经检验不准出售。

 思考题

1.如何诊断旋毛虫病?

2.如何预防旋毛虫感染?

(杨　瑞)

思考题答题要点

Note

第四章　综合实验

综合实验一　常见病原性球菌的分离与鉴定

病原性球菌主要引起化脓性感染,故又称为化脓性球菌,包括葡萄球菌、链球菌、肺炎链球菌、脑膜炎奈瑟菌和淋病奈瑟菌等。

【实验目标】

知识目标:掌握模拟脓液标本的病原学检查方法;掌握化脓性感染常见致病菌的检测程序;熟悉导致化脓性感染的常见病原微生物。

能力目标:熟悉病例分析方法,设计微生物鉴定方案。

【实验内容】

（一）病原性球菌的分离培养

1.材料

(1)模拟脓液标本:金黄色葡萄球菌、表皮葡萄球菌、腐生葡萄球菌的混合肉汤培养物。

(2)培养基:血琼脂培养板。

(3)其他:接种环、酒精灯等。

2.方法　将模拟脓液标本分区划线接种于血琼脂培养板上(参见第一章实验二"细菌培养技术"),37 ℃培养 18～24 h,观察结果。

3.结果观察　观察血平板上是否分离出单个菌落,记录菌落大小、形态、颜色、表面、边缘、湿润程度、气味、透明度及溶血环等。挑取 1 个可疑致病菌菌落,一半做纯培养,另一半做涂片、革兰染色镜检。

金黄色葡萄球菌在血平板上的菌落特点是菌落小,直径 1～2 mm,菌落呈金黄色、不透明,圆形、隆起,表面光滑、湿润,边缘整齐,菌落周围形成完全透明的溶血环(β 溶血环)。

（二）触酶试验

触酶又称过氧化氢酶,具有过氧化氢酶的细菌能分解过氧化氢成为水和原子态氧,继而形成氧分子,出现气泡。大多数葡萄球菌可产生过氧化氢酶,但链球菌不能产生,故常用触酶试验来区分葡萄球菌和链球菌。此实验不宜在血琼脂平板上直接进行,因为红细胞含有触酶,可导致假阳性结果。

1.材料

(1)待检细菌:取模拟脓液标本分离培养中的单个可疑菌落。

(2)其他:3% H_2O_2 溶液(现用现配)、洁净载玻片、接种环、酒精灯等。

2.方法

(1)取 1 块洁净载玻片,用接种环以无菌操作法挑取可疑菌落的细菌至载玻片中央。

Note

149

(2)载玻片中央滴加1滴新鲜配制的3% H_2O_2 溶液,立即观察结果。

3.结果观察 若立即出现大量气泡,则为触酶试验阳性,无气泡为阴性(图4-1-1)。

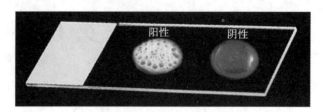

图4-1-1 触酶试验结果

(三)血浆凝固酶试验

血浆凝固酶试验是鉴定葡萄球菌有无致病性的重要实验。致病性葡萄球菌如金黄色葡萄球菌,可产生血浆凝固酶,能使凝血酶原变成凝血酶类产物,使纤维蛋白原变为纤维蛋白,从而使血浆凝固。凝固酶阴性葡萄球菌是人体皮肤黏膜正常菌群成员之一,是医院感染的主要条件病原菌,其中表皮葡萄球菌引起人工瓣膜性心内膜炎、静脉导管感染、腹膜透析相关性腹膜炎、血管移植物感染和人工关节感染等;腐生葡萄球菌则是女性尿路感染的重要病原菌,其他凝固酶阴性葡萄球菌也已成为重要的机会致病菌。

1.材料

(1)待检细菌:取模拟脓液标本分离培养中的单个可疑菌落。

(2)其他:兔血浆(肝素抗凝)、洁净载玻片、洁净试管和试管架、恒温培养箱、接种环、酒精灯等。

2.方法

(1)试管法。

①将1∶4稀释的新鲜兔血浆0.5 mL加入1支洁净试管内。

②用接种环以无菌操作法挑取可疑菌落至兔血浆中。

③置于37 ℃恒温培养箱中孵育,每30 min观察1次结果。

(2)玻片法。

①取1块洁净载玻片,用记号笔划分为两格,一格中央滴加1滴生理盐水,另一格滴加1滴1∶2稀释的新鲜兔血浆。

②用接种环以无菌操作法挑取单个纯培养菌落至生理盐水中,混匀,再取同一菌落加入兔血浆中混匀,立即观察结果。

3.结果观察

(1)试管法:如试管内有凝块出现,或整管凝集,则为血浆凝固酶试验阳性,否则为阴性(图4-1-2)。如果孵育2 h后无凝集现象出现,则放置过夜后再观察。

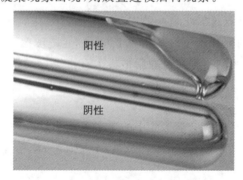

图4-1-2 血浆凝固酶试验结果

（2）玻片法：血浆中出现颗粒状凝集,且生理盐水中无凝集现象为阳性,两格都无凝集现象则为阴性。

（四）胆汁溶菌试验

胆汁溶菌试验是鉴别肺炎链球菌与其他 α 溶血性链球菌的重要实验,胆汁或胆盐可溶解肺炎链球菌,可能是由于胆汁降低了细胞膜表面的张力,使细胞膜破损或使菌体裂解,或者是由于胆汁加速了肺炎链球菌的自溶,故而肺炎链球菌胆汁溶菌试验呈阳性,而其他 α 溶血性链球菌呈阴性。

1. 材料

（1）待检细菌：肺炎链球菌血琼脂平板培养物。

（2）其他：10％去氧胆酸钠溶液或牛胆汁、无菌生理盐水、洁净试管和试管架、恒温培养箱、接种环、刻度吸管、酒精灯等。

2. 方法

（1）直接菌落法。

①取 10％去氧胆酸钠溶液 1 滴,直接滴加至有肺炎链球菌的血琼脂平板上。

②置于 35 ℃恒温培养箱,不翻面孵育 15 min 后观察结果。

（2）试管法。

①取 1 支洁净试管,加入 5 mL 生理盐水,用接种环以无菌操作法挑取肺炎链球菌菌落若干个至生理盐水中,混匀,制成浓菌悬浊液。

②再取 2 支洁净试管,编号 1、2,各滴加 1.8 mL 浓菌悬浊液。

③1 号管滴加 10％去氧胆酸钠溶液 0.2 mL;2 号管滴加无菌生理盐水 0.2 mL 作为阴性对照管。

④置于 35 ℃恒温培养箱孵育 5～15 min,观察结果。

3. 结果观察

（1）直接菌落法："菌落消失"则判断为阳性;菌落仍在则为阴性(图 4-1-3)。

（2）试管法：以滴加 10％去氧胆酸钠溶液的培养物变澄清,同时阴性对照管仍为混浊为阳性;两支试管都呈混浊,则为阴性。

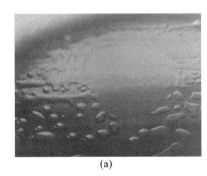
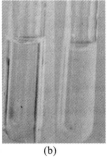

（a）　　　　　　　　　　（b）

图 4-1-3　胆汁溶菌试验结果

(a)直接菌落法示阳性;(b)试管法示阳性

（五）抗链球菌溶血素 O 试验（ASO test）

链球菌溶血素 O(streptolysin O,SLO)是 A 群链球菌的代谢产物之一,是一种具有酶活性的蛋白质,能溶解红细胞,也能破坏白细胞和血小板。SLO 具有很强的抗原性,机体受 A 群链球菌感染后可产生 SLO 抗体,通过测定血清中 SLO 抗体水平,可辅助诊断 A 群链球菌感染或活动性风湿热,该实验称为抗链球菌溶血素 O 试验(ASO 试验),简称抗 O 试验。

1. 材料

(1)标本:待检血清、阳性对照血清、阴性对照血清。

(2)试剂:ASO胶乳试剂(敏感性200 U/mL)、生理盐水等。

(3)其他:微量移液器、反应板等。

2. 方法

(1)将反应板孔编号,2至4号孔各滴加生理盐水50 μL。

(2)在1号孔内加入100 μL待检血清,混匀;从1号孔吸出50 μL血清加入2号孔,混匀;从2号孔吸出50 μL血清稀释液加入3号孔,混匀;从3号孔吸出50 μL加至4号孔,混匀,从4号孔吸出50 μL弃去。同时另设2个阳性对照孔和2个阴性对照孔,分别加入阳性对照血清和阴性对照清各50 μL。

(3)每孔各滴加50 μL ASO胶乳试剂,轻轻摇动,混匀,2 min后观察结果。

3. 结果观察 若1号孔出现明显凝集,同时阳性对照孔也出现明显凝集,其他孔都无凝集现象,则该血清ASO效价为200 U;若1、2号孔和阳性对照孔都出现明显凝集,其他孔没有凝集现象,则该血清ASO效价为400 U;若1～3号孔和阳性对照孔都出现明显凝集,其他孔无凝集现象,则该血清ASO效价为800 U;若1～4号孔和阳性对照孔都出现明显凝集,其他孔无凝集现象,则该血清ASO效价为1600 U。

正常人血清ASO效价低于200 U,ASO试验呈阴性反应。当ASO试验呈阳性反应(活动性风湿热患者的血清ASO效价一般超过400 U),且抗体滴度有逐步增高趋势时,即具有诊断参考价值。主要见于A群链球菌感染引起的变态反应性疾病,如风湿热、急性肾小球肾炎等,还可见于A群链球菌感染所致的上呼吸道炎症(咽炎或扁桃体炎),85%～90%的患者感染后2周到病愈后数月血清中均可测到SLO抗体。

【病例与讨论】

(一)病例摘要

病例1

患儿,女,12岁,因发热、咳嗽5天入院,患儿体温最高达38.6 ℃,口服布洛芬可降至正常。入院体格检查:体温39.2 ℃,脉搏140次/分,呼吸28次/分,呼吸稍促,轻度三凹征,咽部充血,左肺叩诊呈浊音,呼吸音减低,双肺可闻及细湿啰音。肺CT示:左肺及右肺下叶炎症,局部实变。行纤维支气管镜检查及肺泡灌洗术,镜下可见气管、支气管黏膜表面有黄白色坏死物附着,黏膜充血明显,触之易出血。血常规:白细胞 $16.7×10^9$/L,中性粒细胞85%,C反应蛋白220 mg/L。

病例2

患者,男,12岁,因"咽部干燥、疼痛3天,吞咽时加重"入院。患者于3天前因受凉后出现咽部干燥、疼痛症状,吞咽时加重。门诊以"急性化脓性扁桃体炎"收入院治疗。入院体格检查:体温39.8 ℃,脉搏97次/分,呼吸24次/分。急性病容,神志清楚,精神较差,步入病房,体格检查合作。全身皮肤黏膜无黄染及皮疹,下颌淋巴结肿大,并有压痛。头颅五官无畸形,唇红,扁桃体和腭舌弓呈弥漫性充血,咽隐窝可见黄白色干酪样点状物。胸廓对称,听诊双肺呼吸音清晰,未闻及干、湿啰音。心界不大,律齐,心音有力,各瓣膜听诊区未闻及病理性杂音。腹平软,肝脾肋下未触及,肠鸣音4～5次/分。脊柱及四肢无畸形,活动可。神经系统检查未见明显异常。

病例3

患儿,男,2岁。发热、咳嗽3天,加重半天。患儿于3天前受凉后出现咳嗽、发热,测体温39.0 ℃,家长自行给服感冒药无效,于就诊当日患儿出现烦躁不安,气促加重,咳嗽剧烈,咳铁锈色痰,尿量减少而急诊入院。病程中患儿食欲差,大便正常,不能安睡。既往体质弱,有反复支气管炎、支气管肺炎病史。入院体格检查:体温39.5 ℃,脉搏180次/分,呼吸70次/分,血压80/65

mmHg。神志清楚,精神萎靡,主动体位,营养一般,呼吸急促;唇周发绀,鼻翼扇动,面色苍白,皮肤黏膜无黄染;双侧瞳孔等大等圆、对光反射灵敏,咽充血,双侧扁桃体Ⅱ度肿大;颈软、无抵抗感;轻度鸡胸,双侧胸廓对称,可见吸气三凹征,双肺呼吸音粗糙,双肺可闻及中细湿啰音;心率182 次/分,可闻及奔马律,无杂音;腹软,肝右肋下 3.5 cm,质软,脾未触及;脊柱四肢无畸形。血常规:血红蛋白 100 g/L,白细胞 18×10⁹/L,中性粒细胞 65%,淋巴细胞 35%。

病例 4

患儿,男,2 岁,因发热 1 天,皮肤瘀斑 8 h,伴抽搐 3 次入院。患儿入院前 1 天无明显诱因出现高热 39.1 ℃,8 h 前皮肤出现瘀点,并迅速增多,扩散至全身,融合成片,其间抽搐 3 次,表现为全身对称性发作,数分钟后缓解;抽搐后患儿神志恍惚,精神差,面色苍白,发绀;无呕吐,无腹泻。入院体格检查:体温 38.5 ℃,脉搏 160 次/分,呼吸 58 次/分,血压 70/40 mmHg。神志模糊,面色发绀,呼吸急促,三凹征阳性,无脱水貌,皮肤可见大小不等暗红色边缘欠规整的瘀斑,不高出皮面,压之不退色,融合成片;瞳孔对光反射迟钝,球结膜水肿,颈抵抗阳性;听诊双肺呼吸音粗,心音有力,律齐,肝肋下 5 cm,肠鸣音消失,肌张力不高,四肢末梢凉至腕、踝,毛细血管再充盈时间 4~5 s(正常小于 2 s)。胃管内吸出 50 mL 咖啡样液体。血常规:白细胞 28.7 ×10⁹/L,中性粒细胞 70%,血小板 80 ×10⁹/L。

病例 5

患者,男,21 岁,因咽部不适 3 周,水肿、尿少 1 周入院。患者 3 周前咽部不适,轻咳,无发热,自服诺氟沙星无好转。近 1 周感双腿发胀,双眼睑水肿,晨起时明显,同时尿量减少,每天 200~500 mL,尿色较红。于外院查尿蛋白(++),红细胞、白细胞计数不详,血压增高,口服阿莫西林、保肾康后症状无好转来诊。发病以来精神、食欲可,轻度腰酸、乏力,无尿频、尿急、尿痛、关节痛、皮疹、脱发及口腔溃疡,体重 3 周来增加 6 kg。既往体健,青霉素过敏,个人、家族史无特殊。入院体格检查:体温 36.5 ℃,脉搏 80 次/分,呼吸 18 次/分,血压 160/96 mmHg;无皮疹,浅淋巴结未触及,眼睑水肿,巩膜无黄染,咽红,扁桃体不大,心肺无异常,腹软,肝脾不大,移动性浊音(一),双肾区无叩击痛,双下肢凹陷性水肿。化验:血红蛋白 140 g/L,白细胞 7.7×10⁹/L,血小板210×10⁹/L,尿蛋白(++),定量 3 g/24 h,尿白细胞 0~1 个/高倍视野,红细胞 20~30 个/高倍视野,偶见颗粒管型,肝功能正常,白蛋白 35.5 g/L,尿素氮 8.5 mmol/L,尿酸 140 μmol/L。血IgG、IgM、IgA 正常,血清补体 C3 0.5 g/L,抗链球菌溶血素 O 800 U/L,乙肝两对半(一)。

(二) 讨论

(1)根据病例描述,初步判断这些患者可能感染了何种细菌?

(2)确定病例 1~5 的病原学检测方案。

(3)化脓性感染常见的致病菌有哪些,其病原学和免疫学检查方法有哪些?

(4)引起化脓性感染的病原微生物还有哪些? 如何区别细菌感染、病毒感染和寄生虫感染?

▶▶ **思考题**

1.常见的化脓性球菌在血琼脂平板上的菌落特征有何区别?

2.化脓性球菌包括哪些? 常引起何种疾病? 其毒力因子有哪些?

(牛莉娜)

思考题答题要点

综合实验二 肠道感染常见致病菌的检测

【实验目标】

知识目标:掌握常见肠道感染致病菌的微生物学检验;熟悉肠杆菌科的共同特点,常见肠道感染致病菌的主要生物学特性。

能力目标:根据病例和标本信息,确定病原生物学与免疫学检验方案;根据实验结果鉴定出标本中的病原菌。

【**实验内容**】

（一）肠道杆菌的分离培养

1. 材料

(1)标本:模拟粪便感染标本 1~3 号,大肠埃希菌、痢疾志贺菌、伤寒沙门菌等混合肉汤培养物等。

(2)培养基:SS 培养基(或 EMB 培养基)等。

(3)其他:接种环、酒精灯等。

2. 方法　将模拟粪便感染标本分区划线接种于 SS 培养基或 EMB 培养基,35~37 ℃恒温培养 18~24 h,取出,观察结果。

3. 结果观察　观察平板内是否分离出单个菌落,注意比较肠道致病菌和非致病菌形成的不同菌落,挑取 1 个透明的可疑致病菌菌落,一半做纯培养,另一半做涂片、革兰染色镜检。

肠道杆菌在 SS 培养基上的菌落特点:致病菌菌落小、无色、透明,如为沙门菌,可出现黑色中心(产硫化氢)。非致病菌菌落较大,大肠埃希菌菌落为红色、不透明。

肠道杆菌在 EMB 培养基上的菌落特点:致病菌菌落小、无色、透明。非致病菌菌落相对较大;大肠埃希菌菌落为紫黑色、带金属光泽、不透明。

（二）肠道杆菌的生化鉴定

1. 材料

(1)待检细菌:取模拟粪便感染标本分离培养中的单个可疑菌落。

(2)其他:克氏双糖铁琼脂培养基、动力-靛基质-尿素酶(MIU)培养基、接种针、酒精灯等。

2. 方法

(1)挑取可疑菌落:右手持接种针,在火焰中烧灼灭菌,冷却后在 SS 培养基或 EMB 培养基上挑取无色透明可疑菌落。

(2)接种克氏双糖铁琼脂(Kligler iron agar,KIA)培养基。

①左手持装有克氏双糖铁琼脂培养基的培养管,使斜面朝上。取出试管塞,烧灼试管口灭菌。

②将带菌的接种针垂直插入培养管底部,然后原路退出并在斜面上轻轻画一直线,再自下而上在斜面上画蛇行线。

③烧灼试管口灭菌,盖好试管塞。将接种针灭菌后放回原位。

(3)接种 MIU 培养基:以无菌操作技术将无色透明的可疑菌落接种在半固体培养基、蛋白胨水培养基和尿素培养基上。

(4)标记、培养:试管用记号笔写上标本号、接种日期等,置于 35~37 ℃恒温培养箱培养 18~24 h。

3. 结果观察　根据表 4-2-1,初步判断所分离的细菌种类。

表 4-2-1　常见肠道杆菌培养管的生化反应结果

菌　种	底层	斜面	产气	硫化氢	动力	吲哚	尿素酶	备　注
大肠埃希菌	+	+	+	—	+	+	—	非致病菌

续表

菌　种	底层	斜面	产气	硫化氢	动力	吲哚	尿素酶	备　注
痢疾志贺菌	＋	－	－	－	－	－/＋	－	
伤寒沙门菌	＋	－	－	－/＋	＋	－	－	
甲型副伤寒沙门菌	＋	－	＋	－/＋	＋	－	－	致病菌
乙型副伤寒沙门菌	＋	－	＋	＋＋＋	＋	－	－	

（三）肠道杆菌的血清学鉴定

根据生化反应结果做出初步鉴定,选用已知诊断血清做玻片凝集试验。

1.材料

（1）待检细菌:克氏双糖铁琼脂培养管内的纯培养细菌。

（2）诊断血清:痢疾志贺菌免疫血清、伤寒沙门菌免疫血清。

（3）其他:载玻片、生理盐水、接种环、记号笔等。

2.方法

（1）标记:取洁净载玻片1张,用记号笔分为两个区域,并在载玻片的左上角做标记。

（2）加盐水和血清:在载玻片的左、右区域分别滴加生理盐水和志贺菌诊断血清或沙门菌诊断血清1～2滴。

（3）加待测菌:接种环灭菌后,刮取少许培养管斜面上的细菌纯培养物,先与载玻片左侧的生理盐水混匀成混浊的菌液,再与载玻片右侧的已知免疫血清混匀。轻轻摇动载玻片1～2 min后观察有无凝集颗粒出现。

3.结果观察

（1）阳性（＋）:肉眼可见白色细沙样凝集颗粒,周围液体变清。

（2）阴性（－）:5～10 min不出现凝集者可确定为阴性,细菌悬液均匀混浊,无凝集颗粒。

（四）沙门菌感染的血清学检测——肥达试验（Widal test）

1.材料

（1）待检血清:0.2 mL 1支（1∶20稀释）。

（2）诊断抗原:①伤寒沙门菌菌体抗原（O抗原）;②伤寒沙门菌鞭毛抗原（H抗原）;③甲型副伤寒沙门菌鞭毛抗原（PAH抗原）;④乙型副伤寒沙门菌鞭毛抗原（PBH抗原）。

（3）其他:生理盐水、1 mL吸管、5 mL吸管、加样器吸头、无菌滴管、37 ℃或45 ℃水浴箱等。

2.方法　采用单管稀释法。

（1）标记:准备4排小试管,每排7支并做好标记。

（2）稀释待检血清:另取1支中号试管,加生理盐水3.8 mL及待检血清0.2 mL,混匀,即进行1∶20稀释,总量为4 mL。然后取出2 mL,按每管0.5 mL的量分别放入各排小试管中的第1支试管中。再于上述中号试管内加生理盐水2 mL混匀,即为1∶40稀释血清,吸取此稀释度血清2 mL,按每管0.5 mL的量分别加到各排小试管中的第2支试管中。以此类推连续稀释到各排小试管中的第6支试管为止,第7支小试管只加入0.5 mL生理盐水作为阴性对照管。

（3）加诊断抗原:往第一排每个小试管中加入0.5 mL的O抗原,往第二排每个小试管中加入

155

0.5 mL 的 H 抗原,往第三排每个小试管中加入 0.5 mL 的 PAH 抗原,往第四排每个小试管中加入 0.5 mL 的 PBH 抗原,各小试管中血清最终稀释度如表 4-2-2 所示。

表 4-2-2 肥达试验方法

抗　原	试管(每管 0.5 mL 稀释血清)						只加生理盐水的阴性对照管/mL
	1∶20	1∶40	1∶80	1∶160	1∶320	1∶640	
O(每管 0.5 mL)	1.0	1.0	1.0	1.0	1.0	1.0	1.0
H(每管 0.5 mL)	1.0	1.0	1.0	1.0	1.0	1.0	1.0
PAH(每管 0.5 mL)	1.0	1.0	1.0	1.0	1.0	1.0	1.0
PBH(每管 0.5 mL)	1.0	1.0	1.0	1.0	1.0	1.0	1.0
血清最终稀释度	1∶40	1∶80	1∶160	1∶320	1∶640	1∶1280	—

注:表中数字 1.0 表示各试管中最终液体量为 1.0 mL。

(4)孵育:轻轻振荡,置于 45 ℃水浴箱中 2 h 或 37 ℃水浴箱中 4 h,取出置于室温或放入冰箱过夜,次日观察并记录结果。

3.结果判断　先观察对照管,正常情况下阴性对照管中应无凝集反应。再分别与阴性对照管比较,观察各试管凝集情况。根据液体透明度和凝集块多少,以"＋＋＋＋""＋＋＋""＋＋""＋""－"等符号记录。

＋＋＋＋:上清液完全澄清,细菌凝集成片,全部沉于管底。

＋＋＋:上清液澄清度达 75%,大部分细菌凝集成片沉于管底。

＋＋:上清液澄清度达 50%,约 50%细菌凝集成片沉于管底。

＋:上清液较混浊,澄清度仅有 25%,管底仅有少部分细菌凝集成块。

－:液体均匀混浊,管底无凝集块。

以呈现"＋＋"凝集的血清最高稀释倍数作为该血清的凝集效价。一般认为,伤寒沙门菌 O 抗体凝集效价在 1∶80 以上,H 抗体凝集效价在 1∶160 以上,甲、乙、丙型副伤寒沙门菌 H 抗体凝集效价在 1∶80 以上才有诊断意义。

【病例与讨论】

(一)病例摘要

病例 1

患儿,女,10 岁。高热、腹泻 1 天。患儿 1 天前突发寒战、体温 39.5 ℃,每天腹泻 10 余次,稀便带黏液脓血,伴里急后重。体格检查:体温 39 ℃,脉搏 104 次/分,左下腹压痛。实验室检查:白细胞计数 $13.4×10^9$/L;大便常规:红细胞计数 12 个/高倍视野,白细胞计数 15 个/高倍视野。1 天前曾在小餐馆进食。

病例 2

患者,男,52 岁。腹泻 1 天。患者于某年 7 月 26 日凌晨无明显诱因出现无痛性腹泻,至当天清晨腹泻 4 次,为黄色稀水样便,每次量多,伴有恶心、呕吐,呕吐物为胃内容物。从下午开始,发生 3 次腹泻,稀水样便,有恶心、呕吐,呕吐物为黄色稀水,遂去医院就诊。体格检查:体温 36 ℃,脉搏 104 次/分,血压 92/76 mmHg,脱水貌。实验室检查:白细胞计数 $13.7×10^9$/L,中性粒细胞百分比 81.9%,血钙 1.14 mmol/L;大便常规:白细胞计数 5~6 个/高倍视野,红细胞计数 0 个/高倍视野。

病例 3

男性,39 岁,发热 10 天,于 7 月 8 日入院。患者 10 天前无明显诱因出现发热,体温逐渐增高,波动在 37.5~39 ℃,感觉乏力、腹部不适,偶有腹痛,食欲不佳,无恶心、呕吐和腹泻。体格检查:体温 39 ℃,脉搏 74 次/分,表情淡漠,巩膜轻度黄染,胸部见 7 个充血性皮疹,肝肋下 1.5 cm,脾肋下 2 cm,质软。实验室检查:外周血白细胞计数 $2.4×10^9$/L,中性粒细胞计数 44%,淋巴细胞计数 55%;肥达试验:O 抗体凝集效价 1:160,H 抗体凝集效价 1:320;肝功能:丙氨酸转氨酶(ALT)180 U/L,总胆红素 45.2 μmol/L,HBsAg 阴性。患者半个月前有不洁饮食史。

(二) 讨论

(1)根据病例摘要,初步判断这些病例可能感染了哪种细菌? 肠道感染常见的致病菌有哪些?

(2)肠道感染常见致病菌的微生物学检查方法有哪些?

(3)确定病例 1~3 的病原学检查方案。

(4)引起肠道感染的病原微生物还有哪些? 如何区分细菌感染、病毒感染和寄生虫感染?

▶▶ 思考题

1. 从腹泻标本中鉴定致病菌的实验步骤有哪些?

2. 引起腹泻、呕吐等症状的原核细胞型微生物有哪些?

(周兰英)

思考题答题要点

综合实验三　泌尿生殖道感染常见病原体的实验室检查

泌尿生殖道感染是临床较为多见的感染性疾病。多种病原体如细菌、真菌、病毒等均可引起泌尿生殖系统感染,不同病原体引起的感染可能有相似的临床表现,因此为有效诊断疾病,除了依据患者临床表现外,实验室诊断也具有极其重要的意义。泌尿生殖道病原体的实验室检查包括标本的采集、标本中未知病原体的分离与鉴定、病原体药敏特征的鉴定等。泌尿生殖道标本的一般细菌学检测程序如图 4-3-1 所示。

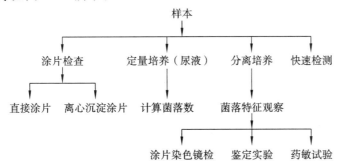

图 4-3-1　泌尿生殖道标本的一般细菌学检测程序

1. 标本采集　应根据患者临床表现,采用适当的方法采集合适的标本。对于泌尿生殖道感染,多采集尿液作为标本,也可采集尿道口分泌物作为标本,采集标本时要求严格无菌操作,同时标本的采集应严格在用药前进行。

2. 直接涂片染色镜检　根据送检单的初步诊断意见,预判样本中的可疑致病菌,选用不同的染色方法进行直接涂片、染色及镜检,制片前一般对尿液标本进行离心集菌处理。对于大多数细菌,采用革兰染色法。如为抗酸细菌,可采用抗酸染色法(参见第一章实验一"细菌形态学检查方法")。

3. 培养和鉴定　需氧、厌氧培养后,取可疑菌落进行病原菌的鉴定。常规细菌分离培养采用离心的尿液沉淀物进行。将其分别接种于血琼脂平板、EMB 琼脂平板、肉汤培养基,置于 37 ℃培养 18～24 h。①若两种平板或培养基上均有细菌生长,涂片、染色结果为革兰阴性菌,则按肠杆菌科细菌继续鉴别及鉴定。②如仅能在血琼脂平板上生长,而在 EMB 琼脂平板上不生长,可考虑为革兰阳性菌,再根据菌落特征及革兰染色结果进行进一步鉴定。③如平板上无细菌生长,而肉汤培养基中有细菌生长,一般可能为污染菌,需经涂片、染色、镜检来确定判断是否正确。如证实为污染菌,可不再进一步检查。若平板上无细菌生长,疑为标本中病原菌量少所致,则需先进行肉汤培养基增菌后再接种至上述培养基中进行培养鉴定。

厌氧性细菌的分离培养:需取标本沉淀物 0.1～1.0 mL,接种于硫乙醇酸钠液体培养基中,37 ℃增菌培养 4 天后再接种于两块血琼脂平板,分别做需氧和厌氧培养。若需氧培养结果无细菌生长而厌氧培养有细菌生长,则可根据菌落特征、革兰染色特征以及临床病情做综合判定后,再按特定厌氧性细菌进行进一步鉴定。

目前临床病原菌的鉴定,除了生化鉴定、核酸检测、血清学鉴定外,也可采用自动化仪器鉴定及质谱技术等进行鉴定。

4. 药敏试验　除了传统的纸片法、E 试验外,还可采用自动化药物敏感分析仪或质谱技术进行鉴定。

5. 实验结果报告与解释　报告显微镜检查及培养检查等的阴性、阳性结果,包括具体观察到的实验现象及数据、检测者结合患者病情做出的初步判断、检测者结合患者病情及检查结果做出的实验室初步诊断等。

【实验目标】

知识目标:掌握引起泌尿生殖道感染常见病原体的种类及形态特征,掌握实验室检查程序及原理。了解阴道毛滴虫滋养体活体形态及活动特点,了解滋养体的基本结构。

能力目标:掌握泌尿生殖道感染常见病原体的各种实验室检查方法及结果判断。

【实验内容】

(一)淋病奈瑟菌的检查

1. 材料　淋病奈瑟菌革兰染色标本、显微镜等。

2. 形态观察　油镜下观察,其形态为肾形、成双排列,革兰染色阴性。若为感染性分泌物涂片,可见细菌被中性粒细胞吞噬在细胞质内。

(二)白念珠菌的检查

1. 材料　革兰染色或棉兰染色标本、显微镜等。

2. 形态观察　先在低倍镜下找到视野后,换高倍镜观察,其孢子形态为椭圆形,革兰染色阳性。注意观察是否有出芽形成的假菌丝。

(三)衣原体的检查

1. 材料　感染上皮细胞的吉姆萨染色标本、显微镜等。

2. 形态观察　油镜下观察,细胞质呈淡红色,细胞核呈紫色,注意细胞质内的嗜碱性包涵体呈深紫色致密结构。

(四)梅毒螺旋体的血清学检查

1. 快速血浆反应素（rapid plasma reagin, RPR）环状卡片试验　将与梅毒螺旋体(*Microspironema pallidum*,TP)有共同抗原成分的牛心肌类脂抗原吸附在炭粒上,与待检血清中的抗梅毒螺旋体抗体结合,可出现肉眼可见的炭粒凝集现象。此法快速、简便,不需要显微镜,可进行半定量检测,适于梅毒螺旋体感染的初筛。

（1）材料：待检血清、阳性对照血清、阴性对照血清、RPR 试剂盒。

（2）方法：取待检血清、阳性对照血清、阴性对照血清各 50 μL 加入卡片的各圆圈内。向每份血清中滴加 1 滴 RPR 抗原。旋转摇动卡片 8 min，立即肉眼观察结果。

（3）结果观察。

①定性：阳性血清在 RPR 白色底板上出现明显的黑色炭粒凝集和絮状物。

②半定量：阳性标本可将血清做 2～64 倍稀释后，再重复上述定性实验。

2. 荧光密螺旋体抗体吸收试验（fluorescent treponemal antibody absorption test，FTA-ABS）
将待检血清先与非致病性密螺旋体作用以去除非特异性抗体，然后，与载玻片上的梅毒螺旋体结合，再加入荧光素标记的羊抗人 IgG 抗体，在荧光显微镜下观察发荧光的梅毒螺旋体。此法可作为 RPR 环状卡片试验筛查出的阳性标本的确证试验。

（1）材料：待检血清、阳性对照血清、阴性对照血清、FTA-ABS 试剂盒、PBS 缓冲液、湿盒、荧光显微镜、载玻片等。

（2）方法。

①制备抗原片：用 Nichols 株梅毒螺旋体（每高倍视野 20 条）抗原悬液在载玻片上涂数个直径为 5 mm 的菌膜，干燥后用甲醇固定。

②待检血清的吸收：取 50 μL 经 56 ℃ 30 min 灭活的待检血清与 200 μL 吸附剂（非致病密螺旋体 Reiter 株提取物）混匀，置于有盖湿盒内，37 ℃ 孵育 30 min，以去除非特异性抗体。

③血清稀释并加样：将吸收后的血清用 PBS 缓冲液做（1∶320）～（1∶20）倍比稀释，取各稀释度血清分别滴加于抗原片菌膜上（每孔不少于 30 μL），置于湿盒内，37 ℃ 孵育 30 min。洗片（浸在 PBS 缓冲液中，每 5 min 更换 PBS 缓冲液 1 次，共换液 3 次，最后一次用蒸馏水冲洗 1 遍），用吸水纸吸干水分。

④加荧光抗体：在各菌膜上滴加抗人 IgG 荧光抗体 30 μL，置于湿盒内，37 ℃ 孵育 30 min，洗片，干后加固封剂（甘油缓冲液）1 滴，覆以盖玻片封片。

⑤荧光显微镜观察：每次实验设阳性、阴性、非特异性血清作为对照。阳性对照血清可见较多荧光菌体（高倍视野 15 条）；阴性对照血清无荧光菌体或偶见荧光菌体，以此为参照做出待检标本的判定。

（3）结果观察。

①阳性：参照阳性对照血清的荧光强度判定结果。＋＋～＋＋＋＋可确证为梅毒螺旋体感染。

＋＋：每高倍视野半数（10 条左右）出现荧光。

＋＋＋：每高倍视野多于半数（15 条左右）出现荧光。

＋＋＋＋：每高倍视野全部（约 20 条）出现强荧光。

②阴性或可疑：参照阴性对照血清判定阴性结果为"－"或"＋"；参照非特异性血清的荧光强度判定"可疑"结果为"＋＋"或"＋"。

（五）阴道毛滴虫的检查

油镜下观察阴道毛滴虫滋养体吉姆萨染色标本，虫体形态呈梨形或宽椭圆形，体长达 30 μm，宽为 10～15 μm。细胞质蓝色。虫体前部有一较大紫红色细胞核，核前方是深紫色的基体，由此生出 5 根鞭毛，4 根在前为前鞭毛，1 根向后，沿波动膜边缘延伸。波动膜长度为虫体的 1/3～1/2。1 根轴柱由前向后纵贯虫体并于末端伸出体外。细胞质中可见许多蓝色的颗粒。

1. 观察阴道毛滴虫滋养体活体标本

（1）制备涂片：用滴管从培养管底部吸取 1 小滴培养液滴在载玻片上，盖上盖玻片。

（2）镜检：低倍镜下用弱光观察，可见许多无色半透明、运动活泼的圆球形虫体。换高倍镜观察，滋养体为梨形，4 根前鞭毛成束并不断转动，波动膜做波浪形运动，使虫体向前移动。如在保温条件（35～37 ℃）下观察，其活动特点更为显著。

2. 检测阴道毛滴虫

(1)材料:待测阴道拭子标本、瑞氏或吉姆萨染色液、甲醇、生理盐水、载玻片、盖玻片等。

(2)方法。

①涂片法:以无菌棉签在阴道后穹隆、子宫颈及阴道壁拭取分泌物,在滴有生理盐水的载玻片上涂成混悬液,盖上盖玻片后镜检,可查到活的滋养体。

②涂片染色法:取阴道分泌物制备生理盐水涂片,晾干后用甲醇固定,用瑞氏或吉姆萨染色液染色后镜检。涂片染色法除观察阴道毛滴虫外,还可根据白细胞和阴道上皮细胞的数量判定阴道清洁度。

注意事项:冬季检查要注意保温,以增强阴道毛滴虫的活动能力,使之更易与其他细胞鉴别。

(六)尿道炎大肠埃希菌的检查

1. 材料 感染者尿液、EMB 琼脂平板、克氏双糖铁琼脂斜面培养基、动力-靛基质-尿素酶半固体培养基、革兰染色液等。

2. 方法

第 1 天:

①尿液标本以 1500 r/min 离心 5 min,弃上清。

②沉淀摇匀,用接种环接种于 EMB 琼脂平板。

③挑取菌落进行革兰染色,观察细菌的基本形态、染色性、排列。

结果初步判断:革兰阴性杆菌。

第 2 天:

①挑取可疑菌落(紫黑色、有金属光泽的菌落),接种于克氏双糖铁琼脂斜面培养基、动力-靛基质-尿素酶半固体培养基。接种方法为穿刺接种法和斜面接种法。

②挑取可疑菌落(紫黑色、有金属光泽的菌落),进行革兰染色。

第 3 天:

①观察克氏双糖铁琼脂斜面培养基、动力-靛基质-尿素酶半固体培养基上的菌落。

②加靛基质试剂,完成吲哚试验,观察结果。

尿道炎大肠埃希菌的检查结果如表 4-3-1 所示。

表 4-3-1 尿道炎大肠埃希菌的检查结果

菌 种	EMB 琼脂平板	克氏双糖铁琼脂斜面培养基			动力-靛基质-尿素酶半固体培养基		
		葡萄糖	乳糖	H$_2$S	尿素	靛基质	动力
大肠埃希菌	紫黑色、金属光泽	⊕	+	−	−	+	+

【病例与讨论】

(一)病例摘要

病例 1

患者,男,30 岁。主诉:剧烈尿痛 2 天,伴尿频、尿急,尿道口轻微红肿,能挤出脓性分泌物。无腰痛、腹痛、发热,无肉眼血尿。以往有过多次不洁性交史,具体时间不详,也曾有过尿痛(无脓性分泌物),服用抗生素后很快好转,未做其他检查。体格检查:体温 37.1 ℃,左侧腹股沟扪及 3 个黄豆大小淋巴结,无明显压痛。

病例 2

患者,男,38 岁,外生殖器曾有一糜烂性溃疡,质硬,边缘清晰,无痛感,持续约 6 周。既往体健。体格检查:可见患者双手、双足,包括手掌和脚掌在内,有清晰可见的圆形或椭圆形红斑性皮

160

疹,直径多为 1～3 cm,边界清楚。患者自称这些部位的红斑病变反复发作,时好时坏,持续 1 年余。患者双侧下颌、颈前、腹股沟处触及多个淋巴结肿大,如拇指头大小并有轻压痛。

病例 3

患者,女,42 岁,患者于 3 天前出现外阴瘙痒,白带增多并且呈豆渣样。既往体健。体格检查:体温 36.8 ℃,血压 120/80 mmHg,呼吸 20 次/分,脉搏 80 次/分,神志清楚,精神可,平静面容,体格检查合作,腹软,肋下肝脾未及。妇科检查:外阴发育正常,阴道通畅,内见少许白带,黏膜充血,子宫大小正常,双侧附件阴性。

病例 4

患者,女,19 岁。入院前 4 个月有尿路感染史。门诊细菌学检查,报告为大肠埃希菌感染。入院前 5 天出现恶心,不伴呕吐。1 天后出现左侧腹部疼痛、发热、寒战、尿频。入院当天,体温 38.8 ℃,左肋下触痛。尿液检查:白细胞计数大于 50 个/高倍视野,红细胞计数 3～10 个/高倍视野,细菌计数 3 个/高倍视野。尿液细菌培养阳性,大于 10^5 CFU/mL。该菌在血琼脂平板上有 β 溶血现象。

病例 5

患者,女,32 岁。主诉婚后 4 年未采取任何避孕措施而不孕。白带量稍多,色微黄,无明显异味。偶有外阴瘙痒及尿频、尿急、尿痛。体格检查:体温 36.8 ℃。妇科检查:外阴及阴道正常。子宫颈轻度糜烂,有少许脓性分泌物,双附件增厚,轻压痛,未触及包块。实验室检查:尿常规:白细胞计数 7 个/高倍视野。白带涂片:滴虫及真菌(-)。患者子宫颈拭子和其夫尿道拭子采用酶免疫分析(EIA)法和培养法检查出沙眼衣原体均为阳性;淋球菌涂片及培养(-)、支原体培养(-)。

(二) 讨论

(1)根据病例摘要,初步判断这些病例有可能感染了何种病原体?泌尿生殖系统感染常见的病原体有哪些?

(2)泌尿生殖系统感染常见病原体的病原学和免疫学检查方法有哪些?

(3)确定病例 1～5 的病原学检查方案。

(4)引起性传播疾病(STD)的病原体还有哪些?如何区别细菌、衣原体、病毒性和寄生虫感染?

知识拓展

泌尿生殖道标本的采集方法

1.尿液标本的采集　尿液的采集可采用以下几种方式进行。

(1)中段尿采集法:先用肥皂水清洗外阴部(男性应翻转包皮清洗),再用无菌水洗净,用无菌纱布吸干余水,取 10～20 mL 中段尿置于无菌管内。

(2)肾盂尿采集法:采用无菌导尿管采集,充分冲洗膀胱,以最后一次冲洗尿作为对照,然后用导尿管插入导尿,分别标记左右两侧,收集 3 次。

(3)膀胱穿刺采集法:耻骨上皮肤用碘酒、75%乙醇或碘酊进行消毒,以无菌针筒穿刺采尿,拔出后针头插于橡皮塞送检。

(4)留尿法:留取 24 h 尿液,沉淀后取沉渣送检。

2.前列腺液的采集　可通过按摩前列腺获得。前列腺液从尿道口流出后,第 1 滴应弃去。用玻璃片收集标本做显微镜检查。如需做前列腺液培养,应于按摩前用新洁尔灭棉球擦拭阴茎头,用无菌试管收集。如患者经前列腺按摩后当时未能排出前列腺液,可挤压前尿道收集腺液,或嘱患者即刻排尿,做尿常规或培养检查,并与按摩前的尿常规、尿培养结果做比较。

3.尿道口分泌物的采集　可直接用无菌棉拭子采样。

标本采集后,要及时送检,一般室温条件下应在 2 h 内送至实验室检查。

思考题答题要点

1. 引起泌尿生殖系统感染的病原体种类有哪些？如何区分这些病原体的感染？实验室诊断方法有哪些？

2. 简述淋病奈瑟菌、白念珠菌、衣原体包涵体的形态特征。

3. 阴道毛滴虫滋养体的形态与活动有何特点？

4. 患者，女，65岁。尿频、尿急、尿痛5天，发热伴腰痛1天。患者5天前劳累后出现排尿时烧灼样痛，伴尿急、尿频，每天排尿多于10次，无肉眼血尿。自服"呋喃坦啶"3天，症状无缓解，1天前患者出现畏寒、寒战、发热，体温最高39.5℃。伴右侧腰部持续性胀痛、恶心，无呕吐。发病以来食欲稍差、睡眠正常，体重无明显变化。既往无类似病史，有糖尿病病史3年，口服降糖药物，未定期检测血糖。否认传染病接触史。无烟酒嗜好。月经史、婚育史、家族史无特殊。体格检查：体温38.2℃，脉搏102次/分，呼吸22次/分，血压135/85 mmHg。浅表淋巴结未触及肿大。双肺呼吸音清，未闻及干湿啰音及胸膜摩擦音。心界不大，心率102次/分，律齐，未闻及杂音。腹平软，肝脾肋下未触及，右肾区叩击痛阳性。双下肢轻度凹陷性水肿。实验室检查：血常规：血红蛋白125 g/L，白细胞计数13.8×10⁹/L，中性粒细胞百分比85%，血小板计数245×10⁹/L。尿常规：蛋白(±)，亚硝酸盐(＋)，尿糖(＋＋＋)，红细胞计数30～35个/高倍视野，白细胞计数40～50个/高倍视野。血生化：总蛋白65 g/L，白蛋白38 g/L，肌酐77 μmol/L，血尿素氮6.5 mmol/L，血糖13.5 mmol/L。

根据上述病例，试回答下列问题。

(1) 该患者可能患有何种疾病？说出你的判断依据。

(2) 为了进一步明确诊断，还需要做哪些检查？

5. 患者，男，12岁，学生。水肿、尿少2天入院。2周前曾有上呼吸道感染史，2天前出现眼睑水肿及少尿，无肉眼血尿，无发热。体格检查：体温37℃，脉搏90次/分，呼吸22次/分，血压140/80 mmHg。眼睑水肿，咽部无充血，双侧扁桃体无肿大，两肺闻及湿啰音，心率90次/分，腹软，肝脾肋下未触及。

根据上述病例，试回答下列问题。

(1) 该患者可能患有何种疾病？

(2) 为了进一步明确诊断，还需要做哪些检查？

(3) 如怀疑本次疾病的发生与感染有关，取患者外周血及咽部标本进行细菌的分离培养，是否可行？

(邓毛子)

综合实验四　免疫细胞功能的检测

免疫细胞是指与免疫应答有关的所有细胞，主要包括T细胞、B细胞、自然杀伤细胞(NK细胞)、单核吞噬细胞等。其中T细胞和B细胞属于特异性免疫细胞，因为这类细胞受特异性抗原刺激后能分化增殖，引起免疫应答，产生抗体或致敏T细胞。细胞免疫主要由T细胞来实现。这种细胞在血液中占淋巴细胞总数的70%～80%。CD8⁺T细胞受抗原刺激活化后分化为杀伤性T细胞，直接接触并攻击具有特异抗原性的异物，如肿瘤细胞、异体移植细胞等；CD4⁺T细胞活

Note

162

化后分化为辅助性 T 细胞,可分泌多种淋巴因子,破坏含有病原体的细胞或抑制病毒增殖,并可协同 B 细胞杀灭病原体。

【实验目标】

知识目标:掌握常见的免疫细胞功能检测的方法。

能力目标:熟悉病例分析方法,对病例资料分析后,能确定模拟病例标本的检测方案。

【实验内容】

(一) T 细胞亚群检测

目前检测外周血中 T 细胞及各亚群细胞的数量和比例(CD3、CD4、CD8、CD4/CD8)的方法详见第二章实验十二"淋巴细胞亚群的测定"。现在大多数采用的参考数据(T 细胞亚群检测的正常参考值)为:CD3$^+$ T 细胞比例 60%～80%;CD4$^+$ T 细胞比例 35%～55%;CD8$^+$ T 细胞比例 20%～30%;CD4$^+$ T 细胞计数与 CD8$^+$ T 细胞计数的比值(简称 CD4/CD8 值)1.4～2.0。

T 细胞亚群检测值超出或低于正常值范围,各有不同的临床意义,如下所述。

(1)CD3$^+$ T 细胞比例减小,常见于恶性肿瘤、自身免疫性疾病(系统性红斑狼疮、类风湿关节炎等)、先天性免疫缺陷病或艾滋病,接受放疗、化疗或者使用肾上腺皮质激素等免疫抑制剂治疗者。

(2)CD3$^+$ T 细胞比例增大,见于慢性活动性肝炎、重症肌无力等患者。

(3)CD4$^+$ T 细胞比例减小,见于恶性肿瘤、先天性免疫缺陷病、艾滋病及应用免疫抑制剂者。

(4)CD8$^+$ T 细胞比例增大,见于自身免疫性疾病(如系统性红斑狼疮)、慢性活动性肝炎、肿瘤及病毒感染等。

(5)CD4/CD8 值<1.4,常见于免疫缺陷病(例如,艾滋病患者的 CD4/CD8 值常小于 0.5)、恶性肿瘤、再生障碍性贫血、某些白血病、某些病毒感染(如急性巨细胞病毒感染)、系统性红斑狼疮肾炎、传染性单核细胞增多症、骨髓移植恢复期等。

(6)CD4/CD8 值>2.0,常见于自身免疫性疾病,如系统性红斑狼疮、类风湿关节炎、1 型糖尿病等。此外,还可用于监测器官移植的排斥反应,若器官移植后 CD4/CD8 值较移植前明显增大,则可能发生排异反应。

(二) 结核菌素试验

结核菌素试验是应用结核菌素进行皮肤试验(简称皮试),测定人体对结核分枝杆菌是否有迟发型超敏反应的一种实验。用于实验的结核菌素是结核分枝杆菌的蛋白成分,共有两种:一种是将结核分枝杆菌培养液浓缩后的粗制品,称为旧结核菌素(OT),以此制品做皮试又称 OT 试验;另一种是结核分枝杆菌培养物的纯化制品,称为纯蛋白衍化物(PPD)。结核菌素试验不但可以辅助诊断结核分枝杆菌感染情况,还可用来检测肿瘤患者的细胞免疫功能。

1.材料 卡介菌素(BCG-PPD,卡介苗来源的纯蛋白衍化物)、1 mL 无菌注射器、碘伏、棉签等。

2.方法

(1)用碘伏消毒左前臂屈侧皮肤。

(2)用 1 mL 无菌注射器吸取 BCG-PPD 0.1 mL(即 5 U)。

(3)在消毒处做皮内注射,48～72 h 后,测量注射部位的皮肤硬结直径(彩图 4-4-1)。

3.结果判断 硬结直径<5 mm,为阴性;硬结直径≥5 mm,为阳性;硬结直径≥15 mm,为强阳性。阳性结果提示,机体既往感染过结核分枝杆菌或卡介苗(BCG)接种成功,机体细胞免疫功能正常;强阳性结果提示,机体存在活动性结核的可能性,应进一步检查结核病灶;阴性结果,除提示未感染结核分枝杆菌外,还提示该患者可能是艾滋病患者、肿瘤患者或病毒感染导致的机体细胞免疫功能低下者。

(三) 血清中免疫球蛋白的测定

免疫球蛋白(Ig)是具有抗体活性或化学结构与抗体分子相似的血清球蛋白。Ig 共包括 IgG、IgA、IgM、IgD 和 IgE 五类,由浆细胞产生,分布在血清等体液中。血清 Ig 的测定是检查体液免疫功能最常用的方法,通常检测 IgG、IgM、IgA,这三类 Ig 可以代表血清 Ig 的水平。测定人体血清 Ig 的含量,是了解机体免疫功能的重要方法,对自身免疫性疾病的诊断有一定的价值,特别是对于浆细胞恶变、体液免疫缺陷的诊断很有帮助。检测 IgG、IgA、IgM 所用的免疫比浊法基本相似,现以 IgG 免疫比浊法测定为例,介绍如下。

1. 材料

(1)免疫球蛋白 G 试剂(羊抗人 IgG)、免疫球蛋白 G 校准血清(9.77 g/L)。

(2)待检血清样品、蒸馏水、生理盐水。

(3)紫外分光光度计、恒温箱、微量移液器等。

2. 方法

(1)标记空白管、校准管、样品管,每管加入 IgG 试剂 1 mL,置于 37 ℃平衡 5 min。

(2)按表 4-4-1 所示,在空白管、校准管、样品管中,分别加入蒸馏水 10 μL、IgG 校准血清 10 μL、待检血清样品 10 μL,混匀,37 ℃恒温孵育 20 min。

(3)紫外分光光度计波长设定为 340 nm,以空白管调零,分别检测校准管和样品管的 OD 值。

表 4-4-1　血清中 IgG 免疫比浊法测定试验加样表

加　　样	空　白　管	校　准　管	样　品　管
IgG 试剂	1 mL	1 mL	1 mL
蒸馏水	10 μL	—	—
IgG 校准血清	—	10 μL	—
待检血清样品	—	—	10 μL

(四) 结果计算

$$IgG(g/L) = \frac{样品管\ OD\ 值}{校准管\ OD\ 值} \times IgG\ 校准血清浓度(g/L)$$

外周血中免疫球蛋白正常值范围分别是:IgG 8.0～16.0 g/L,IgA 0.7～3.3 g/L,IgM 0.5～2.2 g/L。Ig 水平上升,常见于系统性红斑狼疮、类风湿关节炎、慢性活动性肝炎、肝硬化、慢性感染、多发性骨髓瘤、原发性巨球蛋白血症及其他肿瘤;Ig 水平下降,常见于先天性体液免疫缺陷病、肾病综合征、吸收不良综合征、淋巴瘤、放射性损伤和免疫抑制剂治疗后。

(五) T 细胞介导的细胞毒试验

T 细胞介导的细胞毒性是细胞毒性 T 细胞(CTL)的特性,凡致敏 T 细胞再次遇到相应靶细胞抗原,可表现出对靶细胞的破坏和溶解作用,它是评价机体细胞免疫水平的一种常用指标,特别是可用于测定肿瘤患者 CTL 杀伤肿瘤细胞的能力,常作为判断预后和观察疗效的指标之一。该实验的原则是选用适当的靶细胞,常用可传代的已建株的人肿瘤细胞如人肝癌、食管癌、胃癌等细胞株,经培养后制成单个细胞悬液,按一定比例与受检的淋巴细胞混合共育一定时间,观察肿瘤细胞的杀伤情况,常用方法如下。

1. 形态学检查法　淋巴细胞与肿瘤细胞混合共育后,以瑞氏染色液着色,用显微镜计数残留的肿瘤细胞数,计算淋巴细胞抑制肿瘤细胞生长的抑制率。

$$抑制率/(\%) = \frac{对照组平均残留肿瘤细胞数 - 实验组平均残留肿瘤细胞数}{对照组平均残留肿瘤细胞数} \times 100\%$$

2. 同位素法　一般采用 ^{125}I-UdR 掺入法或 [51]Cr 释放法,以细胞毒指数或 [51]Cr 释放率表示 T

细胞的细胞毒活性。由于此法可能造成放射性污染,不适宜本科生实验课上进行,故不在此详述。

【病例与讨论】

(一)病例摘要

病例1

患者,男,27岁,未婚,公司职员,因发热待查入院。自诉半个月前无明显诱因出现全身斑丘疹,无瘙痒感,3天后全腹胀痛,无放射痛,排稀黄便,每天3次,每次约10 mL,无黏液脓血,无里急后重以及呕吐等。患者曾就诊于某门诊部,大便常规检查发现霉菌,诊断为急性肠炎,用制霉菌素等药物治疗后未见好转,且出现发热。患者入院体格检查:体温38.2 ℃,神志清楚,发热面容,下腹部及背部皮肤可见数十个大小不等的类圆形的色素沉着。咽部充血,咽后壁有淋巴滤泡,双侧扁桃体Ⅰ度肿大,心、肺、腹部未发现异常。血常规:白细胞计数$7.0×10^9$/L,中性粒细胞百分比29.6%(正常值50%～70%),淋巴细胞百分比49%,单核细胞百分比29.6%(正常值50%～70%);淋巴细胞分类:CD3$^+$T细胞比例81.07%,CD4$^+$T细胞比例5.14%,CD8$^+$T细胞比例80.33%,NK细胞比例70.28%(正常值9%～21%);血液生化检测:天冬氨酸转氨酶110 U/L(正常值0～40 U/L),丙氨酸转氨酶73 U/L(正常值0～46 U/L),γ谷氨酰转移酶79 U/L(正常值11～50 U/L),血清总蛋白59.6 g/L(正常值60～84 g/L),白蛋白34.8 g/L(正常值35～55 g/L);尿液、大便常规:血液、尿液和大便细菌培养未发现异常,类风湿因子、抗链球菌溶血素O、血沉、甲/乙/丙型肝炎病毒、梅毒螺旋体等检测结果均为阴性。

病例2

患者,男,67岁,农民。因咳嗽、咳痰、发热20余天入院。自诉20余天前咳嗽、咳痰并发热(38 ℃),痰量不多,黄色脓性,当地诊断为气管炎,肌注青霉素无效,近日出现腹泻,一天5～6次,含黏液,无脓血,无里急后重,并因血压下降转院。20年来慢性咳嗽,从未做过胸部X线检查。15年前普查血吸虫病,大便孵化阳性,曾进行锑剂治疗,以后多次复查,大便阴性。入院体格检查:体温38.5 ℃,脉搏100次/分,血压70/50 mmHg;中度脱水貌,皮肤干燥;胸部前后径增长,叩诊高清音;心电图检查无特异性,腹部饱满、软;肝肋下2 cm,剑突下5 cm,脾肋下2 cm,有轻度移动性浊音。实验室检查:血红蛋白130 g/L,白细胞计数$10×10^9$/L,中性粒细胞百分比90%,淋巴细胞百分比8%,单核细胞百分比2%。血培养、大便培养均无病原菌生长。血沉52 mm/h。取24 h痰液采用漂浮法找到少数抗酸杆菌。血清总蛋白50 g/L,白蛋白21 g/L,球蛋白29 g/L,丙氨酸转氨酶5 U/L,总胆红素6 μmol/L。腹水检查:比重1.005,Rivalta试验阴性,细胞数$26×10^6$/L。胸部X线片:两肺小点状及片状模糊阴影,在肺上部有2个环形边界透光区的空洞形成。

(二) 讨论

(1)根据病例摘要,初步判断各患者可能患有什么疾病?

(2)检测体液免疫功能和细胞免疫功能的方法各有哪些?

(3)确定上述两个病例的免疫功能检测方案。

▶▶ 思考题

1.细胞免疫和体液免疫有何区别?

2.结核菌素试验阴性患者就一定没有结核分枝杆菌感染吗?

3.免疫功能缺陷的表现有哪些?免疫功能增强一定对机体有利吗?

思考题答题要点

(陈小军)

Note

综合实验五　免疫组织化学实验

免疫组织化学(immunohistochemistry,IHC)又称免疫细胞化学,是最常用的免疫染色方法,是基于抗原-抗体特异性反应的原理,利用标记的特异性抗体在组织中选择性地识别抗原(蛋白)的过程,以确定组织或细胞是否存在该抗原,并进行定性、定位或定量的研究。免疫组织化学技术是将免疫反应、组织形态结构与化学染色相结合的一项实验技术,一方面利用了免疫学基本原理——抗原与抗体的结合具有高度特异性的特性,另一方面借助了化学显色方法。

抗原-抗体相互作用的可视化可以通过多种方式实现,目前,主要有以下两种方式:①免疫酶标记技术,其中抗体与酶结合,如辣根过氧化物酶(HRP)或碱性磷酸酶(ALP),可以催化底物产生颜色反应;②免疫荧光标记技术,将不同荧光基团标记到抗体上,如异硫氰酸荧光素(FITC)、藻红蛋白(PE)等。

【实验目标】

知识目标:掌握免疫组织化学实验的原理和应用。

能力目标:熟悉免疫酶组织化学技术的操作方法。

【实验内容】

(一)小鼠肝脏组织固定与包埋

在组织学、病理学和细胞生物学领域,固定可以使细胞内蛋白质凝固,减少或终止外源性酶和内源性酶的反应,防止细胞自溶,保持细胞、组织的固有形态和结构。固定可以避免抗原弥散,减少背景染色,有利于对阳性标本的判断。此外,固定还可增加组织的机械强度或稳定性,便于制片。所以,组织固定是免疫组织化学实验的关键步骤。免疫组织化学的固定剂种类繁多,可根据不同细胞、组织标本的类型和特性选择不同类型的固定剂,常用的固定剂有醛类、丙酮及醇类固定剂等。

包埋是利用包埋剂如石蜡、最佳切削温度复合物(optimal cutting temperature compound,OCT)、有机塑料等,将需包埋的组织包裹起来以提供性能支撑或化学保护的过程,对于一些特殊组织如骨组织,则需要脱钙后进行包埋。在做组织固定时,要求及时取材,保持组织新鲜,勿使组织干燥,组织块不能过大、过厚,固定时间最好以组织块完全浸透为度。

1. 材料

(1)标本:小鼠肝脏。

(2)试剂:10%中性甲醛(用 1 mol/L PBS 缓冲液,pH 7.2 配制)、不同熔点的石蜡(52~54 ℃、54~56 ℃、56~58 ℃)、二甲苯、无水乙醇等。

(3)器材:组织包埋机、包埋盒、包埋框、手术常用器械、染缸。

2. 方法

(1)固定:取新鲜小鼠肝脏组织标本 1~2 g,用生理盐水冲洗后,直接放入 10%中性甲醛固定液中(液体体积为标本的 5 倍以上),4 ℃固定 48 h(固定时间不宜过长)。

(2)冲洗:将固定好的组织用流水冲洗 1 天。

(3)梯度乙醇脱水:将标本依次放入不同浓度的乙醇溶液中进行脱水,即放入 70%乙醇中,20 min;放入 80%乙醇中,30 min;放入 90%乙醇中,40 min;再依次放入两种 95%乙醇溶液、两种无水乙醇中各 1 h。

(4)透明:将标本依次放入二甲苯Ⅰ中 10 min;二甲苯Ⅱ中 20 min ,让组织透明即可。

(5)浸蜡:先将标本放入石蜡Ⅰ(52~54 ℃熔点的石蜡)60 ℃,1 h;然后依次放入石蜡Ⅱ(54~56 ℃熔点的石蜡)、石蜡Ⅲ(56~58 ℃熔点的石蜡)60 ℃,各 30 min。

(6)包埋:采用框式包埋(需要注意标本组织放置方向,如:包埋组织应居中;组织紧密聚集,无明显间隙;包埋面高低一致;组织排列整齐;组织块排列方向一致)。

(二) 石蜡组织切片

组织切片的方法主要有石蜡切片和冰冻切片。石蜡切片(paraffin section)是组织学制片技术中应用最为广泛的方法。石蜡切片不仅用于观察正常组织的形态结构,也是病理学和法医学等研究、观察及判断组织病理学形态变化的主要方法。组织制片技术与免疫学技术相结合的免疫组织(细胞)化学技术可对组织切片中的多肽及蛋白质等大分子物质进行定性和定位分析。石蜡切片可保持组织结构良好,能切连续薄片,组织结构清晰,抗原定位准确。此外,还可用于核酸分子原位杂交,对组织细胞中的核酸分子(DNA、mRNA)进行定位、定性分析。

在实际的病理学检查中除了石蜡切片外,还常用到冰冻切片,下面对两种切片方法进行了简单对比。

(1)石蜡切片是观察组织细胞结构的理想方法,可用于陈旧石蜡包埋材料的回顾性免疫组织化学研究,具有切片薄、有连续性、蜡块可长期保存、染料和底物显色信号清晰的优点;缺点是抗原的保存量不如冰冻切片、制备时间长、对脂肪等脂类物质有溶解破坏作用。

(2)冰冻切片的制作方法简单,常用于临床病理标本的快速诊断。其优点如下:避免石蜡切片因固定、脱水、浸蜡等步骤造成的抗原损失;制备时间短,操作快;对脂肪等脂类物质没有影响。缺点是不易做连续切片和较薄切片。因为冰晶可对组织造成破坏,所以要迅速冷冻以防止冰晶的形成,避免组织细胞结构的破坏;染料和底物显色信号的弥散程度,可能影响组织结构和信号清晰度。

1. 材料

(1)标本:上述制作完成的小鼠肝脏组织用石蜡包埋的蜡块。

(2)器材:切片机、刀片、展片机、烤片机、载玻片、铅笔等。

2. 方法

(1)切片:将包埋后的蜡块卡到切片机卡头上,调整切片机切片角度,切片厚度为 4~6 μm,制作连续切片。

(2)展片:使展片机中水温维持在 50 ℃左右,将切好的石蜡标本用毛刷或镊子轻轻放于水面上,使之充分展开。

(3)捞片:用洁净的含有黏附剂的载玻片,将展好的石蜡标本捞起,置于载玻片的磨砂面,简单控水,并在磨砂面用铅笔做好标记或贴标签。

(4)烤片:打开烤片机,温度设置为 60 ℃,将切片放置于烤片机台面上烤 2~4 h,收至切片盒中备用。

3. 注意事项

(1)由于刀片锋利,卡标本时,一定要将刀盖抬起,并将切片摇柄锁死,防止伤手。

(2)注意及时消除切片时所产生的静电。

(三) 免疫组织化学检测小鼠肝脏石蜡组织中的 Kupffer 细胞(采用 F4/80 染色)

免疫组织化学利用抗体来检测组织切片中相关抗原的位置。抗原-抗体的相互作用可以通过酶底物的显色或荧光染料的荧光检测来观察。尽管免疫组织化学的定量功能不如蛋白质印迹法(Western blotting)或 ELISA 等方法,但它提供了完整组织中蛋白质定位的信息,是疾病诊断的重要手段之一。

库普弗(Kupffer)细胞也被称为"肝巨噬细胞",是肝脏中肝血窦腔内的一种特化细胞,黏附在血管壁内皮细胞上。肠道细菌、细菌内毒素和微生物碎片等通过门静脉从胃肠道运输到肝脏,会先与库普弗细胞接触,库普弗细胞在宿主防御及维持机体内环境稳定中起着重要作用,也是参与肝脏损伤和修复的主要细胞之一。小鼠含表皮生长因子样模块的黏蛋白样激素样受体1(mouse EGF-like module-containing mucin-like hormone receptor-like 1,EMR1),又称"F4/80",是表皮生长因子(EGF)-TM7蛋白家族的成员,是一种细胞表面糖蛋白,与人的EMR1蛋白的氨基酸有68%的一致性。F4/80分子主要在巨噬细胞表面表达,是小鼠巨噬细胞标记物。

1. 材料

(1)标本:小鼠肝脏石蜡组织切片。

(2)器材:微波炉、热激盒、湿盒、移液器、载玻片、盖玻片、光学显微镜等。

(3)试剂:一抗及二抗试剂盒、DAB底物显色试剂盒、0.01 mol/L枸橼酸钠缓冲液(pH 6.0,抗原修复液)、山羊血清(封闭液)、PBS缓冲液(pH 7.2)、中性树胶、苏木素染色液、乙醇溶液、二甲苯、无水乙醇等。

2. 方法

(1)化蜡:在进行实验之前,将切片放在60 ℃烤片台上化蜡30 min,使标本进一步与载玻片紧密结合。

(2)脱蜡至水合:依次进行以下步骤。①将切片浸入二甲苯Ⅰ、Ⅱ各10 min。②梯度乙醇复水:将切片放入无水乙醇Ⅰ、Ⅱ中各2 min;放入95%乙醇Ⅰ、Ⅱ中各2 min;放入90%乙醇中,1 min;放入85%乙醇中,1 min;放入80%乙醇中,1 min。③在摇床上用蒸馏水洗2次,每次3 min。

(3)灭活:用3%过氧化氢溶液封闭内源性过氧化物酶,室温下放置10 min(避光)。

(4)在摇床上用蒸馏水洗2次,每次3 min。

(5)抗原修复:可采用高压抗原修复法或微波抗原修复法。

①高压抗原修复法:加入抗原修复液淹没切片,置于高压锅内,加热至沸腾,盖上压力阀至喷汽后维持3 min,然后缓慢冷却。

②微波抗原修复法:将塑料切片架置于热激盒内,加入抗原修复液淹没切片,选择中高挡或高挡热激5 min;取出并补充已预热的抗原修复液;再选择中高挡或高挡,继续热激5 min。

(6)待降至室温后,在摇床上用PBS缓冲液洗2次,每次5 min。

(7)血清封闭:从染片缸中取出切片,擦净切片背面水分及切片正面组织周围的水分(保持组织始终呈湿润状态),于湿盒中滴加山羊血清或兔血清(需选用与二抗同源的动物血清),置于37 ℃中15 min。

(8)滴加一抗:用滤纸吸去封闭液,不进行洗涤,直接滴加一抗,置于湿盒中37 ℃ 2 h或4 ℃冰箱中过夜。

(9)用PBS缓冲液洗3次,每次5 min。

(10)滴加生物素化的二抗,37 ℃ 40 min。

(11)在摇床上用PBS缓冲液洗3次,每次5 min。

(12)滴加链霉亲和素-生物素-过氧化物酶复合物(SAB复合物),37 ℃ 40 min。

(13)在摇床上用PBS缓冲液洗3次,每次5 min。

(14)使用DAB底物显色试剂盒(DAB溶液现用现配,避光保存),镜下观察,适时终止(用自来水冲洗终止)。要用自来水充分冲洗。

(15)用苏木素染色液轻度复染,室温下放置3 min,自来水冲洗。

(16)盐酸乙醇分化液分化,自来水冲洗。

(17)梯度乙醇脱水:将标本依次放入不同浓度的乙醇溶液中进行脱水,即放入80%乙醇溶液中,1 min;放入85%乙醇溶液中,1 min;放入90%乙醇溶液Ⅰ中,1 min;放入90%乙醇溶液Ⅱ中,2 min;放入95%乙醇溶液Ⅰ、Ⅱ中各2 min;放入无水乙醇Ⅰ、Ⅱ中各2 min。

(18)透明:将标本依次放入二甲苯溶液Ⅰ、Ⅱ、Ⅲ中各 3 min。

(19)封片:中性树胶封片。

3.结果记录 在光学显微镜下观察,并根据表 4-5-1 判断实验结果。

表 4-5-1 实验结果对照判断表

序号	阳性对照	阴性对照	检测结果	结 果 判 断
1	−	−	−	抗体失活,底物失活或操作有误
2	＋	＋	＋	非特异性染色
3	＋	−	＋	检测标本含目的抗原,结果可靠

【病例与讨论】

(一)病例摘要

患者,男,80 岁,半年前体检行腹部 B 超检查,提示"肝血管瘤可能",由于没有明显症状并未在意。一周前复查 B 超,提示"肝血管瘤较前增大",入院待查。患者自述患有多年慢性乙型肝炎,平时口服抗病毒药物,效果较好,平日无消瘦、乏力和肝区不适。入院体格检查:体温 38 ℃,神志清楚,血清肿瘤标志物:甲胎蛋白(AFP) 5.70 ng/mL(正常值＜6 ng/mL),癌胚抗原(CEA) 0.99 ng/ml(正常值 0~5 ng/mL),乙型肝炎核心抗体和表面抗原阳性,丙肝抗体 IgG 阴性,其余检查未见异常。行上腹部 MR 增强,结果提示右肝前下段有 36 mm×38 mm 肿块,存在恶性肿瘤的可能。出于对疾病根治考虑,对患者实施肝脏肿块切除手术。术后病理诊断为:高分化肝细胞癌(透明细胞型)。免疫组织化学:AFP(＋),CK19(＋),CK34(＋)。

(二) 讨论

(1)根据病例,该患者检查的肿瘤标志物有哪些?

(2)肿瘤标志物的检测原理是什么?

▶▶ 思考题

1.在免疫组织化学实验中,设置阴性对照的意义是什么?

2.石蜡切片免疫组织化学实验过程中为什么要进行抗原修复?

(潘海婷)

思考题答题要点

综合实验六 日本血吸虫感染家兔的病理学观察及实验室检查

日本血吸虫成虫寄生于人和多种哺乳动物(牛、羊、鼠)的门脉-肠系膜静脉系统,成虫在肝门静脉成熟、交配,最终迁移到肠系膜静脉丛。雌虫在肠壁小静脉内产卵,虫卵周围组织发生变态反应,可导致腹痛、腹泻和黏液血便。少数虫卵最终从肠壁溃疡中落入肠腔,随粪便排出体外。虫卵在水中孵出毛蚴,侵入钉螺进行无性增殖,经母胞蚴、子胞蚴发育至尾蚴,并从螺体逸出,尾蚴再经皮肤侵入人体逐步发育成熟、产卵。部分虫卵随门静脉血流到肝脏,在小叶间静脉引起超敏反应,造成渐进性损伤,肝肿大、肝硬化在晚期病例中常见,门脉高压可进一步造成腹水、肝脾肿大等。血吸虫病的基本病变是虫卵沉着组织中的虫卵肉芽肿(虫卵结节),病变部位主要在结肠及肝脏;大量免疫复合物沉积于肾脏也可导致肾病。

血吸虫病常用的病原学检查方法有粪便直接涂片法、尼龙袋集卵法、毛蚴孵化法、定量透法等,其中毛蚴孵化法是目前最主要的诊断方法。免疫学检查有辅助诊断的价值,以皮内试验、尾蚴膜试验、环卵沉淀试验特异性较高,应用较多。

【实验目标】

知识目标:掌握日本血吸虫的主要感染方式、寄生部位及成虫的形态特征;熟悉日本血吸虫的致病机制、病变特点。

能力目标:掌握血吸虫感染动物实验的基本操作;熟悉日本血吸虫的实验室检查方法。

【实验内容】

(一)材料

1. 器材 烧杯、载玻片、盖玻片、酒精灯、镊子、手术刀、解剖板、解剖镜、注射器、试管、接种环、纱布(或尼龙筛)、聚光灯、恒温箱、显微镜等。

2. 实验动物 日本血吸虫感染阳性钉螺、2 kg 左右家兔 4 只。

(二)方法

1. 建立动物模型

(1)尾蚴逸出:将日本血吸虫感染阳性钉螺 10~20 只放入 200 mL 三角烧杯内,加入生理盐水(液面距离瓶口约 2 cm),在三角烧杯上覆盖纱布或尼龙筛(勿接触水面)以防止钉螺爬出,将三角烧杯放置在 25 ℃环境中静置 2~3 h,尾蚴即可自钉螺体内逸出,浮于液面。

(2)动物接种(腹壁皮肤贴片法):将家兔编号,腹部向上固定于解剖板上,剪去腹毛,范围约 5 cm×5 cm(1~2 张盖玻片大小),用清水润湿腹部皮肤。取洁净盖玻片置于载玻片上,用接种环蘸取液面的尾蚴置于盖玻片上,在显微镜下计数,根据实验需要确定尾蚴数。1 只家兔需 500~1000 条尾蚴,每次用接种环蘸取尾蚴计数后,进行下一次蘸取前,接种环应在酒精灯上灼烧,杀死残留的尾蚴,防止对后续实验造成影响。用镊子将上述已计数尾蚴的盖玻片翻转覆盖在已剪去腹毛并润湿的家兔腹部,放置 20 min 左右,在感染过程中,保持盖玻片湿润。感染完毕移去盖玻片,并镜检有无残存的尾蚴,以精确计算感染量。将家兔放回兔笼,饲养 6 周待用。

(3)收集感染 40 天后家兔的粪便,用沉淀法检查收集的虫卵(方法参见第三章实验十"粪便检查技术")。

2. 采血、分离兔血清

(1)家兔耳缘静脉为主要采血部位。采血时将家兔腹面向上固定于解剖台上,亦可采用固定盒或由助手固定,不宜用力硬压,以防影响呼吸而导致家兔挣扎。拔去耳缘静脉局部的被毛,用 75%乙醇擦拭消毒,用手指轻弹兔耳,使静脉扩张,以 7 号针头刺入,而后迅速拔出,然后斜执兔耳,用注射器吸取血液,并将血液置入试管中,也可用刀片沿血管方向划破取血。

(2)倾斜静置采血试管,待血液凝固后,离心分离血清。

3. 感染动物的解剖及病理观察 一般在感染 45 天或更长时间后,可解剖家兔,观察病理变化,获取成虫及虫卵。

(1)感染动物的解剖时间根据需要而定,如欲检获成虫,可于感染 1 个月后解剖。将感染的家兔处死,固定于解剖板上,腹部向上,用解剖剪沿中线将皮肤及肌肉剪开、剥离,勿伤内脏,注意观察有无腹水外逸。

(2)牵开肠管暴露肠系膜静脉和肝门静脉,仔细观察血管内有无成虫。用解剖针挑破血管,将成虫挑于盛有生理盐水的培养皿内,观察外形及雌雄合抱情况。

(3)观察肝脏、肠壁等组织的病变特征。用剪刀取病变处约米粒大小的肝脏及肠黏膜组织,置于两块载玻片之间压片镜检,观察其中的虫卵与粪便中虫卵有何不同。

4. 实验室检查

(1)毛蚴孵化法:参见第三章实验十"粪便检查技术"。

 Note

(2)环卵沉淀试验:参见第三章实验十五"寄生虫学常用及特殊的免疫学技术"。

(3)尾蚴膜试验:诊断血吸虫病的一种特有免疫学检查方法。由于尾蚴的分泌物、代谢物、排泄物有很好的抗原性,当与待检血清共同孵育一段时间后,在光学显微镜下尾蚴周围出现舌状、泡状或指状沉淀物即为阳性反应,若无沉淀物即为阴性反应。此方法的敏感性高,假阳性率低,且具有操作简单、经济等优点,因此常作为临床诊断、治疗患者的依据,还可用于考核治疗效果,流行病学调查及检测疫情。

①材料:无菌注射器、试管、吸管、载玻片或凹玻片、石蜡、活的阳性钉螺、活尾蚴等。

②操作:用载玻片或凹玻片进行,用熔化的石蜡在载玻片上画出一方框,大小同盖玻片(可增加容积并可避免尾蚴受压),在框内滴加被检者血清2～3滴。再用吸管吸取活尾蚴加入血清中混匀,盖以洁净的盖玻片,四周用石蜡密封,置37 ℃恒温箱中,48～72 h后镜检。典型的阳性反应为尾蚴周围有泡状、指状等形状的折光性沉淀物。

5.注意事项

(1)家兔耳缘静脉采血时,有的家兔用针穿刺后,血管发生收缩反应,但稍等待后血管又会扩张,血液涌出。注意勿将兔耳烫伤,更不能盲目穿刺,造成血肿,甚至造成大片兔耳溃烂。

(2)感染后的钉螺可回收,置于封口袋中,保存于4 ℃冰箱。下次使用时提前8天取出,常规饲养。通常钉螺使用两次后,尾蚴逸出减少,即可废弃。

(3)所有实验材料及试剂均需消毒处理后方可弃之,可用煮沸法或高压蒸汽法处理。

(4)因为活尾蚴这一阶段是血吸虫病的感染期,故在操作过程中,应做好个人防护,避免活尾蚴与操作者皮肤接触,以避免实验室感染。

▶▶ 思考题

1.感染血吸虫的家兔肝脏有何变化?

2.感染血吸虫的家兔肠壁有何变化?

(杨 瑞)

思考题答题要点

Note

附录 A　常用仪器的使用与维护

一、普通光学显微镜的使用与维护

(一)普通光学显微镜(简称显微镜)的使用方法

(1)取出显微镜,平稳地放在实验台上,保持显微镜载物台处于水平状态。

(2)将灯源亮度调节钮(电压调节器)调节至"0"刻度处,接通电源,打开显微镜电源开关,慢慢调节灯源亮度调节钮和集光器,达到最佳使用亮度。低倍镜需要弱光,高倍镜和油镜则需强光,可通过集光器高低及灯源亮度调节钮调节。

(3)通过自然光、日光灯光等采光的显微镜,需将反光镜对准光源。

(4)调整两目镜间距。

(5)检查标本时,先用低倍镜观察,当找到欲检物后,再更换高倍镜。由于高倍镜和油镜视野面积比低倍镜小,因此在由低倍镜转换为高倍镜之前,必须把欲检部位移到视野正中央,然后再转换。

(6)油镜的使用方法。

①用低倍镜或高倍镜找到欲检部位,将其移至视野中心,调节灯源亮度调节钮至最佳使用亮度,降低载物台,在镜头对准的标本欲检部位加 1 滴香柏油后,转换为油镜镜头,慢慢转动粗准焦螺旋,上升载物台,使油镜镜头浸入油滴中,并从侧面观察至油镜镜头接近载玻片为止,注意切勿使镜头与标本接触。

②经目镜边看边慢慢转动粗准焦螺旋,使载物台缓缓下移(此时只应向下,不能再向上移动,以免压碎标本载玻片和损坏镜头),注意视野中出现物像时,改用细准焦螺旋略加调节,至物像清晰为止。若发现油镜镜头已离开油滴,但尚未观察到视野内物像,则仍按以上步骤,将镜头浸入油滴中,重新操作与观察。

③观察完毕应将油镜镜头和载玻片上的镜油擦净。方法是将载物台下移,把油镜镜头转向外侧,用擦镜纸蘸取少许二甲苯擦净,并立即用另一干擦镜纸拭去二甲苯,以免镜片脱胶损坏。清理标本上的镜油时,需将擦镜纸敷在载玻片上,其上滴 1~2 滴二甲苯,小心拖拉擦镜纸至无油迹。

(7)建立立体观。寄生虫均为整体标本,有一定的厚度。用粗、细准焦螺旋上、下调节时,只能看到标本的某一层平面。向上调节时,上层较清晰;向下调节时,下层较清晰。随着上下调节,应依次联系到各层的不同位置和所示的不同结构,建立起虫体的立体概念。

(8)显微镜用毕,用软绸布拭净各部件后,将物镜转成"品"字形,集光器向下移,转动粗准焦螺旋,使镜台下移,以免物镜与集光器相碰受损。灯源亮度调节钮调节至"0"刻度处,关闭显微镜,切断电源。然后将显微镜放入镜柜中。

(二) 显微镜的维护

(1)显微镜是贵重的精密仪器,使用时要小心爱护,严禁随意拆卸。

(2)显微镜保存时,不得放置在潮湿地方,更不得与挥发性药品如乙醇或酸类放在一起,防止

Note

金属部件被损坏。

（3）显微镜不能放在强阳光下暴晒,因金属吸热,而镜头玻片均为数层粘连而成,易于熔裂。

（4）镜头必须保持清洁,不得用手触摸,以免使视野模糊。若镜头被污染,判断为水溶性污物则用擦镜纸蘸清水擦拭,判断为油性污物则用擦镜纸蘸二甲苯擦拭后再以干擦镜纸擦拭。

（5）擦拭镜头时只能擦拭外表镜片,不得擦拭里面,更不得用口吹,也不能随意把目镜取下,以免尘土落入。

（6）变换物镜时要转动镜头转换器,即回转板的螺旋部分,不要直接扳动镜头。

（7）取、放显微镜时,要右手持镜臂,左手托镜座,平端放在胸前,轻取轻放。

二、微量加样器质控及校准标准操作程序

微量加样器(移液器)作为一种简便、快捷、精密的液体计量器具已被广泛应用,是实验室对各种液体样品或试剂进行定量移取必不可少的仪器设备。微量加样器的吸液量准确与否与实验结果的准确性密切相关,尤其对定量分析的影响更为显著。因此,熟练掌握微量加样器的正确使用方法是实验教学的重要目标之一。以下对如何正确使用微量加样器及其校准等进行介绍。

（一）微量加样器的使用方法

1. 设定容量值　加样前,应逆时针或顺时针转动微量加样器的调节旋钮,将微量加样器调至所需吸取液体量值的位置,以设定移液量。

2. 吸液　标准吸液步骤如下。

（1）将按钮压至第一停点。

（2）垂直握持加样器,将吸头浸入液体,浸入深度视吸头型号而定。

（3）缓慢、平稳地松开按钮,吸取液体。1 s 后将吸头提离液面。用药用吸纸抹去吸头外面可能附着的液滴,小心勿触及吸头口。

3. 放液

（1）将吸头口贴到容器内壁或底部并保持10°~40°角倾斜缓慢放液,以免在加样的容器中形成气泡,影响后续反应。

（2）平稳地把按钮压至第一停点。1 s 后再把按钮压至第二停点以排出剩余液体。

（3）压住按钮,同时提起微量加样器,使吸头擦过容器壁。

（4）松开按钮。

（5）按吸头弹射器除去吸头(只有改用不同液体时才需要换吸头)。

4. 预洗　当装上一个新吸头(或改变吸取的容量值)时应预洗吸头,先吸入一次样液并将其排回原容器中。预洗新吸头能有效提高移液的精确度和重现性。因为第一次吸取的液体会在吸头内壁形成液膜,导致计量误差。而同一吸头在连续操作时液膜相对保持不变,故第二次吸液时误差即可消除。

5. 高密度及黏稠液体的吸取　对于密度高于水的液体,可先将容量值的读数调到高于所需吸取液体量值的位置来进行补偿。例如用 P20 微量加样器转移 10 μL 血清,先将读数调到 10 μL,吸取后以重量法测定,如果实测体积为 9.5 μL,即偏差为 0.5 μL,则将读数调到 10.5 μL 并重复一次。如果第二次测定仍不够准确,根据偏差再做调整。排放致密或黏稠液体时,宜在第一停点多等1~2 s再压到第二停点。

6. 微量加样器吸头　微量加样器吸头是整个移液系统的重要组成部分,其基本要求如下。

（1）必须有高机械、热力学和化学稳定性,且纯度高,生产过程无杂质污染。

（2）环口密封性良好,壁薄,吸头口尖细,使得在加样时,吸头的安装或卸脱更加容易。

（3）吸头管壁有弹性,加样吸液时不产生漩涡,加样的精密度更高。

(4)吸头口无毛刺,表面光洁平滑,黏湿性小,可避免液体残留外壁引起误差。

(5)吸头与微量加样器上吸头套密封完好,防止空气进入而造成加样精度或准确度的误差。

(6)吸头应有液体容积刻度线。D200 吸头在 20 μL 和 100 μL 处有标记;D1000 吸头在 300 μL 处有标记;D10 吸头在 2 μL 处有标记。

(7)吸头应可在 121 ℃条件下消毒 20 min。如果在加样过程中,想尽量避免样品与样品、样品与微量加样器或样品与操作人员之间的污染,建议使用可以经高温消毒的带滤芯的吸头。

(二) 微量加样器的校准

微量加样器的吸入容量准确与否与实验结果的准确性密切相关,尤其对定量分析的影响更为显著。微量加样器长期使用后弹簧变形、弹力减小以及器件磨损等,均可导致微量加样器吸入容量出现误差。新购的微量加样器失准率为 1.56%,使用后可达到 21.7%～47.6%,所以必须定期校准微量加样器。

微量加样器容量性能的鉴定,可根据国际标准化组织(ISO)文件 ISO/DIS8655 和国家质量监督检验检疫总局发布的中华人民共和国国家计量检定规程《移液器》(JJG 646—2006)规定的测试方法。这是目前用于此类仪器有效的校准方法。实验室可根据上述文件建立本实验室微量加样器校准的标准操作规程(SOP),下面是一个微量加样器校准的具体实例。

1. 适用微量加样器范围 各种品牌、型号的固定体积、可调体积或多通道微量加样器。

2. 校准环境和用具要求

(1)室温 20～25 ℃,测定中波动范围不超过 0.5 ℃。

(2)电子天平:置于无尘和无振动影响的台面上,房间尽可能有空调。称量时,为保证电子天平内的湿度(相对湿度 60%～90%),电子天平内应放置装有 10 mL 蒸馏水的小烧杯。

(3)烧杯:5～10 mL。

(4)测定液体:20～25 ℃的蒸馏水。

3. 选定校准体积

(1)拟校准体积。

(2)微量加样器标定体积的中间体积。

(3)最小可调体积(不小于拟校准体积的 10%)。如为固定体积微量加样器,则只有一种校准体积。

4. 校准步骤

(1)将微量加样器调至拟校准体积,选择合适的吸头。

(2)调节好电子天平。

(3)来回吸吹蒸馏水 3 次,以使吸头湿润,用纱布拭干吸头。

(4)垂直握持微量加样器,将吸头浸入液面以下 2～3 mm 处,缓慢、匀速地吸取蒸馏水。

(5)使吸头离开液面,靠在管壁,除去吸头外面的液体。

(6)将微量加样器以 30°角放入称量烧杯中,缓慢、匀速地将微量加样器压至第一停点,等待 1～3 s,再压至第二停点,使吸头里的液体完全排出。

(7)记录称量值。

(8)擦干吸头外面液体。

(9)按上述步骤称量 10 次。

(10)取 10 次测定值的均值作为最后微量加样器吸取的蒸馏水重量,按附表 A-1 所列蒸馏水在不同温度和气压下的质量与体积的换算因子计算体积。然后,按校准结果调节微量加样器。

(11)资料记录:登记校正结果,注明校准时间、校准人员姓名,存档。

附表 A-1　蒸馏水质量与体积换算因子

温度/℃	气压/mbar					
	800	853	907	960	1013	1067
15	1.0018	1.0018	1.0019	1.0019	1.0020	1.0020
15.5	1.0018	1.0018	1.0019	1.0020	1.0020	1.0020
16	1.0019	1.0020	1.0020	1.0021	1.0021	1.0022
16.5	1.0020	1.0020	1.0021	1.0022	1.0022	1.0023
17	1.0021	1.0021	1.0022	1.0022	1.0023	1.0023
17.5	1.0022	1.0022	1.0023	1.0023	1.0024	1.0024
18	1.0022	1.0023	1.0024	1.0024	1.0025	1.0025
18.5	1.0023	1.0024	1.0025	1.0025	1.0026	1.0026
19	1.0024	1.0025	1.0025	1.0026	1.0027	1.0027
19.5	1.0025	1.0026	1.0026	1.0027	1.0028	1.0028
20	1.0026	1.0027	1.0027	1.0028	1.0029	1.0029
20.5	1.0027	1.0028	1.0028	1.0029	1.0030	1.0030
21	1.0028	1.0029	1.0030	1.0030	1.0031	1.0031
21.5	1.0030	1.0030	1.0031	1.0031	1.0032	1.0032
22	1.0031	1.0031	1.0032	1.0032	1.0033	1.0033
22.5	1.0032	1.0032	1.0033	1.0033	1.0034	1.0035
23	1.0033	1.0033	1.0034	1.0035	1.0035	1.0036
23.5	1.0034	1.0035	1.0035	1.0036	1.0036	1.0037
24	1.0035	1.0036	1.0036	1.0037	1.0038	1.0038
24.5	1.0037	1.0037	1.0038	1.0038	1.0039	1.0039
25	1.0038	1.0038	1.0039	1.0039	1.0040	1.0041
25.5	1.0039	1.0040	1.0040	1.0041	1.0041	1.0042
26	1.0040	1.0041	1.0042	1.0042	1.0043	1.0043
26.5	1.0042	1.0042	1.0043	1.0043	1.0044	1.0045
27	1.0043	1.0044	1.0044	1.0045	1.0045	1.0046
27.5	1.0044	1.0045	1.0046	1.0046	1.0047	1.0047
28	1.0046	1.0046	1.0047	1.0048	1.0048	1.0049
28.5	1.0047	1.0048	1.0048	1.0049	1.0050	1.0050
29	1.0049	1.0049	1.0050	1.0050	1.0051	1.0052
29.5	1.0050	1.0051	1.0051	1.0052	1.0052	1.0053
30	1.0052	1.0052	1.0053	1.0053	1.0054	1.0055

注:1 mbar＝0.1 kPa。

Note

三、电热恒温培养箱的使用及维护

(一)使用方法

(1)将本仪器置于室内干燥处的平台或工作台上,并使其处于水平状态,在电源线路中安装插座和漏电保护开关,并安装接地线。

(2)将需培养的物品放入培养箱内,关好培养箱门,接通电源,打开电源开关,指示灯亮,表示工作正常,仪表显示培养箱内温度。

(3)控制仪表旋钮开关调节到所需温度,培养箱内开始加热,控制仪表上绿灯亮时,表示通电升温,红灯亮时表示断电保温,红绿灯交替变化表示进入恒温状态。进入恒温状态后约 30 min,设定温度与实际温度基本一致。

(4)如需改变设定温度,可随时调节旋钮。工作完毕后,将电源开关关闭即可。

(二)维护

(1)本仪器应放置于具有良好通风条件的工作室内,室内相对湿度不大于 85%。工作室内不要放置易燃、易爆及腐蚀性物品。

(2)培养箱内外应保持清洁,长期不用时应盖好防尘罩,放置在干燥的室内。

(3)使用过程中,应适当打开换气孔,放掉潮湿气体。如温度变化异常,应及时停机检查。

(4)严禁将物品放在炉丝(或加热装置)的盖板上,以免烧坏或损坏设备。

(5)培养箱工作电压为 220 V,使用前必须注意所用电源电压是否相符。使用时,必须将电源插座按规定进行有效接地。

(6)在通电使用时,切忌用手触及培养箱左侧空间的电器部分或用湿布揩抹及用水冲洗。

(7)为便于热空气流通,培养箱内培养物品摆放不宜过于拥挤,以保持培养箱内受热均匀。无论放入还是取出培养物均应随手关闭培养箱门,以免温度波动。内室底板因靠近电热器,故不宜放置实验物品。在实验时应将风顶活门适当旋开,以利于调节培养箱内温度。

(8)每次使用完毕后,必须将电源全部切断,用软布蘸取中性洗涤剂擦洗,再用干布擦干。应经常保持培养箱内清洁,每月进行一次维护检查,并填写仪器维护记录。

四、离心机的使用及维护

(一)使用方法

(1)放置台式高速离心机的工作台应平整、坚固,工作间应整齐、清洁、干燥并通风良好。

(2)检查低速离心机调速旋钮是否处在零位,外套管是否完整无损和是否垫有橡皮垫。

(3)开启离心机盖,将内腔及转头擦拭干净。

(4)将需离心的物品装入合适的离心管中,以距离心管口 1~2 cm 为宜,以免在离心时甩出。

(5)将待离心的离心管置于台秤上平衡,将平衡好的离心管放在离心机十字转头的对称位置套管中。

(6)合上离心机盖,接通电源。

(7)设定时间,选择离心速度。

(8)离心机自行停止转动后,打开离心机盖,取出已离心的物品。

(二)维护及保养

(1)离心机上不要放置任何物品,每次使用完毕后,务必清理内腔和转头。

(2)台式高速离心机如较长时间未使用,在使用前应将离心机盖开启一段时间,以干燥内腔。

(3)离心机经长期使用,磨损属正常现象。

(4)离心管使用后应及时取出。

注意事项:目前,实验室常用的是电动离心机。要防止离心机在运转过程中,因不平衡而边工作边移动,直至从实验台上掉下来,或因盖子未盖,离心管因振动而破裂后,碎片飞出造成事故。因此使用离心机时,必须注意以下操作。

(1)离心机套管底部要垫棉花或试管垫;经常检查转头及实验用的离心管是否有裂纹、老化等现象,如有应及时更换。

(2)电动离心机如有噪声或机身振动时,应立即切断电源,及时排除故障。

(3)离心管必须对称放入套管中,防止机身振动。若只有一支样品管,要用等质量的水装入另一支离心管中一起离心。

(4)启动离心机时,应盖上离心机盖后,再慢慢启动(禁止直接高速启动,必须由低速至高速慢慢启动)。

(5)离心机在高速运转时,不要随意打开离心机盖。离心结束后,先关闭离心机,在离心机停止转动后,方可打开离心机盖,取出样品,不可用外力强制其停止转动。

(6)离心时间一般较短,在此期间,实验者不得离开;机器在运行中如有异常情况,可直接按停止键。

五、电热恒温水浴箱的使用及维护

(1)使用电热恒温水浴箱时,必须先加适量的洁净自来水(或蒸馏水、纯净水)于锅内,也可加入所需温度的热水,以缩短加热时间。

(2)电热恒温水浴箱接通电源,选择温度。配备电子式恒温器时,将温度旋钮顺时针调节到所需温度,此时为加热状态,绿色指示灯亮。当加热到所需温度时,红色指示灯亮,此时为恒温状态。其上计数器最大位数为十位数,按操作符号调节至所需的数字。红、绿灯随温度的变化而转换。使用该仪器须经过加热、恒温两次以上,才能达到正确的温度精度。

(3)电热恒温水浴箱工作完毕,将温控旋钮、增减器置于最小值,切断电源。

(4)如果要使箱内水温达 100 ℃,可将调节旋钮调至终点。

(5)电热恒温水浴箱加水不可太多,以免沸腾时水溢出箱外。

(6)电热恒温水浴箱内水量不可低于最低水量线,不可使加热管露出水面,以免烧坏,造成漏水、漏电。

(7)电热恒温水浴箱使用时,电源插座必须有效接地线。

(8)经常保持电热恒温水浴箱内外清洁,箱内温水应定期更换。

(9)防止酸碱等腐蚀性物质进入电热恒温水浴箱内,以免损坏箱壁,如被病原体污染则应立即消毒处理。

六、净化工作台的使用与维护

净化工作台也称超净工作台,是目前较普及的无菌操作装置。其工作原理是利用鼓风机,驱动空气通过高效滤器净化,净化后的空气再徐徐通过工作台面,使工作场地形成无菌环境。为保证工作台的工作环境,须将净化工作台安置在清洁无尘的房间,最好在无菌室内。工作台所占空间较小,操作方便。

(1)打开紫外线灯照射消毒,打开净化工作台工作电源,处理净化工作区内工作台表面沉积的微生物,30 min 后,关闭紫外线灯,开启送风机,使用前用 70%乙醇或 0.5%过氧乙酸喷洒擦拭消毒工作台面。

(2)整个实验过程中,实验人员应严格遵守无菌操作规程。

(3)实验结束后,清理工作台面,收集各废弃物,关闭鼓风机及照明开关,用清洁剂及消毒剂

177

擦拭台面,最后开启紫外线灯,照射消毒 30 min 后,关闭紫外线灯,切断电源。

(4)工作台所处的无菌室应定期用 70%乙醇或 0.5%碳酸喷雾降尘和消毒,用 2%新洁尔灭或 70%乙醇擦拭台面和用具,用福尔马林(40%甲醛水溶液)加少量高锰酸钾定期密闭熏蒸,配合紫外线灯(每次开启 15 min 以上)等消毒灭菌方法,以使无菌室经常处于高度的无菌无尘状态。

(5)净化工作台的滤材应每 2~3 年更换一次,并应做好更换记录。

附录 B　常用培养基的制备与应用

一、肉汤培养基

肉汤培养基用于一般细菌的培养,并可作为无糖基础培养基。

成分:新鲜绞碎瘦牛肉　　　500 g
　　　蛋白胨　　　　　　　10 g
　　　氯化钠(NaCl)　　　　5 g
　　　蒸馏水　　　　　　　1000 mL

制备:将新鲜牛肉去除脂肪、筋膜,切成小块,用绞肉机绞碎。称取绞碎后的瘦牛肉 500 g 置于容器内,加蒸馏水 1000 mL,置于 4 ℃冰箱过夜。次日取出,除去表面的浮油,煮沸 30 min,使肉渣全部凝固。将肉渣中液体尽量挤尽,肉汁用蒸馏水补足使体积至 1000 mL。加蛋白胨 10 g、NaCl 5 g,搅拌加热至完全溶解。待冷至 40～50 ℃时,调 pH 至 7.6,再煮沸 10 min,补足水分,过滤。滤液分装于三角烧瓶或试管中,塞好棉塞,高压蒸汽灭菌。

二、血清肉汤培养基

血清肉汤培养基用于对营养要求较高的细菌的分离培养或增菌。

成分:无菌血清,肉汤培养基(适量)。

制备:将肉汤培养基分装于试管中,每管 3 mL,灭菌。按无菌操作原则于每管肉汤中加入无菌血清 0.5～1 mL,混匀,备用。

三、普通琼脂培养基

普通琼脂培养基用于一般细菌的分离培养或增菌。

成分:琼脂　　　　　　　2～3 g
　　　肉汤培养基　　　　100 mL

制备:取以上制备好的肉汤培养基 100 mL,置于三角烧瓶中,加 2～3 g 琼脂,加热熔化,趁热调 pH 至 7.4～7.6,高压蒸汽灭菌。将培养基倒入平皿中,凝固后即成普通琼脂平板。若倒入试管中,倾斜放置,凝固后即成普通斜面培养基。

注:琼脂是从海藻中提取的一种多糖类物质,对细菌无营养作用,加入培养基中的目的是使之固态化,其熔化点为 100 ℃,凝固点为 40 ℃,利用此特性,将其加到肉汤或肉膏汤中,趁热可制得斜面、平板等不同类型的固体培养基,用于分离培养、繁殖细菌等。

四、血琼脂平板

血琼脂平板用于营养要求较高的细菌的分离培养、溶血性的鉴别以及保存菌种。

成分:普通琼脂培养基　　　　　　　　100 mL
　　　无菌脱纤维羊(或兔)血　　　　　5～10 mL

制备:将灭菌的普通琼脂培养基熔化冷却至 45～50 ℃后,加入无菌脱纤维羊(或兔)血,摇

179

匀,立即倾注于平皿中,凝固后备用。

五、巧克力色血琼脂平板

巧克力色血琼脂平板用于脑膜炎奈瑟菌、淋病奈瑟菌、流感嗜血杆菌等细菌的分离培养。

成分:普通琼脂培养基　　　　100 mL

　　　无菌脱纤维羊(或兔)血　10 mL

制备:将灭菌的普通琼脂培养基加热熔化,趁热加入无菌脱纤维羊(或兔)血后呈巧克力色,摇匀,倾注于平皿中,待冷却后备用。

六、半固体培养基

半固体培养基主要用于细菌动力观察、菌种的短期保存等。

成分:琼脂　　　　　　0.25～0.5 g

　　　肉汤培养基　　　100 mL

制备:加 0.25～0.5 g 琼脂于 100 mL 肉汤培养基中,加热熔化,调节 pH 至 7.6～7.8,分装于试管中,加塞后高压蒸汽灭菌,灭菌后直立试管,凝固后即成半固体培养基。

七、糖发酵培养基

糖发酵培养基主要用于检测细菌对糖的发酵能力。

成分:蛋白胨　　　　　　　　　　　　10 g

　　　1.6 g/L 溴甲酚紫乙醇溶液　　　1 mL

　　　糖　　　　　　　　　　　　　　5～10 g

　　　氯化钠(NaCl)　　　　　　　　　5 g

　　　蒸馏水　　　　　　　　　　　　1000 mL

制备:将上述成分混匀溶解后,调节 pH 至 7.6,分装于试管中,每一支试管中加一支小倒管,经 55.16 kPa(113 ℃)湿热灭菌 20 min 后备用。

注:单糖发酵管(包括各种糖、苷、醇类,制备方法相同)是用于糖分解试验的培养基,其中也可加入酸性复红作为指示剂。若细菌分解某糖产酸,则可使酸性复红呈红色;若不分解则不产酸,培养基保持原中性偏碱状态,酸性复红无色,其中倒置的小发酵管可观察是否产气,从而检测细菌对糖的分解能力。糖发酵培养基也可制成半固体培养基,即省去小倒管,采用穿刺接种法接种细菌,通过半固体的断裂,观察是否有气体的产生。

八、七叶苷培养基

七叶苷培养基用于能水解七叶苷的细菌如变异链球菌等口腔常见链球菌的鉴别。

成分:胰蛋白胨　　　　1.5 g

　　　胆汁　　　　　　2.5 mL

　　　七叶苷　　　　　0.1 g

　　　柠檬酸铁　　　　0.2 g

　　　琼脂粉　　　　　2 g

　　　蒸馏水　　　　　100 mL

制备:将胰蛋白胨、七叶苷、胆汁、柠檬酸铁、琼脂粉加入 80 mL 蒸馏水中,混匀,定容至 100 mL,调节 pH 至 7.2,分装于试管中,55.16 kPa(113 ℃)灭菌 20 min,4 ℃冷藏备用。

九、1％蛋白胨水培养基

1％蛋白胨水培养基用于一般细菌的培养。

成分:蛋白胨　　　　　10 g

　　　氯化钠(NaCl)　　5 g

　　　蒸馏水　　　　　1000 mL

制备:将蛋白胨、NaCl溶解于800 mL蒸馏水中,用氢氧化钠溶液调pH至7.2~7.4,用蒸馏水定容至1000 mL,分装于试管中,每管3~3.5 mL,经103.43 kPa(121 ℃)灭菌15 min后备用。此培养基可用于吲哚试验。按普通琼脂培养基的方法,亦可制备成1％蛋白胨琼脂培养基。

十、葡萄糖蛋白胨水培养基

葡萄糖蛋白胨水培养基用于甲基红试验和V-P试验。

成分:蛋白胨　　　　　10 g

　　　磷酸二氢钾　　　5 g

　　　葡萄糖　　　　　5 g

　　　蒸馏水　　　　　1000 mL

制备:将上述成分混匀溶解后,调节pH至7.2,分装于试管中,经103.43 kPa(121℃)灭菌15 min后备用。

十一、克氏双糖铁琼脂培养基

克氏双糖铁琼脂培养基是一种鉴别培养基,用于鉴别细菌有无分解乳糖、葡萄糖产酸产气的能力,以及分解含硫氨基酸产生硫化氢的能力。

成分:蛋白胨　　　　　20 g

　　　牛肉膏　　　　　3 g

　　　酵母浸膏　　　　3 g

　　　乳糖　　　　　　10 g

　　　葡萄糖　　　　　1 g

　　　氯化钠　　　　　5 g

　　　硫酸亚铁　　　　0.2 g

　　　硫代硫酸钠　　　0.3 g

　　　琼脂　　　　　　18~20 g

　　　蒸馏水　　　　　1000 mL

制备:将上述成分(琼脂除外)溶于800 mL蒸馏水中,用氢氧化钠溶液调节pH至7.3~7.5,加蒸馏水定容至1000 mL。加入琼脂煮沸,使其溶解;加入0.4％酚红溶液12 mL,摇匀,分装于试管中,装量宜多一些,每管5~5.5 mL,以便得到比较高的底层。55.16 kPa灭菌20 min,趁热放置成高层斜面,待琼脂凝固后,置于4 ℃保存备用。

也可采用商品化克氏双糖铁琼脂粉,称取55 g,加入1000 mL蒸馏水中煮沸溶解后,分装于试管中,灭菌备用。

十二、动力-靛基质-尿素酶(MIU)半固体培养基

动力-靛基质-尿素酶(MIU)半固体培养基用于检验细菌的运动性以及能否产生色氨酸酶和尿素酶的细菌复合生化实验。

成分:蛋白胨　　　　　　　　　　30 g

磷酸二氢钾	2 g
氯化钠	5 g
琼脂	3 g
40％尿素溶液	50 mL
酚红	0.012 g
蒸馏水	1000 mL

制备:取 40％尿素溶液,抽滤除菌备用。定量称取蛋白胨、磷酸二氢钾、氯化钠、酚红、琼脂溶于 800 mL 蒸馏水中,用氢氧化钠溶液调节 pH 至 6.8～7.0,加蒸馏水定容至 1000 mL,分装于试管中。经 55.16 kPa(113 ℃)灭菌 20 min,待冷却至 55 ℃左右时,以无菌操作法加入 40％尿素溶液 50 mL,混匀后,分装于无菌试管中,直立待凝,备用。

十三、伊红亚甲蓝(EMB)琼脂平板

伊红亚甲蓝(EMB)琼脂平板主要用于肠道致病菌的选择性分离培养。

成分:蛋白胨	10 g
乳糖	10 g
氯化钠	5 g
2％伊红溶液	20 mL
0.65％亚甲蓝溶液	10 mL
琼脂	20 g
蒸馏水	1000 mL

制备:先配制乳糖溶液,55.16 kPa(113 ℃)灭菌 20 min 备用。将蛋白胨、氯化钠加入蒸馏水中,加热使其溶解,调节 pH 至 7.4。加入琼脂,煮沸溶解后高压蒸汽灭菌。待冷至 60 ℃时,无菌加入 2％伊红溶液、0.65％亚甲蓝溶液及乳糖溶液,摇匀后立刻倾注于灭菌平皿中,凝固后备用。

十四、中国蓝琼脂培养基

中国蓝琼脂培养基主要用于肠道致病菌的选择性分离培养。

成分:蛋白胨	10 g
牛肉粉	3 g
氯化钠	5 g
乳糖	10 g
琼脂	15 g
中国蓝	0.05 g
玫红酸	0.1 g
蒸馏水	1000 mL

制备:将上述成分加入蒸馏水中,定容至 1000 mL,调节 pH 至 7.3～7.5,分装后于 103.43 kPa(121 ℃)湿热灭菌 15 min 后备用。

十五、SS 琼脂平板

SS 琼脂平板是分离沙门菌属及志贺菌属的强选择性培养基,对大肠埃希菌有较强的抑制作用,而对肠道其他病原菌则无明显抑制作用。故 SS 琼脂平板为目前公认的比较合适的肠杆菌科细菌选择性培养基。SS 琼脂平板成分较多,按作用大致可以分为以下几种。

营养物质:牛肉膏、蛋白胨。

选择性抑菌剂:胆盐、硫代硫酸钠、柠檬酸钠、柠檬酸铁、煌绿等。

促进目的菌生长剂:胆盐,可促进病原菌生长,特别是沙门菌属的生长。

鉴别用糖:乳糖。

指示剂:中性红。

大肠埃希菌能分解乳糖,而多数病原菌不分解乳糖,SS 琼脂平板利用这一特性初步鉴别肠道内的病原菌和非病原菌。大肠埃希菌能分解乳糖产酸,通过指示剂中性红使菌落呈红色,同时由于与胆盐结合成胆酸而发生沉淀,故菌落中心混浊。沙门菌属及志贺菌属不分解乳糖而分解蛋白质产生碱性物质,故呈现透明微黄色菌落。柠檬酸铁能使产生硫化氢的细菌菌落中心呈黑色,硫代硫酸钠有缓和胆盐对志贺菌属的有害作用,并能中和煌绿和中性红染料的毒性。中性红可被光线所破坏,所以 SS 琼脂平板应保存于暗处。

成分:牛肉膏	5 g
蛋白胨	5 g
乳糖	10 g
胆盐(粗制)	10 g
硫代硫酸钠	12 g
柠檬酸钠	12 g
柠檬酸铁	0.5 g
琼脂	25 g
1%煌绿溶液	0.33 mL
1%中性红溶液	2.5 mL
蒸馏水	1000 mL

制备:定量称取牛肉膏、蛋白胨及琼脂溶解于蒸馏水中,再加入胆盐、乳糖、柠檬酸钠、柠檬酸铁、硫代硫酸钠,以微火加热,使其全部溶解。调节 pH 至 7.2,脱脂棉过滤,并补足失去的水分。继续煮沸 10 min,加入 1%煌绿及 1%中性红溶液,混匀后倾注于平皿中,待凝固后将平皿置于 37 ℃恒温箱干燥半小时,即可使用。

十六、麦康凯琼脂平板

麦康凯琼脂平板为选择鉴别培养基,内含胆盐成分,能抑制革兰阳性菌和部分非病原菌的生长,有利于大肠埃希菌及沙门菌的生长。大肠埃希菌能分解乳糖产酸,通过指示剂中性红使菌落呈红色。沙门菌属及志贺菌属不分解乳糖则呈透明无色菌落。

成分:蛋白胨	20 g
氯化钠	5 g
乳糖	10 g
琼脂	20 g
1%中性红溶液	5 mL
胆盐	5 g
蒸馏水	1000 mL

制备:将蛋白胨、氯化钠、胆盐溶解于 400 mL 蒸馏水中,调节 pH 至 7.4。将琼脂加入 600 mL 蒸馏水中加热溶解。将两液合并,定量分装于三角烧瓶内,103.4 kPa(121 ℃)灭菌 15 min,备用。临用前加热熔化琼脂,趁热加入 10 g 乳糖,冷至 50~55 ℃时,加入 1%中性红溶液,摇匀后倾注于平皿中。

十七、碱性琼脂平板

碱性琼脂平板常用于霍乱弧菌的选择性分离培养或增菌。

成分:蛋白胨   10 g

      氯化钠   5 g

      牛肉膏   3 g

      琼脂   20 g

      蒸馏水   1000 mL

制备:定量称取蛋白胨、氯化钠、牛肉膏、琼脂,加蒸馏水定容至 1000 mL。加热溶解,调节 pH 为 8.4,过滤后分装于三角烧瓶中,103.4 kPa(121℃)高压蒸汽灭菌 15 min。倾注于平皿中,制成碱性琼脂平板。

十八、TCBS 琼脂平板

TCBS 琼脂平板常用于霍乱弧菌、副溶血性弧菌的分离培养和鉴别。

成分:酵母浸膏   5 g

      蛋白胨   10 g

      蔗糖   20 g

      硫代硫酸钠   10 g

      柠檬酸钠   10 g

      牛胆酸盐   3 g

      牛胆汁粉   5 g

      氯化钠   10 g

      柠檬酸铁   1 g

      琼脂   15 g

      2%溴麝香草酚蓝溶液   20 mL

      1%草酚蓝溶液   4 mL

      蒸馏水   适量

制备:定量称取酵母浸膏、蛋白胨、蔗糖、硫代硫酸钠、柠檬酸钠、牛胆酸盐、牛胆汁粉、氯化钠、柠檬酸铁、琼脂,加入 2%溴麝香草酚蓝溶液 20 mL、1%草酚蓝溶液 4 mL,加蒸馏水至 1000 mL,混匀,使其全部溶解。用氢氧化钠溶液调节 pH 为 8.4,加热煮沸 30 min,不需高压蒸汽灭菌,倾注于平皿中。

十九、我妻氏血琼脂平板(Wagatsuma agar)

我妻氏血琼脂平板(Wagatsuma agar)用于观察副溶血性弧菌的神奈川现象。

成分:酵母浸膏   5 g

      蛋白胨   10 g

      氯化钠   70 g

      磷酸二氢钾   5 g

      甘露醇   10 g

      1%结晶紫溶液   1 mL

      琼脂   15 g

      新鲜兔血(5%~10%) 适量

      蒸馏水   1000 mL

      新鲜兔血   50~100 mL(待温度低于 45 ℃后加入)

制备:定量称取酵母浸膏、蛋白胨、氯化钠、磷酸二氢钾、甘露醇、琼脂,加入 1%结晶紫溶液,加蒸馏水至 1000 mL,混匀,使其全部溶解。用氢氧化钠溶液调节 pH 为 7.6,加热煮沸 30 min,

不需高压蒸汽灭菌,待冷至 45 ℃左右时,加入新鲜兔血(5%～10%),混合均匀,倾注平皿。

二十、溴甲酚紫牛乳培养基

溴甲酚紫牛乳培养基用于产气荚膜梭菌的"汹涌发酵"实验。

成分:新鲜脱脂牛乳   100 mL

  1.6%溴甲酚紫溶液 0.1 mL

制备:将新鲜牛乳置于三角烧瓶中,水浴煮沸 15～20 min,冷却后放入冰箱内 2 h。用虹吸管吸取下层脱脂牛乳,盛于另一烧瓶内。于 100 mL 脱脂牛乳中加入 1.6%溴甲酚紫溶液 0.1 mL,分装于试管中。于表面加入熔化的凡士林或石蜡,厚度约 5 mm。高压蒸汽灭菌 20 min,或流通蒸汽间歇灭菌 3 次,取出后备用。

二十一、卵黄琼脂平板

卵黄琼脂平板用于培养产气荚膜梭菌。

成分:牛肉浸液   1000 mL

  蛋白胨   15 g

  氯化钠   5 g

  琼脂   25～30 g

  50%葡萄糖溶液 适量

  50%卵黄盐水悬液 适量

制备:50%葡萄糖溶液和 50%卵黄盐水悬液过滤除菌待用。定量称取蛋白胨、氯化钠、琼脂,加入牛肉浸液 1000 mL,用氢氧化钠溶液调节 pH 为 7.5,每瓶分装 100 mL,103.4 kPa 灭菌 15 min。临用前加热使琼脂熔化,冷却至 50 ℃,每瓶(100 mL)内加入 50%葡萄糖溶液 2 mL 和 50%卵黄盐水悬液 10～15 mL,摇匀,倾注于平皿中。

二十二、吕氏血清斜面培养基

吕氏血清斜面培养基用于白喉棒状杆菌的分离培养。

成分:牛血清 3 份、1%葡萄糖营养肉汤(pH 7.4)1 份。

制备:将牛血清、1%葡萄糖营养肉汤(pH 7.4)混合,分装于大试管中。斜置于血清凝固器或流动蒸汽灭菌器内行间歇灭菌。无杂菌生长,即可使用。

二十三、亚碲酸钾血琼脂平板

亚碲酸钾血琼脂平板用于白喉棒状杆菌的分离培养和鉴别。因白喉杆菌能将碲盐还原成单质碲,所以在平板上的菌落呈黑褐色。亚碲酸钾能抑制革兰阴性菌的生长。

成分:营养琼脂   100 mL(pH 7.4)

  5%胱氨酸溶液 2 mL

  1%亚碲酸钾溶液 2 mL

  脱纤维羊血   10 mL

制备:先将营养琼脂加热熔化,待冷至 55 ℃左右,再加入 5%胱氨酸溶液、1%亚碲酸钾溶液和脱纤维羊血。充分混匀,倾注于无菌平皿中,待凝固后即成。

二十四、青霉素琼脂培养基

青霉素琼脂培养基用于炭疽芽胞杆菌的串珠实验。

成分:普通琼脂培养基、青霉素溶液(5 U/mL)。

制备：将普通琼脂培养基分装于试管中，每管 10 mL，高压蒸汽灭菌。待琼脂凝固前于每管普通琼脂培养基中加入青霉素溶液（青霉素终浓度为 0.5 U/mL），混匀后倾注于无菌平皿中，凝固后即为青霉素琼脂培养基。

二十五、马铃薯琼脂平板

马铃薯琼脂平板用于分离培养布鲁菌。

成分：
马铃薯浸汁	500 mL
牛肉膏	5 g
蛋白胨	10 g
氯化钠	5 g
葡萄糖	10 g
甘油	8 mL
琼脂	15 g
蒸馏水	500 mL

制备：①马铃薯浸汁的制备：取去皮切碎的马铃薯 500 g，加蒸馏水 1000 mL 煮沸 10 min，用纱布过滤，备用。②定量称取以上各成分，混匀并加热使固态成分溶解，用氢氧化钠溶液调节 pH 至 7.2，纱布过滤后分装于三角烧瓶中，每瓶装 200 mL，经 103.4 kPa（121℃）灭菌 15 min 后，倾注于平皿中备用。

二十六、缓冲活性炭酵母琼脂平板

缓冲活性炭酵母琼脂平板用于分离培养军团菌。

成分：
L-半胱氨酸	0.4 g
活性炭	2 g
酵母浸膏	10 g
可溶性焦磷酸铁	0.25 g
琼脂	17 g
蒸馏水	1000 mL

制备：定量称取活性炭、酵母浸膏、琼脂，溶于 980 mL 蒸馏水中，混匀，经 103.4 kPa 灭菌 15 min 后，置 50~55 ℃水浴箱保温。将 L-半胱氨酸和可溶性焦磷酸铁分别溶于 10 mL 蒸馏水中，抽滤除菌，加入上述液体中，混匀，用 1 mol/L KOH 溶液调节 pH 至 6.9。加入抗生素（联合应用抗生素：万古霉素 0.5 μg/mL、多黏菌素 40 U/mL、茴香霉素 80 μg/mL），倾注于平皿中备用。

二十七、弯曲菌血琼脂平板

弯曲菌血琼脂平板用于从粪便中分离培养空肠弯曲菌。

成分：
琼脂	50 g
脱纤维马（或羊）血	50~70 mL
杆菌肽	2500 U
放线菌酮	50 mg
大肠菌素	10000 U
头孢菌素	15 mg
新生素	5 mg
蒸馏水	适量

制备：将琼脂溶于蒸馏水中，经 103.4 kPa 灭菌 15 min 后，冷却至 50 ℃时加入上述其他成

分,混匀,倾注于平皿中。4 ℃可保存 2～3 周。

二十八、高盐血浆软琼脂培养基

高盐血浆软琼脂培养基用于 L 型细菌的分离培养。

成分:蛋白胨   20 g
　　　氯化钠   40～50 g
　　　牛肉浸液   800 mL
　　　琼脂   8 g
　　　灭活羊(或兔)血浆   200 mL

制备:定量称取蛋白胨、氯化钠、琼脂,均加入牛肉浸液中,混匀,用氢氧化钠溶液调节 pH 至 7.4,分装于三角烧瓶中,每瓶 80 mL,经 103.4 kPa(121 ℃)灭菌 20 min。临用前,加热使琼脂熔化,待其冷却至 56 ℃时,每瓶加入灭活羊(或兔)血浆 20 mL,混匀,倾注于平皿中。

二十九、庖肉培养基

庖肉培养基用于厌氧性细菌的培养。

成分:牛肉渣,牛肉浸液(pH 7.6)。

制备:将制备牛肉浸液剩下的牛肉渣用蒸馏水冲洗几次,使上浮的油漂走,将牛肉渣挤干,装于小试管中,高度约为 1.5 cm。然后加入牛肉浸液至超过牛肉渣约 1.5 cm 左右,加入一层熔化的凡士林封住液面。经 103.4 kPa(121 ℃)灭菌 15 min 后备用。

三十、罗氏培养基

罗氏培养基用于结核分枝杆菌的分离培养。

成分:磷酸二氢钾   0.96 g
　　　硫酸镁($MgSO_4 \cdot 7H_2O$)   0.048 g
　　　枸橼酸镁   0.12 g
　　　天门冬素   0.72 g
　　　中性甘油   2.4 mL
　　　蒸馏水   120 mL
　　　马铃薯粉   6.0 g
　　　新鲜鸡蛋   6～8 个(约 200 mL)
　　　1%孔雀绿溶液   8 mL

制备:将上述各成分(除新鲜鸡蛋和 1%孔雀绿溶液外)混合,置于水浴中加热溶解,并不断搅动,使其成糊状,待冷却至 65 ℃左右,加入新鲜鸡蛋液及 1%孔雀绿溶液,混合,分装入无菌试管中,每管 5～6 mL,制成斜面。连续三次间歇灭菌,冷藏备用。

三十一、枸橼酸盐琼脂培养基

枸橼酸盐琼脂培养基用于对能利用柠檬酸盐的细菌进行鉴别。

成分:硫酸镁($MgSO_4 \cdot 7H_2O$)   0.2 g
　　　氯化钠   5 g
　　　柠檬酸钠   5 g
　　　磷酸二氢铵   1 g
　　　磷酸二氢钾   1 g
　　　琼脂   18～20 g

10 g/L 溴麝香草酚蓝溶液	10 mL
蒸馏水	适量

制备:用 800 mL 蒸馏水溶解上述成分中的盐类物质,用氢氧化钠溶液调节 pH 至 6.8～7.0,再加琼脂和 10 g/L 溴麝香草酚蓝溶液,定容至 1000 mL,加热溶解。混合均匀后分装入试管,经 103.43 kPa 湿热灭菌 15 min 后备用。

三十二、乙酸铅琼脂培养基

乙酸铅琼脂培养基用于细菌的硫化氢试验。

成分:营养琼脂	100 mL
10%硫代硫酸钠溶液(新配)	2.5 mL
10%乙酸铅溶液	3 mL

制备:将上述各成分高压蒸汽灭菌后,待琼脂冷却至 60 ℃左右时,依次加入 10%硫代硫酸钠溶液、10%乙酸铅溶液,混合均匀,分装即可。

三十三、尿素培养基

尿素培养基用于尿素分解实验。

成分:蛋白胨	1 g
磷酸二氢钾	2 g
葡萄糖	1 g
2 g/L 酚红溶液	6 mL
氯化钠	5 g
尿素	20 g
蒸馏水	1000 mL

制备:先配制 40%尿素溶液,抽滤除菌备用。定量称取(量取)上述除尿素和蒸馏水外的其他成分,加入蒸馏水 800 mL 溶解,用氢氧化钠溶液调节 pH 至 6.8～7.0,加蒸馏水定容至 1000 mL。经 68.95 kPa(115 ℃)湿热灭菌 15 min,待冷却至 55 ℃左右,加入已抽滤除菌的 40%尿素溶液,混匀后分装于试管中备用。

三十四、明胶培养基

明胶培养基用于明胶液化试验。

成分:牛肉膏	3 g
蛋白胨	5 g
明胶	120 g
蒸馏水	1000 mL

制备:将蒸馏水 1000 mL 放入水浴锅中,将上述成分放入水浴锅中并不断搅拌,使其充分溶解,调节 pH 至 7.2～7.6,过滤,分装于试管中。经 68.95 kPa(115 ℃)湿热灭菌 12 min,置于冷水中迅速冷却,凝固后置于冰箱中备用。

三十五、M-H 液体培养基

M-H 液体培养基用于微生物的抗生素敏感性试验。

成分:牛肉浸粉	5 g
酪蛋白水解物	17.5 g
淀粉	1.5 g

蒸馏水	1000 mL

制备:定量称取牛肉浸粉、酪蛋白水解物、淀粉,加入蒸馏水至 1000 mL,加热煮沸溶解后分装,103.43 kPa 湿热灭菌 15 min 后备用。

三十六、M-H 固体培养基

M-H 固体培养基用于微生物的抗生素敏感性试验。

成分:牛肉浸粉	5 g
酪蛋白水解物	17.5 g
淀粉	1.5 g
琼脂	20 g
蒸馏水	1000 mL

制备:定量称取牛肉浸粉、酪蛋白水解物、淀粉和琼脂,加入蒸馏水至 1000 mL,加热煮沸溶解后分装,103.43 kPa 湿热灭菌 15 min 后备用。

三十七、柯氏(Korthof)培养基

柯氏(Korthof)培养基用于培养钩端螺旋体。

成分:蛋白胨	0.4 g
氯化钠	0.7 g
氯化钾	0.02 g
碳酸氢钠	0.01 g
氯化钙	0.02 g
磷酸二氢钾	0.09 g
磷酸二氢钠	0.48 g
无菌兔血清	40 mL
蒸馏水	500 mL

制备:定量称取蛋白胨、氯化钠、氯化钾、碳酸氢钠、氯化钙、磷酸二氢钾、磷酸二氢钠,加入蒸馏水中,加热溶解。调节 pH 至 7.2,103.4 kPa(121 ℃)灭菌 15 min。待冷却后,加入无菌兔血清,制成 8% 血清溶液,然后分装入试管,每管 5~10 mL,56 ℃水浴灭活 1 h 后备用。

三十八、支原体琼脂平板

支原体琼脂平板用于分离支原体。

成分:牛心(去脂绞碎)	250 g
氯化钠	5 g
胰蛋白酶	2.5 g
酵母浸膏	1 g
蛋白胨	10 g
琼脂粉	14 g
无菌小牛血清	20 mL
25% 鲜酵母浸出液	10 mL
1% 乙酸铊溶液	2.5 mL
20 万 U/mL 青霉素	0.5 mL
5 mL/L 两性霉素	0.1 mL
蒸馏水	1000 mL

Note

制备:①牛心浸液制备:取去脂绞碎牛心 250 g、氯化钠 5 g 和蒸馏水 900 mL 混合。另取胰蛋白酶 2.5 g,溶解于 100 mL 0.5%氯化钠溶液(5 g 氯化钠溶于 100 mL 蒸馏水)中,然后和上述溶液混合。置于 50~60 ℃水浴中 2 h,中间不断搅拌。消化后用双层纱布过滤,滤液煮沸 5 min。然后加酵母浸膏 1 g 混匀。冷却后,用氢氧化钠溶液调节 pH 至 8.0,分装于三角烧瓶中,103.4 kPa 灭菌 15 min,备用。②支原体琼脂平板制备:定量称取蛋白胨和琼脂粉,与上述 1000 mL 牛心浸液混合,加热溶解。用脱脂棉过滤,分装于三角烧瓶中,每瓶 200 mL。103.4 kPa 灭菌 15 min,备用。用前熔化琼脂,待冷至 60 ℃左右,以无菌操作法,每瓶内加入无菌小牛血清 4 mL、25%鲜酵母浸出液 2 mL、1%乙酸铊溶液 0.5 mL、20 万 U/mL 青霉素溶液 0.1 mL、5 mL/L 两性霉素 0.02 mL,充分混匀后,倾注于无菌平皿中。

三十九、解脲脲原体培养基

解脲脲原体培养基用于解脲脲原体脲酶试验。

成分:牛心浸液　　　　　　74 mL
　　　马血清　　　　　　　10 mL
　　　10%酵母浸液　　　　5 mL
　　　10%尿素溶液　　　　10 mL
　　　0.2%酚红溶液　　　　1 mL
　　　青霉素　　　　　　　适量

制备:将牛心浸液、马血清、10%酵母浸液、10%尿素溶液、0.2%酚红溶液、青霉素混合,用氢氧化钠溶液调节 pH 至 6.0 左右,过滤除菌。分装至无菌试管中,每管 5 mL,4 ℃保存备用。

四十、鲍-金琼脂培养基

鲍-金琼脂培养基用于百日咳鲍特菌的分离培养。

成分:马铃薯　　　　　　　125 g
　　　甘油　　　　　　　　10 mL
　　　氯化钠　　　　　　　5.6 g
　　　琼脂粉　　　　　　　22.5 g
　　　无菌脱纤维羊血　　　350 mL
　　　100 U/mL 青霉素　　 5 mL
　　　蒸馏水　　　　　　　适量

制备:先将马铃薯去皮切碎,浸入 500 mL 已加入甘油的蒸馏水中,煮沸至马铃薯变软为止,用纱布过滤,补足水分至原量。向马铃薯浸汁中加入氯化钠、琼脂粉,再加入蒸馏水 500 mL,溶解后调节 pH 至 7.0,过滤分装。每瓶 100 mL,103.43 kPa 高压蒸汽灭菌 15 min,备用。临用时取该培养基 1 瓶,加热熔化,冷却至 50 ℃左右时,加入无菌脱纤维羊血 35 mL 及 100 U/mL 青霉素 0.5 mL,摇匀后倾注于平皿中,4 ℃冰箱储存备用。

四十一、沙保琼脂(Sabouraud's agar)培养基

沙保琼脂(Sabouraud's agar)培养基用于培养真菌。

成分:葡萄糖(或麦芽糖)　　　　4 g
　　　蛋白胨　　　　　　　　　1 g
　　　琼脂　　　　　　　　　　1.8 g
　　　蒸馏水　　　　　　　　　100 mL

制备:将以上成分混合,加热溶解,分装。经 103.43 kPa(121 ℃)高压蒸汽灭菌 20 min 后,制

成斜面。

四十二、玉米粉琼脂培养基

玉米粉琼脂培养基用于白假丝酵母菌培养后形成的厚膜孢子的观察。

成分：玉米粉　　　　　　　20 g
　　　琼脂　　　　　　　　10 g
　　　蒸馏水　　　　　　　500 mL

制备：定量称取玉米粉加入 250 mL 蒸馏水中，65 ℃加热 30 min，然后用多层纱布或脱脂棉过滤。定量称取琼脂，加入另外的 250 mL 蒸馏水中，加热溶解。二者混合，分装入小三角瓶或大试管中。经 103.4 kPa 灭菌 15 min，取出备用。

如果加 5 mL 吐温-80 后，再定容和灭菌，即配制成含 1‰ 吐温-80 的玉米粉吐温-80 琼脂培养基。

Note

附录C　常用试剂和染色液的配制

一、病原生物学实验室常用试剂、染色液

(一)常用消毒液的配制及用途

1.75%乙醇

配制方法:95%乙醇75 mL,加蒸馏水至95 mL。配制后必须密闭保存以免乙醇挥发。

用途:用于皮肤、工具、设备、容器、房间表面的消毒,与碘伏、氯己定(洗必泰)等消毒液有增效和协同作用。不能杀死芽胞,一般进入人体内的器械等物品不宜用乙醇浸泡消毒。

2.碘酊(碘酒)与碘伏

(1)碘酊(碘酒)配制方法:先将碘化钾15 g溶于20 mL蒸馏水中,然后加入碘20 g、95%乙醇500 mL,加蒸馏水至1000 mL,混匀,存放于密闭的棕色玻璃瓶中。

(2)碘伏配制方法:将1 g聚乙烯吡咯烷酮碘(PVP-I)溶于蒸馏水中,混匀,并加蒸馏水至100 mL。

(3)用途:碘伏是一种广谱杀菌剂,可杀死细菌、芽胞、真菌、病毒等,且杀菌速度快,常用于皮肤消毒及表面化脓性感染的治疗。皮肤经碘酒涂抹后,需用75%乙醇脱碘;而碘伏消毒后可不脱碘。碘伏也可用于手术器械的浸泡或擦拭消毒,以及物体表面的喷雾或擦拭消毒。

3.0.5%过氧乙酸

配制方法:过氧乙酸5 mL,加蒸馏水至1000 mL。

用途:用于地面的喷雾消毒和物品的浸泡消毒,其消毒能力强,可杀死芽胞。

4.0.1%(0.3%)苯扎溴铵(新洁尔灭)消毒液

配制方法:苯扎溴铵1 mL(3 mL),加蒸馏水至1000 mL。

用途:用于皮肤、工具、设备、容器、房间的清洁、消毒。苯扎溴铵溶液与肥皂等阴离子表面活性剂有配伍禁忌,易失去杀菌效力,所以用肥皂洗手后必须冲洗干净,再用苯扎溴铵消毒。

5.3%(5%)甲酚皂消毒液(来苏水)

配制方法:取3 mL(5 mL)甲酚皂原液,加蒸馏水97 mL(95 mL),搅拌均匀。

用途:消毒皮肤、工作台面及用具等,也可用稍高浓度清洁地面。

6.甲醛(福尔马林)

使用方法:以浓度为37%～40%甲醛原液与高锰酸钾放在同一容器中混合熏蒸,用量为每立方米空间用甲醛10 mL、高锰酸钾5 g左右;或直接在蒸发皿混合,蒸发。

用途:甲醛通过产生气体对细菌、芽胞、真菌等多种微生物起杀灭作用,常用于周围环境或密闭房间的消毒。

7.2%碱性戊二醛

配制方法:在2%(体积分数)戊二醛溶液中加入0.3%(质量分数)碳酸氢钠,调节pH至7.5～8.5,另加入0.5%亚硝酸钠可防腐和增效。

用途:对金属器械、橡胶、塑料管、塑料塞等可浸泡灭菌(浸泡时间应在30 min以上)。

Note

8. 0.2％氯己定（洗必泰）

配制方法：取 0.2 g 氯己定（洗必泰），溶于蒸馏水中，混匀，并加蒸馏水至 100 mL。

用途：外科医生的手消毒（浸泡 3 min）或烧伤创面的洗涤消毒。

（二）常用染色液、试剂及其配制

1. 抗酸染色液

（1）石炭酸复红染色液（初染液）：碱性复红乙醇饱和液（取碱性复红 4 g，溶于 100 mL 95％乙醇中）10 mL，5％石炭酸溶液 90 mL，两液混匀即成。

（2）3％盐酸乙醇溶液（脱色液）：浓盐酸 3 mL，95％乙醇 97 mL，两液混合即成。

（3）碱性亚甲蓝染色液（复染液）：亚甲蓝乙醇饱和液（取亚甲蓝 2 g 溶于 100 mL 95％乙醇中）30 mL，10％氢氧化钾溶液 0.1 mL，加入蒸馏水 100 mL 即成。

2. 革兰染色液

（1）结晶紫染色液（初染液）：结晶紫乙醇饱和液（取结晶紫 4～8 g 溶于 100 mL 95％乙醇中）20 mL，1％草酸铵溶液 80 mL，两液混合，置 24 h 后过滤备用。

（2）卢戈碘液（媒染液）：先将碘化钾 2 g 溶于约 2 mL 蒸馏水中，再加碘片 1 g，振摇溶解，最后加蒸馏水至 300 mL。装于磨口棕色滴瓶中备用，如变为浅黄色即不能使用。

（3）95％乙醇（脱色液）。

（4）石炭酸复红染色液（复染液）：碱性复红乙醇饱和液 10 mL 加蒸馏水 90 mL 混匀即成。也可用沙黄染色液作为复染液（取 2.5％沙黄乙醇溶液 10 mL，加蒸馏水 90 mL 混合即成）。

3. 瑞氏染液

瑞氏染料	0.1 g
甲醇	60 mL
中性甘油	3 mL

取瑞氏染料 0.1 g 放入洁净的乳钵中研细，加入 1/5 用量的甲醇再研磨，待染料全部溶解后，倒入棕色瓶内，然后用其余甲醇将乳钵中的染料逐一洗入瓶内保存，并加中性甘油 3 mL，可防止染色时甲醇蒸发过快，同时可使细胞染色较清晰。将配好的染色液置于棕色瓶中密封，室温存放，经常摇动，放置一周后过滤即可使用。此染液储存愈久，染料溶解、分解就越好，一般储存 3 个月以上为佳。

4. 吉姆萨（Giemsa）染液

（1）原液：吉姆萨染料 0.5 g，中性甘油 33 mL，甲醇 33 mL。先将吉姆萨染料置于清洁研钵中，加少量中性甘油细细研磨，边加边研磨，至中性甘油加完为止，后倒入棕色瓶内。55～60 ℃ 水浴 2～3 h 后溶解，再加入甲醇充分摇匀，保存备用。此染液放置越久，染色效果越佳，临用时稀释成应用液。

（2）应用液：使用时，用 pH 6.8～7.0 磷酸缓冲液（0.85％生理盐水或蒸馏水）8 份，加吉姆萨染液原液 1 份配成应用液。

5. 瑞氏-吉姆萨染色液

瑞氏染液	5 mL
吉姆萨染液	1 mL
双蒸水（或 PBS 缓冲液）	6 mL

取瑞氏染液 5 mL、吉姆萨染液 1 mL，加双蒸水或 PBS 缓冲液（pH 6.4～7.0）6 mL 混匀，如有沉淀生成，则重新配制。

6. 异染颗粒染色液

（1）奈瑟（Neisser）染色液。

甲液:亚甲蓝 100 mg 溶于 5 mL 无水乙醇后,加乙酸 5 mL、蒸馏水 100 mL,充分混合溶解,室温静置 24 h,过滤。

乙液:俾斯麦棕 1 g 溶于 10 mL 无水乙醇后,加蒸馏水至 500 mL,混合溶解,过滤。

(2)阿氏(Albert)染色液。

甲液:甲苯胺蓝 0.15 g、孔雀绿 0.2 g,溶解于 2 mL 95％乙醇中,再加入蒸馏水 100 mL 及乙酸 1 mL,静置 24 h 后过滤。

乙液:先将碘化钾 3 g 溶于 10 mL 蒸馏水中,再加碘 2 g,待溶解后加蒸馏水至 300 mL。

7. 鞭毛染色液

甲液:过饱和明矾溶液 2 mL,5％石炭酸溶液 5 mL,20％单宁酸 2 mL(加热溶解),混合后备用。

乙液:碱性复红乙醇饱和液或龙胆紫乙醇饱和液 1 mL。

使用前,将甲液 9 份、乙液 1 份混合后过滤,过滤后 3 天使用最佳。

8. 螺旋体镀银染色液(Fontana 镀银染色)

(1)固定液:乙酸 1 mL,4％甲醛溶液 2 mL,加蒸馏水至 100 mL。

(2)单宁酸媒染液:单宁酸 5 g,石炭酸 1 g,加蒸馏水至 100 mL。

(3)Fontana 银溶液:硝酸银 5 g,加蒸馏水至 100 mL。

临用前取 Fontana 银溶液 20 mL,逐滴加入 10％氨水,至所产生的棕色沉淀物经摇动刚好能重新溶解为乳白色为止。如果此时溶液变澄清,再滴加硝酸银溶液数滴,直至溶液摇匀后仍显示轻度乳白色混浊带有荧光为止,避光保存,可稳定数周。

9. 结核分枝杆菌荧光染色液 由金胺染色液(1∶1000,含 5％石炭酸溶液),1∶1000 高锰酸钾,碱性亚甲蓝,3％盐酸乙醇溶液配制而成。

10. L 型菌落染色液

亚甲蓝	2.5 g
麦芽糖	10 g
碳酸钠	0.25 g
天青Ⅱ	1.25 g
苯甲酸	0.25 g
蒸馏水	100 mL

将上述成分混匀溶解,过滤后备用。该试剂长期稳定。

11. 真菌乳酸酚棉蓝染色液

石炭酸(结晶)	20 g
甘油	40 mL
乳酸	20 mL
棉蓝	0.05 g
蒸馏水	20 mL

将石炭酸、乳酸、甘油溶解于蒸馏水中,可微加热促进溶解,最后加入棉蓝,摇匀溶解,过滤备用。

12.0.5％伊红 Y 染色液

伊红 Y	0.5 g
蒸馏水	100 mL

称取伊红 Y 0.5 g 溶解于 100 mL 蒸馏水中,放置 2 天后用滤纸过滤,取滤液供染色用。

13. 台盼蓝(锥虫蓝)染色液

(1)方法一:①4％台盼蓝溶液:称取 4 g 台盼蓝(trypan blue),加少量蒸馏水研磨粉碎后,再加蒸馏水至 100 mL,用滤纸过滤,4 ℃保存。使用时,用 pH 7.3 的 PBS 缓冲液将其稀释为 0.4％台盼蓝溶液。②染色与计数:制备细胞悬液,并做适当稀释(1×10^6/mL)。取 9 滴细胞悬液移入小试管中,加 1 滴 0.4％台盼蓝溶液,混匀。在 3 min 内,用血细胞计数板分别计数活细胞和死细胞。

(2)方法二:①2％台盼蓝溶液:称取 2 g 台盼蓝,加少量蒸馏水研磨粉碎后,再加蒸馏水至 50 mL,离心取上清液。临用前,再加入 1.8％ NaCl 溶液至 100 mL,即成 2％台盼蓝溶液。②染色与计数:将 1 滴细胞悬液与 2 滴 2％台盼蓝溶液混合后,滴入血细胞计数板。

(3)结果观察:显微镜下观察,死细胞被染成浅蓝色,而活细胞不着色。根据下列公式计算活细胞率。

$$活细胞率(\%) = \frac{活细胞总数}{活细胞总数 + 死细胞总数} \times 100\%$$

(4)注意事项:①用台盼蓝溶液染细胞时,时间不宜过长,否则部分活细胞也会着色,干扰细胞计数。②染色液存放过久易发生沉淀,故应新鲜配制使用。

14. 中性红染色液 称取中性红 0.1 g、NaCl 0.85 g,加入 100 mL 去离子水使其溶解,经 55.16 kPa 灭菌 20 min,分装,室温或 4 ℃保存。

中性红为红色粉末状,微带碱性,是一种细胞核的活体染料,渗透力强,无毒。通常配成 0.01％～1％水溶液,用于原虫与蠕虫幼虫期等标本的染色。本染色液在碱性溶液中呈黄色,在弱酸性溶液中呈红色,在强酸性溶液中呈蓝色。

15. 3.8％柠檬酸钠抗凝剂 取柠檬酸钠 3.8 g,蒸馏水 100 mL,混合摇匀,高压灭菌后备用。此抗凝剂 1 mL 可抗凝 5 mL 血液。

16. 1％肝素 取肝素 1 g,蒸馏水 100 mL,混合摇匀,每管分装 0.2 mL,经 100 ℃烘干备用。抗凝量为每管 10～15 mL。市售肝素多为其钠盐溶液,每毫升含肝素 12500 IU(相当于 125 mg)。

17. 家兔血浆 取 3.8％柠檬酸钠 1 mL,加动物全血 4 mL,混匀。先于注射器中吸入所需量的无菌的 3.8％柠檬酸钠溶液,再吸取动物血,立即混匀。注入无菌试管中,离心取上清液备用。

18. 10％去氧胆酸钠溶液 取 10 g 去氧胆酸钠,加入 100 mL 蒸馏水,混匀即成。

19. 氧化酶试剂 取盐酸对苯二胺 0.5 g,加入 50 mL 蒸馏水中,溶解后用滤纸过滤即成(1 周内使用)。

20. 柯氏试剂(靛基质试剂、吲哚试剂) 在 150 mL 丁醇或戊醇或异戊醇中加入对二甲基氨基苯甲醛 10 g,使其溶解,然后慢慢加入浓盐酸 50 mL,混匀即成。

21. V-P 试验试剂

甲液:6％ α-萘酚乙醇溶液。

乙液:40％ KOH 溶液或 40％ NaOH 溶液。

22. 甲基红试剂 甲基红 0.04 g,溶解于 60 mL 95％乙醇中,再加入蒸馏水 40 mL,混合,摇匀即成。

23. 1.6％溴甲酚紫乙醇溶液 取溴甲酚紫 1.6 g 置于玛瑙钵中,加入少许 95％乙醇,研磨使其全部溶解,然后用 95％乙醇将溶液洗入量筒中,定容至 100 mL,盛入棕色瓶,盖严备用。

24. 0.5％溴麝香草酚蓝溶液 取溴麝香草酚蓝 0.5 g 置于乳钵中,加入少许 95％乙醇,研磨使其全部溶解,然后用 95％乙醇将溶液洗入量筒中,定容至 100 mL,置于棕色玻璃瓶保存备用。

(三)洗液的配制及使用

1. 配制方法 玻璃器皿洗液根据浓度分弱液和强液两种,根据不同用途可自由选择。

(1)低浓度:重铬酸钾 　　　　　50 g

　　　　　浓硫酸 　　　　　　　100 mL

自来水	850 mL	

(2)高浓度:重铬酸钾　40 g

浓硫酸　　　800 mL

自来水　　　160 mL

先将重铬酸钾加水混匀后加热搅拌至溶解,冷却(不能让重铬酸钾结晶析出),倒入较大的器皿(耐酸塑料器皿或瓷钵等)内,将器皿放入冷水中,再缓慢加入浓硫酸,边加边搅拌,注意防止液体外溢。配好的洗液应呈酱色,无红色结晶物析出。

2.注意事项

(1)配制好的洗液应存放于有盖的瓷、玻璃、耐酸塑料器皿内。需要浸泡的玻璃器皿一定要干燥。

(2)若用瓷桶大量配制,瓷桶内面必须没有掉瓷,以免强酸烧坏瓷桶。

(3)配制时切记不能把水加于硫酸内,以免因硫酸遇水瞬间产生大量的热量使水沸腾、体积膨胀而发生爆溅。

(4)如果洗液经过长期使用已呈黑色,表明已经失效,不宜再用。

(5)由于洗液有强腐蚀性,故操作时要特别注意防护,一般戴橡胶手套进行操作。

二、免疫学实验室常用试剂及配制

1.0.1 mol/L 磷酸钾缓冲液　按附表 C-1 所示配制不同 pH 的 0.1 mol/L 磷酸钾缓冲液。

附表 C-1　磷酸钾缓冲液的配制

pH	1 mol/L K_2HPO_4/mL	1 mol/L KH_2PO_4/mL
5.8	8.5	91.5
6.0	13.2	86.8
6.2	19.2	80.8
6.4	27.8	72.2
6.6	38.1	61.9
6.8	49.7	50.3
7.0	61.5	38.5
7.2	71.7	28.3
7.4	80.2	19.8
7.6	86.6	13.4
7.8	90.8	9.2
8.0	94.0	6.0

2.0.2 mol/L 磷酸钠缓冲液(pH 7.4)

试剂:$NaH_2PO_4 \cdot 2H_2O$,$Na_2HPO_4 \cdot 12H_2O$ 等。

配制方法:先配制 0.2 mol/L NaH_2PO_4 溶液和 0.2 mol/L Na_2HPO_4 溶液,两者按一定比例混合,即成 0.2 mol/L 磷酸钠缓冲液。也可根据需要,配制不同浓度和 pH 的磷酸钠缓冲液(附表 C-2)。

(1)0.2 mol/L NaH_2PO_4 溶液:称取 $NaH_2PO_4 \cdot 2H_2O$ 34.8 g,加双蒸水溶解并稀释至 1000 mL。

(2)0.2 mol/L Na_2HPO_4 溶液:称取 $Na_2HPO_4 \cdot 12H_2O$ 71.632 g,加双蒸水溶解并稀释至

1000 mL。

(3)0.2 mol/L 磷酸钠缓冲液(pH 7.4)的配制:取 19 mL 0.2 mol/L NaH_2PO_4 溶液和 81 mL 0.2 mol/L Na_2HPO_4 溶液,充分混合。若 pH 偏高或偏低,可通过改变两者的比例来加以调整,室温保存即可。

附表 C-2　磷酸钠缓冲液的配制

pH	0.2 mol/L NaH_2PO_4/mL	0.2 mol/L Na_2HPO_4/mL
5.7	93.5	6.5
5.8	92.0	8.0
5.9	90.0	10.0
6.0	87.7	12.3
6.1	85.0	15.0
6.2	81.5	18.5
6.3	77.5	22.5
6.4	73.5	26.5
6.5	68.5	31.5
6.6	62.5	37.5
6.7	56.5	43.5
6.8	51.0	49.0
6.9	45.0	55.0
7.0	39.0	61.0
7.1	33.0	67.0
7.2	28.0	72.0
7.3	23.0	77.0
7.4	19.0	81.0
7.5	16.0	84.0
7.6	13.0	87.0
7.7	10.5	89.5
7.8	8.5	91.5
7.9	7.0	93.0
8.0	5.3	94.7

3.0.01 mol/L 磷酸钠生理盐水缓冲液

0.2 mol/L 磷酸钠缓冲液　　　　　50 mL

氯化钠　　　　　　　　　　　　8.5～9 g(约 0.15 mol/L)

配制方法:取氯化钠 8.5～9 g 及 0.2 mol/L 磷酸钠缓冲液 50 mL,加入 1000 mL 的容量瓶中,最后加双蒸水定容至 1000 mL,充分摇匀即为 0.01 mol/L 磷酸钠生理盐水缓冲液。若配制 0.02 mol/L 磷酸钠生理盐水缓冲液,则 0.2 mol/L 磷酸钠缓冲液的体积加倍即可,依此类推。

说明:磷酸盐缓冲液、磷酸盐生理盐水缓冲液是免疫细胞化学实验中常用的缓冲液,0.01 mol/L 磷酸盐生理盐水缓冲液主要用于漂洗组织标本、稀释血清等,其 pH 应为 7.25～7.35,若

pH 超出这个范围则需要调整。0.1 mol/L 磷酸盐缓冲液常用于配制固定液等。一般情况下，0.2 mol/L 磷酸盐缓冲液 pH 稍高些,配制 0.01 mol/L 磷酸盐生理盐水缓冲液时,pH 常可达到要求,若需调整 pH,则要调整磷酸盐缓冲液的 pH。

4.0.015 mol/L 磷酸钠生理盐水缓冲液(pH 7.2)

0.2 mol/L 磷酸钠缓冲液	75 mL
氯化钠	8.5～9 g(约 0.15 mol/L)
双蒸水	适量

配制方法:取氯化钠 8.5～9 g 及 0.2 mol/L 磷酸钠缓冲液 75 mL,加入 1000 mL 的容量瓶中,最后加双蒸水定容至 1000 mL,充分摇匀即可。

5.0.05 mol/L 巴比妥缓冲液

巴比妥	1.84 g
巴比妥钠	10.3 g
蒸馏水	适量

配制方法:将巴比妥、巴比妥钠溶于适量蒸馏水中,定容至 1000 mL,调节 pH 至 8.6 即得。

6.巴比妥缓冲液(pH 7.4)

(1)储存液:取氯化钠 85 g、巴比妥 5.75 g、巴比妥钠 3.75 g、氯化镁 1.017 g、无水氯化钙 0.166 g,逐一加至热蒸馏水中,溶解冷却后,加蒸馏水至 2000 mL,过滤,4 ℃冰箱内保存备用。

(2)应用液:储存液 1 份加蒸馏水 4 份,当日配用。

7.0.1 mol/L 硼酸缓冲液(pH 8.4) 取十水合四硼酸钠($Na_2B_4O_7 \cdot 10H_2O$)4.29 g、硼酸(H_3BO_3)3.4 g,加蒸馏水溶解并稀释至 1000 mL,过滤备用。

8.0.2 mol/L 乙酸-乙酸钠(HAc-NaAc)缓冲液 取乙酸溶液 11.6 mL,加蒸馏水至 1000 mL即得 0.2 mol/L 乙酸溶液。取无水乙酸钠 16.4 g,加蒸馏水溶解并稀释至 1000 mL 即得 0.2 mol/L 乙酸钠溶液。取 0.2 mol/L 乙酸溶液和 0.2 mol/L 乙酸钠溶液按比例混合可得到不同pH 的乙酸-乙酸钠缓冲液(附表 C-3)。

附表 C-3　乙酸-乙酸钠缓冲液的配制

pH	0.2 mol/L 乙酸溶液/mL	0.2 mol/L 乙酸钠溶液/mL
3.6	46.3	3.7
3.8	44.0	6.0
4.0	41.0	9.0
4.2	36.8	13.2
4.4	30.5	19.5
4.6	25.5	24.5
4.8	20.0	30.0
5.0	14.8	35.2
5.2	10.5	39.5
5.4	8.8	41.2
5.6	4.8	45.2

9.TMB 显色液的配制及使用 TMB 即四甲基联苯胺(tetramethyl benzidine),是一种脂溶性较强的基团,因此容易进入细胞与细胞器中的辣根过氧化物酶(HRP)反应,且由于这种高度的脂溶性,其易形成多聚体,在 HRP 活性部位产生粗大的、深蓝色沉淀物,这使得 TMB 成为免疫组

织化学实验中的一种很好的发色团,同时反应产物使 HRP 活性部位更加暴露,有利于酶促反应进行。TMB 的反应产物为深蓝色,利于光学显微镜观察,且反应产物越聚越大,常超出单个细胞器的范围(二氨基联苯胺则被限制在其内),故 TMB 反应的检测阈较低。基于上述优点,目前 TMB 常用于光学显微镜及超微结构水平的 HRP 的研究。需要注意的是,TMB 显色液中的 A 液和 B 液应在 2 h 内新鲜配制。另外,TMB 是一种较强的皮肤刺激剂,并可能致癌,使用时应戴手套并在通风条件下操作。

(1)试剂:TMB、盐酸、亚硝基铁氰化钾、无水乙醇等。

(2)配制方法。

乙酸盐缓冲液:取 1 mol/L 盐酸 190 mL 加入 400 mL 1 mol/L 乙酸钠溶液中混匀,再加蒸馏水稀释至 1000 mL,用乙酸或氢氧化钠溶液将 pH 调至 3.3。

A 液:取上述缓冲液 5 mL,溶解 100 mg 亚硝基铁氰化钾,加蒸馏水 92.5 mL 混合。

B 液:取 TMB 5 mg 加入 2.5 mL 无水乙醇中,可加热至 37~40 ℃,直到 TMB 完全溶解。

孵育液:放入标本前数秒,取 2.5 mL B 液及 97.5 mL A 液于试管中充分混合(液体在 20 min 内应保持清亮的黄绿色,否则可能已被污染)。进行酶反应时,加入终浓度为 0.005% 的过氧化氢溶液。

(3)主要显色步骤:组织标本在蒸馏水(或磷酸盐生理盐水缓冲液)中漂洗数次(每次 10~15 min)后放入未加过氧化氢的孵育液中作用 20 min(19~30 ℃),然后向孵育液中加入过氧化氢(每 100 mL 孵育液中加 0.3% 过氧化氢溶液 1~5 mL),继续孵育 20 min 左右(19~23 ℃),捞出标本漂洗数次(漂洗时间共 30 min 左右)。在 0~4 ℃ 条件下组织标本可在漂洗液中放置 4 h,直至贴片、脱水、封片。也可在贴片前在 1% 中性红染色液中负染 2~3 min,还可在 1% 派诺宁(pH 3.3~3.5)中负染 5 min 后贴片、脱水、封片。

10. Alsever 液(阿氏液) 常用于保存红细胞。

葡萄糖	2.05 g
柠檬酸钠	0.8 g
柠檬酸	0.055 g
氯化钠	0.42 g

加去离子水或双蒸水至 100 mL。

配好后 113 ℃ 高压蒸汽灭菌 20 min,置于 4 ℃ 冰箱内保存备用。血细胞与 Alsever 液的比例为 1∶2~1∶1。

11. Hank's 液

原液甲:	氯化钠	160 g
	氯化钾	8 g
	七水硫酸镁	2 g
	六水氯化镁	2 g

上述试剂按顺序溶于 800 mL 双蒸水中。

	氯化钙	2 g
	双蒸水	100 mL

将氯化钙 2 g 溶于 100 mL 双蒸水中。

上述两液混合,加双蒸水至 1000 mL,再加入 2 mL 氯仿作为防腐剂,保存于 4 ℃。

原液乙:	十二水磷酸二氢钠	3.04 g
	磷酸二氢钾	1.2 g
	葡萄糖	20 g

上述试剂按顺序溶于 800 mL 双蒸水中。

将 100 mL 0.4％酚红溶液加到上述溶液中,加双蒸水至 1000 mL,再加入 2 mL 氯仿作为防腐剂,保存于 4 ℃。

应用液:原液甲　　　　　1 份

　　　　原液乙　　　　　1 份

　　　　双蒸水　　　　　18 份

于 115 ℃高压蒸汽灭菌 10 min,4 ℃保存 1 个月。使用前用 5.6％碳酸氢钠溶液调节 pH 至 7.2～7.4,根据需要加青链霉素。

12. 无 Ca^{2+}、Mg^{2+} Hank's 液（D-Hank's 液）

氯化钠　　　　　　　　　8 g

氯化钾　　　　　　　　　0.4 g

十二水磷酸二氢钠　　　　0.152 g

磷酸二氢钾　　　　　　　0.06 g

碳酸氢钠　　　　　　　　0.175 g

葡萄糖　　　　　　　　　1 g

将上述试剂加入 1000 mL 蒸馏水中,溶解后 115 ℃灭菌 10 min,置于室温或 4 ℃保存。使用前用 5.6％碳酸氢钠溶液调节 pH 至 7.2～7.4,根据需要加青链霉素。

13. 氨基黑染色液

氨基黑　　　　　　　　　　1 g

1 mol/L 乙酸溶液　　　　　500 mL

0.1 mol/L 乙酸钠溶液　　　500 mL

将氨基黑溶解在 1 mol/L 乙酸溶液中,然后加入 0.1 mol/L 乙酸钠溶液。

14. 1％酚红溶液

取 1 g 酚红置于研钵中,分批加入 1 mol/L 氢氧化钠溶液研磨,直至酚红溶解,所得染色液都移入容量瓶中,氢氧化钠溶液的用量不能超过 7 mL。加双蒸水至 100 mL,过滤,置于室温或 4 ℃保存。

15. 1 mol/L 盐酸溶液

取相对密度为 1.19 的盐酸 8.3 mL,加蒸馏水稀释成 100 mL。

16. 1 mol/L 氢氧化钠溶液

取化学纯氢氧化钠 40 g 溶于 1000 mL 蒸馏水中。

17. DAB（二氨基联苯胺）显色液

DAB　　　　　　　　　　　　　　50 mg

0.05 mol/L Tris-HCl 缓冲液　　　100 mL

30％过氧化氢溶液　　　　　　　30～40 μL

配制方法:先以少量 0.05 mol/L Tris-HCl 缓冲液(pH 7.6)溶解 DAB,然后加入余量 Tris-HCl 缓冲液,充分摇匀,使 DAB 溶液终浓度为 0.05％,过滤后显色前加入 30％过氧化氢溶液 30～40 μL,使过氧化氢溶液终浓度为 0.01％。

DAB 显色液主要用于免疫过氧化物酶法［如酶标法、过氧化物酶-抗过氧化物酶复合物 (PAP)法等］,其终产物可直接在光学显微镜下观察,也可经四氧化锇(OsO_4)处理后,增加反应产物的电子密度,用于电镜观察。

注意事项:①DAB 溶解要完全,否则未溶解的颗粒沉积于标本上影响观察。②DAB 浓度不宜过高,否则显色液呈棕色,增加背景染色。③DAB 有致癌作用,操作时应戴手套,尽量避免与皮肤接触,用后及时彻底冲洗。接触 DAB 的实验用品最好经洗液浸泡 24 h 后使用。

18. 0.5 mol/L pH 7.6 Tris-HCl 缓冲液

Tris(三羟甲基氨基甲烷)　　　60.57 g

1 mol/L 盐酸　　　　　　　　420 mL

配制方法:先以少量双蒸水(300～500 mL)溶解 Tris,加入 1 mol/L 盐酸后,用 1 mol/L 氢氧化钠溶液将 pH 调至 7.6,最后加双蒸水至 1000 mL。此液为储备液,于 4 ℃冰箱中保存。免疫细胞化学中常用的 Tris-HCl 缓冲液浓度为 0.05 mol/L,使用时稀释 10 倍即可。

说明:该液主要用于配制 Tris 缓冲生理盐水(TBS)、DAB 显色液等。

19. 0.05 mol/L Tris-HCl 缓冲液(pH 7.19～9.10) 按附表 C-4 配制不同 pH 的 Tris-HCl 缓冲液。

附表 C-4　Tris-HCl 缓冲液的配制

pH	0.2 mol/L Tris/mL	0.2 mol/L HCl/mL	H_2O
7.19	10.0	18.0	12.0
7.36	10.0	17.0	13.0
7.54	10.0	16.0	14.0
7.66	10.0	15.0	15.0
7.77	10.0	14.0	16.0
7.87	10.0	13.0	17.0
7.96	10.0	12.0	18.0
8.05	10.0	11.0	19.0
8.14	10.0	10.0	20.0
8.23	10.0	9.0	21.0
8.32	10.0	8.0	22.0
8.41	10.0	7.0	23.0
8.51	10.0	6.0	24.0
8.62	10.0	5.0	25.0
8.74	10.0	4.0	26.0
8.92	10.0	3.0	27.0
9.10	10.0	2.0	28.0

20. 肝素抗凝剂 取肝素用 Hank's 液(或其他溶剂)稀释至终浓度为 250 U/mL,112 ℃灭菌 15 min(或 115 ℃灭菌 10 min)后分装,－20 ℃保存。用时按每毫升血液加 0.1～0.2 mL 肝素抗凝,或按实验要求的浓度配制、使用。

21. 酶联免疫吸附试验(ELISA)常用液

(1)包被液:0.05 mol/L 碳酸盐缓冲液(pH 9.6):$NaHCO_3$ 0.29 g,Na_2CO_3 0.16 g,NaN_3 0.02 g,蒸馏水 100 mL,4 ℃保存 2 周。

(2)稀释液:0.01 mol/L PBS-吐温 20 缓冲液(pH 7.4):NaCl 8 g,KH_2PO_4 0.24 g,KCl 0.2 g,$Na_2HPO_4 \cdot 12H_2O$ 2.9 g,NaN_3 0.2 g,蒸馏水 1000 mL,最后加吐温 20 0.5 mL,4 ℃保存,临用前加 5%～10%小牛血清。

(3)洗涤液:0.02 mol/L Tris-HCl-吐温 20(pH 7.4):Tris 2.42 g,1 mol/L HCl 13 mL,吐温 20 0.5 mL,加蒸馏水至 1000 mL。

(4)底物(邻苯二胺,OPD)稀释液(磷酸盐-柠檬酸缓冲液 pH 5.0):柠檬酸(19.2 g/L,0.1 mol/L)24.3 mL,$Na_2HPO_4 \cdot 12H_2O$(71.7 g/L,0.2 mol/L)25.7 mL,加蒸馏水至 100 mL,4 ℃存放备用。

(5)OPD 溶液(临用前配制):取底物稀释液 100 mL,加入 OPD 40 mg、30% H_2O_2 0.15 mL,

储存于棕色瓶中,避光保存。

(6)终止液:2 mol/L H₂SO₄。

22.传代细胞培养常用液

(1)洗涤液:0.01 mol/L PBS 缓冲液(pH 7.2)、Hank's 液、D-Hank's 液。

(2)消化液:胰蛋白酶-EDTA。取 1%胰蛋白酶 5 mL、1% EDTA 2 mL,加入 0.01 mol/L PBS 缓冲液(pH 7.2)至 100 mL 而成。

(3)生长液。

①MEM 培养液:MEM 88 mL,小牛血清 10 mL,双抗液 1 mL,3%谷氨酰胺 1 mL,用 NaHCO₃溶液调节 pH 至 7.2。

②RPMI 1640 培养液:1640 培养基 10.4 g,溶于 1000 mL 双蒸水中,过滤除菌后分装,存放于-30 ℃冰箱中备用。临用前加入 10%的小牛血清及青霉素 100 U/mL、链霉素 100 μg/mL、L-谷氨酰胺50 mg,并用 60 g/L NaHCO₃溶液调节 pH 至 7.2～7.6。

(4)维持液:MEM 93 mL,小牛血清 5 mL,3%谷氨酰胺 1 mL,双抗液 1 mL,用 NaHCO₃溶液调节 pH 至 7.2。也可用含 2%～5%小牛血清的 RPMI 1640 培养液作为维持液。

(5)0.25%胰蛋白酶:胰蛋白酶 0.25 g,Hank's 液 100 mL,置于 37 ℃水浴使其完全溶解,过滤除菌,分装,低温保存。

(6)1% EDTA:EDTA 1 g,NaCl 0.8 g,KCl 0.02 g,Na₂HPO₄ 0.115 g,KH₂PO₄ 0.02 g,葡萄糖 0.02 g,双蒸水 100 mL,溶解后分装,115 ℃灭菌 15 min,置于 4 ℃冰箱备用。常用的工作浓度为 0.02%。

(7)双抗液:①青霉素液:青霉素 120 万 U,加无菌双蒸水 60 mL。②链霉素液:链霉素 1 g,加无菌双蒸水 50 mL。取两液各 50 mL 混合,分装,低温保存。

三、寄生虫学实验室常用试剂、染色液及染色方法

(一)常用的寄生虫标本固定液

寄生虫标本制作中配制固定液常用的药品有甲醛、甲醇、乙醇、苦味酸、氯化汞和乙酸等。固定液有单纯固定液和复合固定液两种。单纯固定液配制简便,但不能兼备各种药品的优点,因此应用较少。复合固定液由两种以上的药品配制而成,可以发挥各种药品的优点,抵消各自的缺点,互补不足。例如,乙酸可使细胞膨胀,而乙醇与苦味酸可使细胞收缩,若混合使用,就可抵消收缩和膨胀作用。

1.单纯固定液

(1)甲醛:甲醛在常温下是一种具有强烈刺激性气味的无色液体,35%～40%甲醛水溶液称为福尔马林(formalin)。通常福尔马林呈酸性,可加入适量碳酸镁或碳酸钙中和成中性。甲醛具有强大的杀菌力,能保存标本使其不至于腐烂;甲醛渗透力较强,可硬化标本。缺点是用福尔马林浸泡过久的标本,其染色力往往减退。因此,标本染色时,固定后必须用流水冲洗,然后置于 70%乙醇中保存。用福尔马林固定和保存标本时,常用浓度为 5%～10%。配制时按福尔马林原液浓度(40%甲醛)为 100%计算。如配制 10%福尔马林,以 10 mL 福尔马林加 90 mL 水即可;5 mL 福尔马林加 95 mL 水即得 5%福尔马林,其余类推。配制时用自来水或生理盐水均可。标本用福尔马林固定的时间一般不少于 24 h。

(2)乙醇:无色液体,具有固定、保存和硬化标本的性能,渗透力强。主要缺点是其吸收水分,可使标本收缩。由于乙醇可使虫体或组织收缩、表面发硬,因而较难渗入组织深部,不宜固定大块组织。除了固定和保存虫体以外,乙醇还在制片过程中用来脱水。市售的乙醇多为 95%浓度,用于固定和保存虫体的各种不同浓度的乙醇溶液,均以 95%乙醇配制。固定虫体一般用 70%～

100％乙醇,固定时间为 24 h,固定完毕保存于 70％乙醇内。在乙醇中加入 5％甘油,对标本更有利。固定微丝蚴厚涂片则需用纯乙醇,固定时间为 10～30 min(固定厚涂片标本需溶去血红蛋白)。

(3)甲醇:又名木醇,是一种易燃、有毒的无色液体。其固定性能与乙醇相同,主要用于固定血液涂片,固定时间为 1～3 min。固定完毕,不必冲洗即可染色。

(4)氯化汞:又称升汞,为白色结晶性粉末。其有剧毒和腐蚀性,使用时应特别注意,勿与金属器械接触,以免与金属发生化学反应而影响标本。氯化汞对蛋白质具有很强的沉淀性能,渗透力强,能充分固定细胞核和细胞质,会使虫体较大程度收缩,故常与乙酸混合使用。常用的为 5％浓度或其饱和水溶液。标本经过氯化汞溶液固定以后,内部产生一种沉淀,必须用碘酒(70％乙醇加碘液至黄色为度)浸泡,使其变成碘化汞溶于乙醇中,以便除去沉淀。饱和氯化汞溶液固定时间一般为 0.5～6 h。固定完毕,保存于 70％乙醇中。

(5)苦味酸:苦味酸是一种黄色结晶,无臭、味苦,受热易爆炸。为安全起见,最好预先配制成饱和水溶液备用。其溶解度因水温而不同,在冷水中的溶解度为 0.9％～1.2％。苦味酸能沉淀蛋白质,并与其结合形成苦味酸盐,对标本有收缩作用,但不至于使标本过度硬化,标本固定后须用 70％乙醇冲洗。冲洗时,乙醇内若加少许碳酸锂则苦味酸的黄色更易洗除。

(6)乙酸:具有强烈酸味的无色液体,其浓度达 99.5％以上,当气温在 16.7 ℃时,即为无色结晶。在冬季使用时须加温溶解。它的渗透力强,能沉淀核蛋白,对染色质的固定效果好,但对组织有膨胀作用,一般不单独使用,常与容易引起标本收缩的固定液混合使用。

(7)氯仿:一种无色液体,与日光、空气接触后逐渐分解,生成极毒的光气,因此应装入有色的玻璃瓶中。氯仿挥发性大,具有麻醉作用。双翅目昆虫多以此药固定。

2. 复合固定液

(1)鲍氏(Bouin)固定液:

饱和苦味酸溶液	75 份
福尔马林	25 份
乙酸	5 份

固定时间为 3～12 h 或过夜。固定完毕,用 50％或 70％乙醇冲洗,直至黄色脱除为止。若加少许碳酸锂,可缩短冲洗时间、提高冲洗效能。本固定液不宜久藏,最好临用时配制。但饱和苦味酸溶液可预先配好备用。本固定液适用于一般小型蠕虫的固定。

(2)劳氏(Looss)固定液:

饱和氯化汞溶液	100 mL
乙酸溶液	2 mL

适用于固定小型吸虫,固定时间为 4～24 h。固定完毕,置于含碘液的 70％乙醇(70％乙醇中加入碘酒使成葡萄酒色为止)中去除沉淀,再移入 70％乙醇中洗 1～2 次,使碘化汞沉淀完全消失,最后保存于 70％乙醇中。

(3)布氏(Bless)固定液:

70％乙醇	90 mL
福尔马林	7 mL
乙酸	3 mL

此液渗透力强,为昆虫幼虫的良好固定剂,也可用于固定小型吸虫和绦虫,效果较好。

(4)绍丁(Schaudinn)固定液:

氯化汞	80～90 g
95％乙醇	300 mL
乙酸	5 mL

甘油　　　　　　　　　　　15 mL

①饱和氯化汞溶液:在1000 mL蒸馏水中加热溶解氯化汞80～90 g。待溶液冷却(有过量的氯化汞结晶)后,过滤,装入有玻璃塞的瓶中备用。

②用300 mL 95%乙醇和15 mL甘油混合600 mL的饱和氯化汞溶液储存备用。临用前,每100 mL储存溶液中加5 mL乙酸。本固定液适用于固定肠原虫涂片,固定10～60 min,固定完毕,用50%或70%乙醇冲洗。再用碘酒或碘液除去升汞沉淀。该液配制后可长期保存。

(5)硫柳汞碘福尔马林固定液(MIF):

甲醛溶液(市售浓度37%的甲醛溶液,稀释时按100%计)	5 mL
消毒液(硫柳汞的酊液)	40 mL
甘油	1 mL
碘化钾(晶体)	10 g
碘(晶体)	5 g

①A溶液:混合甲醛溶液5 mL、蒸馏水50 mL、消毒液40 mL和甘油1 mL,用棕色瓶储存。

②B溶液:在100 mL蒸馏水中加入碘化钾10 g和碘5 g,用具塞的棕色瓶储存。该溶液可保存数周。

③临用前混合18.6 mL A溶液和1.4 mL B溶液(如果混合过早,会有沉淀物形成)。

④注意事项:MIF为组合而成的保存液,可使粪便样品着色,在野外调查时特别有用。固定后即刻或几周甚至几个月后临时做的涂片都可诊断肠道原虫、蠕虫卵和幼虫。但MIF应用时也有较多的不足之处。除经验丰富的实验人员外,在涂片检查中使用MIF对特殊原虫的鉴别常有困难。用MIF固定的标本在做永久染色涂片时需要用胶(清蛋白-甘油混合物)封片,并且此胶在从MIF中移出时要小心,以免带出太多的液体。另外,MIF中的碘不稳定,用于对样品进行浓集时常不安全。

(6)乙醇和甘油固定液:

甘油	5 mL
95%乙醇	70 mL
蒸馏水	25 mL

在70 mL 95%乙醇中加入5 mL甘油和25 mL蒸馏水,并摇匀。将溶液储存在具塞的瓶中备用。

(7)乙醇、甲醛和乙酸固定液:

甲醛溶液(市售浓度37%的甲醛溶液,稀释时按100%计)	10 mL
95%乙醇	50 mL
乙酸	5 mL
蒸馏水	45 mL

取甲醛溶液10 mL、95%乙醇50 mL、乙酸5 mL和蒸馏水45 mL,混匀,储存备用。

(二)常用的寄生虫标本染色液及配制

用染色液将虫体染成深浅不同的颜色,可观察虫体的形态和内部细微结构,达到鉴别虫体的目的。染色液由染料和某些化学药品配制而成,染料必须溶解于溶剂成为溶液才能染色,常用的溶剂有蒸馏水和乙醇。

1.苏木精染色液

苏木精结晶	0.5 g
无水乙醇	5 mL
蒸馏水	100 mL

先将苏木精结晶溶解于无水乙醇中,再加蒸馏水稀释至浓度为 0.5%。此液须充分氧化成熟后才能应用。成熟方法有 3 种:①将此液装入瓶内严密封盖,置于近窗口处在日光下暴晒 3 个月,每日振摇,可加速其氧化;②置于 37 ℃ 恒温箱中 3 周或室温 6～8 周;③于此液内加入少许过氧化氢与同量滴数的苯酚(每 150 mL 此溶液中加 8 滴)煮沸 1 h,2～3 天后即可使用。

2. 哈氏(Harris)苏木精染色液

苏木精	1 g
无水乙醇	10 mL
明矾	20 g
蒸馏水	200 mL
氧化汞	0.5 g

先将苏木精溶解于无水乙醇中,另将明矾在蒸馏水中加温溶解。待明矾全部溶解后,与苏木精乙醇溶液混合,继续搅拌至液体变为紫红色。加入氧化汞,当充分氧化后,继续加温 3～5 min,当溶液变为深紫色时,立即冷却液体,待液体恢复至室温后过滤备用。使用时再加入乙酸(每 100 mL 溶液中加 4 mL),可增强其染色力。本染色液可长久保存。

3. 酸性苏木精染色液

苏木精	2 g
95% 乙醇	100 mL
蒸馏水	100 mL
甘油	100 mL
明矾	2 g
乙酸	12 mL

取苏木精与 95% 乙醇提前一天配制成苏木精乙醇溶液。将明矾溶解于蒸馏水中,慢慢滴入甘油与乙酸。两液混合后置于日光下暴晒,3 个月后即可应用。

4. 铁苏木精染色液　用于粪便内原虫的标本制作。

(1)绍丁(Schaudinn)固定液:见前"复合固定液"内容。

(2)2% 铁明矾液:即 2% 硫酸铁铵溶液。硫酸铁铵 2 g,溶于 100 mL 蒸馏水中,临用前配制。

(3)苏木精染色液。

(4)碘酒:70% 乙醇 100 mL,碘片 0.5 g。

5. 苏木精胭脂红染色液

胭脂红	1 g
蒸馏水	15 mL
盐酸	0.5 mL
乙酸	8 mL
95% 乙醇明矾饱和液	72 mL
10% 苏木精乙醇溶液	5 mL

先将蒸馏水放在小烧瓶中煮沸,依次加入胭脂红、盐酸,振荡混合,置于水浴锅中加温至胭脂红完全溶解为止。冷却后,依次加入乙酸、95% 乙醇明矾饱和液、10% 苏木精乙醇溶液,摇匀过滤即可。

6. 卢戈(Lugol)碘液

碘化钾	10 g
碘晶体粉剂	5 g
蒸馏水	100 mL

在 100 mL 蒸馏水中溶解 10 g 碘化钾,加入 5 g 碘晶体粉剂直到溶液饱和(可能会有碘晶体

溶解不完)。过滤后液体装入有玻璃塞的瓶中。当红棕色消退时,需重新配制。该溶液一般可保存3～4周;使用时,按1份卢戈碘液加5份蒸馏水的比例稀释。

7. 碘伊红染色液

(1)碘液:生理盐水　　　　　　100 mL

碘化钾　　　　　5 g

将生理盐水和碘化钾混合后加碘至饱和。

(2)伊红液:将伊红饱和溶于生理盐水中。

临用前将上述两种溶液等量混合。

8. 甲酚紫染色液　甲酚紫又名焦油紫,0.1‰甲酚紫溶液适用于活体染色标本。染色时,将活体标本置于载玻片上,加该溶液1～2滴,待虫体呈红色后,再加盖玻片,置于显微镜下观察。

该溶液由焦油紫0.1 g,蒸馏水99 mL,1%乙酸1 mL,混合配制而成。

9. 快速永久固定染色法染色液

丙酮　　　　　　50 mL

乙酸　　　　　　50 mL

甲醛　　　　　　10 mL

绍丁固定液　　　890 mL

酸性复红　　　　1.25 g

孔雀绿　　　　　0.5 g

将上述各试剂混合后,保存于严密封闭的棕色瓶内备用。

10. 微丝蚴改良染色法(硼砂-亚甲蓝染色法)染色液

亚甲蓝(美蓝)　　　2 g

硼砂　　　　　　　3 g

蒸馏水　　　　　　100 mL

(1)配制方法:取亚甲蓝2 g、硼砂3 g置于研钵内,边研磨边加水,待溶解后冲洗入瓶中,加蒸馏水100 mL配成原液,过滤后放置备用。

(2)染色方法:染色时取原液5 mL,加水配成5%稀释液,染3～5 min,使血膜呈天蓝色,然后用清水轻轻冲洗。本方法染色前可不必先溶血、固定。

附录 D　细胞培养常用试剂和培养液

1. 水　细胞培养用水必须非常纯净,不含有离子和其他的杂质。需要用新鲜的双蒸水、三蒸水或纯净水。

2. 0.01 mol/L PBS 缓冲液

氯化钠	8 g
氯化钾	0.2 g
磷酸二氢钠	2.9 g
磷酸二氢钾	0.24 g

上述试剂充分溶解后,将溶液倒入容量瓶中准确定容至 1000 mL,摇匀,用盐酸或氢氧化钠溶液调节 pH 到 7.4。

3. 0.25%胰蛋白酶-0.01%EDTA 溶液

胰蛋白酶	0.25 g
D-Hank's 液	100 mL
EDTA	0.01 g

上述试剂充分溶解混合后,用碳酸氢钠溶液调节 pH 至 7.2~7.4,过滤除菌,分装成小瓶,置于−20 ℃保存备用。

4. 0.05%胰蛋白酶-0.02%EDTA 溶液

胰蛋白酶粉末(1∶250)	0.05 g
PBS 缓冲液	100 mL
EDTA	0.02 g

上述试剂充分溶解混合后,用 0.22 μm 微孔滤膜过滤除菌,分装,置于−20 ℃保存。

5. 双抗液(青链霉素溶液)　所用纯净水(或双蒸水)需要经 121 ℃灭菌 20 min。具体操作均应在超净工作台内完成。青霉素的规格是每瓶 800000 U,用注射器加 4 mL 灭菌双蒸水溶解。链霉素的规格是每瓶 1000000 U,用注射器加 5 mL 灭菌双蒸水溶解,即每毫升含 200000 U 链霉素。分装,−20 ℃保存。使用时将青霉素溶液和链霉素溶液均加入培养液中,使青、链霉素的终浓度为 100 U/mL(每升溶液中加入 0.5 mL)。

6. RPMI 1640

1640(1 升/袋)	1 袋
双蒸水	1000 mL
HEPES(99.5%)	5 g
碳酸氢钠	3 g
200000 U/mL 青链霉素溶液	0.5 mL

将上述试剂充分溶解混合后备用。使用前向 100 mL 备用液中加入 1 mL 谷氨酰胺溶液(4 ℃存放,2 周有效)。

7. 谷氨酰胺　合成培养基中都含有较大量的谷氨酰胺,其作用非常重要,细胞需要谷氨酰胺合成核酸和蛋白质,谷氨酰胺缺乏则会导致细胞生长不良甚至死亡。在配制各种培养液时都应该补加一定量的谷氨酰胺。由于谷氨酰胺在溶液中很不稳定,4 ℃放置 1 周可分解 50%,故应单独配制,并置于-20 ℃冰箱中保存,用前加入培养液中。加有谷氨酰胺的培养液在 4 ℃冰箱中储存 2 周以上时,应重新加入原来量的谷氨酰胺。

一般培养液中谷氨酰胺的含量为 1~4 mmol/L。可以配制 0.2 mol/L 谷氨酰胺储存液,用时加入培养液中。配制方法为谷氨酰胺 2.922 g 溶于三蒸水,充分搅拌溶解后,定容至 100 mL,过滤除菌,分装入小瓶,-20 ℃保存。使用时 100 mL 培养液中加入 1 mL 谷氨酰胺储存液。

8. 灭活血清 细胞培养常用小牛血清(新生牛或胎牛血清),虽然一般新买来的血清是无菌的,但也要在 56 ℃水浴中灭活 30 min 后使用。

9. HEPES 溶液 HEPES 化学名全称为 4-(2-羟乙基)-1-哌嗪乙磺酸,对细胞无毒性作用。它是一种氢离子缓冲剂,缓冲能力强,能较长时间维持恒定的 pH 范围。使用终浓度为 10~50 mmol/L,一般培养液内含 20 mmol/L HEPES 即可达到缓冲效果。1 mol/L HEPES 缓冲液配制方法为取 HEPES 238.3 g,加入三蒸水溶解,定容至 1 L。用 0.22 μm 微孔滤膜过滤除菌,分装后 4 ℃保存。

10. 肝素溶液 肝素加入全培养液中的终浓度为 50 μg/mL。因为现在市售的多为肝素钠(每瓶约为 0.56g),配制时,可将其溶于 100 mL 三蒸水中,定容,过夜,然后过滤除菌,分装,4 ℃保存。使用时,向 100 mL 培养液中加入 1 mL(精确时可加入 0.9 mL)肝素溶液即可。

11. Ⅰ型胶原酶 0.1% Ⅰ型胶原酶溶液同胰蛋白酶溶液一样配制,过滤除菌,分装,-20 ℃保存。

12. 明胶溶液 因为明胶难以过滤,所以 0.1%明胶溶液须用无菌的 PBS 缓冲液配制。制备过程中必须注意无菌操作。首要的问题是如何无菌准确称量 0.1 g 明胶(以配成 100 mL 溶液);其次要注意,即使是 0.1%的溶液,明胶也难溶,因此要充分摇匀,过夜放置,然后无菌分装入 50 mL 小瓶中,4 ℃保存。

附录 E 菌(毒)种的保存及保管

一、菌(毒)种及其样本的收集

(1)及时将收集、分离的有一定价值的菌(毒)种或其样本及相关资料送专业实验室进行检测、鉴定、复核或保藏。

(2)对引进或购买的医学病原微生物菌(毒)种或其样本进行登记,并及时检测、鉴定及复核。

二、菌(毒)种及其样本的运输

(1)菌(毒)种或其样本的运输需要三层包装系统,由内到外分别为主容器、辅助容器和外包装。

①主容器必须防水、防漏。应采用密闭、带螺旋盖的塑料容器,并贴上指示内容物的标签。

②辅助容器为防水、防漏、结实、能密闭的塑料管或瓶。在主容器和辅助容器之间应填塞足量的吸收性材料。

③在外包装内附有详细的检验申请单或样本、菌(毒)种信息单。在外包装外醒目位置贴有生物危险标识。

(2)运输高致病性病原微生物菌(毒)种或其样本前必须向市卫生健康委员会或市疾病预防控制中心提交相关申请材料,获得相关准运证书后,由专人专车运输。护送人员不少于2人,且接受过专业培训,并采取了相应的防护措施。运输专车上备有防护用品和消毒用品。运输过程发生泄露时,要有效地采取防护、消毒等应急措施,同时向相关部门报告。

(3)运输三类、四类病原微生物菌(毒)种或样本时需专人(2人)和专用运输工具进行运输,护送人员要经过培训,要采取必要的防护措施;不得由患者或其家属等个人自行运送样本;不得通过公共电(汽)车和城市铁路运输菌(毒)种及其样本。

(4)运输单位需要记录每次运输的运送时间、运送地点、样本数量、运送目的、运送人等信息,以备卫生行政部门监督检查。

(5)样本、培养物等生物材料在实验教学楼内传递,应使用2层包装,即主容器和运输容器。运输容器应为金属或塑料制品,可耐高压蒸汽灭菌或耐受化学消毒剂作用,容器盖应有垫圈,容器需定期清除污染。运输时将主容器固定在架子上,使装有标本的容器保持直立,并由专人运送。

三、菌(毒)种及其样本的保藏

(1)有专人(2人)负责菌(毒)种及其样本的保藏,管理人员应具有一定的微生物专业知识和技术水平。

(2)菌(毒)种应统一编号。

(3)菌(毒)种试管和干燥菌(毒)种的安瓿瓶上应贴标签,写明编号、菌(毒)种名及日期,切勿用笔直接写在瓶上,以免字迹模糊发生错误。

(4)保藏的菌(毒)种及其样本应有详细的实验资料和档案记录,内容包括:菌(毒)种名称、菌(毒)种号、来源、分离日期,鉴定者、鉴定结果,传代情况及所用培养基,保存方法、保存温度、保存者,使用及销毁情况、出(人)库记录等。在保管过程中,凡传代、冻干及分发,均应及时登记,并定期核对库存数量,更新菌(毒)种存储清单。

(5)用培养基保存菌(毒)种时,应备有 2 套培养基,一套供保存传代用,另一套供日常实验用。

(6)菌(毒)种应存放于安全的地方,所用冰箱和冰柜应加锁。高致病性微生物菌(毒)种的临时存储应有专用冰箱和冰柜,并实行双人双锁。

(7)保存的菌(毒)种应定期检查,一般每年检查 1~2 次,发现菌(毒)种变异等现象时,报告实验室主任研究处理。

四、菌(毒)种及其样本的使用

(1)菌(毒)种开启、复苏、鉴定等操作应在生物安全柜中进行。

(2)菌(毒)种的开启、复苏、鉴定、保存等应按微生物学标准操作程序进行。

(3)本单位领取和使用菌(毒)种或其样本时,要经实验室主任或副主任批准,并有相关记录。

(4)所保存的菌(毒)种应于规定时间定期移种。每移种三代做一次鉴定。干燥菌(毒)种时,应于干燥前先行鉴定。如发现污染或变异,应及时灭菌销毁。

(5)进行高致病性菌(毒)种及其样本的相关实验活动时应由 2 名以上工作人员共同进行。

五、菌(毒)种及其样本的销毁

(1)菌(毒)种及其样本的销毁要经实验室主任批准。

(2)菌(毒)种及其样本按照感染性废弃物处理方法进行销毁,在实验室负责人的监督下实施,有销毁及监督记录。

(3)高致病性菌(毒)种及其样本相关的实验活动结束后,实验室应及时将菌(毒)种及其样品就地销毁或交送指定的保藏机构保管。

(4)当菌(毒)种及其样本在运输、保藏或使用中丢失、泄露或被盗窃、被抢劫时,单位或个人应当采取必要的控制措施,同时按规定向相关部门报告。

附录 F　实验动物管理条例

（1988 年 10 月 31 日国务院批准，1988 年 11 月 14 日国家科学技术委员会令第 2 号发布。根据 2011 年 1 月 8 日《国务院关于废止和修改部分行政法规的决定》第一次修订。根据 2013 年 7 月 18 日《国务院关于废止和修改部分行政法规的决定》第二次修订。根据 2017 年 3 月 1 日《国务院关于修改和废止部分行政法规的决定》第三次修订）

第一章　总则

第一条　为了加强实验动物的管理工作，保证实验动物质量，适应科学研究、经济建设和社会发展的需要，制定本条例。

第二条　本条例所称实验动物，是指经人工饲育，对其携带的微生物实行控制，遗传背景明确或者来源清楚的，用于科学研究、教学、生产、检定以及其他科学实验的动物。

第三条　本条例适用于从事实验动物的研究、保种、饲育、供应、应用、管理和监督的单位和个人。

第四条　实验动物的管理，应当遵循统一规划、合理分工，有利于促进实验动物科学研究和应用的原则。

第五条　国家科学技术委员会主管全国实验动物工作。

省、自治区、直辖市科学技术委员会主管本地区的实验动物工作。

国务院各有关部门负责管理本部门的实验动物工作。

第六条　国家实行实验动物的质量监督和质量合格认证制度。具体办法由国家科学技术委员会另行制定。

第七条　实验动物遗传学、微生物学、营养学和饲育环境等方面的国家标准由国家技术监督局制定。

第二章　实验动物的饲育管理

第八条　从事实验动物饲育工作的单位，必须根据遗传学、微生物学、营养学和饲育环境方面的标准，定期对实验动物进行质量监测。各项作业过程和监测数据应有完整、准确的记录，并建立统计报告制度。

第九条　实验动物的饲育室、实验室应设在不同区域，并进行严格隔离。

实验动物饲育室、实验室要有科学的管理制度和操作规程。

第十条　实验动物的保种、饲育应采用国内或国外认可的品种、品系，并持有效的合格证书。

第十一条　实验动物必须按照不同来源，不同品种、品系和不同的实验目的，分开饲养。

第十二条　实验动物分为四级：一级，普通动物；二级，清洁动物；三级，无特定病原体动物；四级，无菌动物。

对不同等级的实验动物，应当按照相应的微生物控制标准进行管理。

第十三条　实验动物必须饲喂质量合格的全价饲料。霉烂、变质、虫蛀、污染的饲料，不得用于饲喂实验动物。直接用作饲料的蔬菜、水果等，要经过清洗消毒，并保持新鲜。

第十四条　一级实验动物的饮水，应当符合城市生活饮水的卫生标准。二、三、四级实验动物的饮水，应当符合城市生活饮水的卫生标准并经灭菌处理。

211

第十五条　实验动物的垫料应当按照不同等级实验动物的需要,进行相应处理,达到清洁、干燥、吸水、无毒、无虫、无感染源、无污染。

第三章　实验动物的检疫和传染病控制

第十六条　对引入的实验动物,必须进行隔离检疫。

为补充种源或开发新品种而捕捉的野生动物,必须在当地进行隔离检疫,并取得动物检疫部门出具的证明。野生动物运抵实验动物处所,需经再次检疫,方可进入实验动物饲育室。

第十七条　对必须进行预防接种的实验动物,应当根据实验要求或者按照《中华人民共和国动物防疫法》的有关规定,进行预防接种,但用作生物制品原料的实验动物除外。

第十八条　实验动物患病死亡的,应当及时查明原因,妥善处理,并记录在案。

实验动物患有传染性疾病的,必须立即视情况分别予以销毁或者隔离治疗。对可能被传染的实验动物,进行紧急预防接种,对饲育室内外可能被污染的区域采取严格消毒措施,并报告上级实验动物管理部门和当地动物检疫、卫生防疫单位,采取紧急预防措施,防止疫病蔓延。

第四章　实验动物的应用

第十九条　应用实验动物应当根据不同的实验目的,选用相应的合格实验动物。申报科研课题和鉴定科研成果,应当把应用合格实验动物作为基本条件。应用不合格实验动物取得的检定或者安全评价结果无效,所生产的制品不得使用。

第二十条　供应用的实验动物应当具备下列完整的资料:

(一)品种、品系及亚系的确切名称;

(二)遗传背景或其来源;

(三)微生物检测状况;

(四)合格证书;

(五)饲育单位负责人签名。

无上述资料的实验动物不得应用。

第二十一条　实验动物的运输工作应当有专人负责。实验动物的装运工具应当安全、可靠。不得将不同品种、品系或者不同等级的实验动物混合装运。

第五章　实验动物的进口与出口管理

第二十二条　从国外进口作为原种的实验动物,应附有饲育单位负责人签发的品系和亚系名称以及遗传和微生物状况等资料。

无上述资料的实验动物不得进口和应用。

第二十三条　出口应用国家重点保护的野生动物物种开发的实验动物,必须按照国家的有关规定,取得出口许可证后,方可办理出口手续。

第二十四条　进口、出口实验动物的检疫工作,按照《中华人民共和国进出境动植物检疫法》的规定办理。

第六章　从事实验动物工作的人员

第二十五条　实验动物工作单位应当根据需要,配备科技人员和经过专业培训的饲育人员。各类人员都要遵守实验动物饲育管理的各项制度,熟悉、掌握操作规程。

第二十六条　实验动物工作单位对直接接触实验动物的工作人员,必须定期组织体格检查。对患有传染性疾病,不宜承担所做工作的人员,应当及时调换工作。

第二十七条　从事实验动物工作的人员对实验动物必须爱护,不得戏弄或虐待。

第七章　奖励与处罚

第二十八条　对长期从事实验动物饲育管理,取得显著成绩的单位或者个人,由管理实验动物工作的部门给予表彰或奖励。

第二十九条　对违反本条例规定的单位,由管理实验动物工作的部门视情节轻重,分别给予警告、限期改进、责令关闭的行政处罚。

  第三十条 对违反本条例规定的有关工作人员,由其所在单位视情节轻重,根据国家有关规定,给予行政处分。

第八章 附则

  第三十一条 省、自治区、直辖市人民政府和国务院有关部门,可以根据本条例,结合具体情况,制定实施办法。军队系统的实验动物管理工作可参照本条例执行。

  第三十二条 本条例由国家科学技术委员会负责解释。

  第三十三条 本条例自发布之日起施行。

附录 G　医学微生物学重要英文词汇

A

abortive infection	顿挫感染
Actinomyces	放线菌属
adenovirus	腺病毒
adsorption	吸附
adult diarrhea rotavirus （ADRV）	成人腹泻轮状病毒
anaerobe	厌氧性细菌
antibiotic	抗生素
antigenic drift	抗原性漂移
antigenic shift	抗原性转变
antisepsis	防腐
apparent infection	显性感染
arbovirus	虫媒病毒
asepsis	无菌

B

Bacille Calmette-Guérin （BCG） vaccine	卡介苗
bacillus	杆菌
bacteriemia	菌血症
bacterial infection	细菌感染
bacteriocin	细菌素
bacteriophage	噬菌体
bacterium	细菌
biosynthesis	生物合成

C

capsid	衣壳
capsomere	壳粒
capsule	荚膜
chlamydia	衣原体
chronic infection	慢性感染
Clostridia	梭菌属

coagulase	凝固酶
coccus	球菌
colony	菌落
conjugation	接合
Corynebacterium	棒状杆菌属
Coxsackie virus	柯萨奇病毒
culture medium	培养基
cytopathic effect（CPE）	致细胞病变效应

D

deficient virus	缺陷病毒
delay infection	迟发感染
dengue virus（DENV）	登革病毒
disinfection	消毒
dysbacteriosis	菌群失调

E

Ebola virus	埃博拉病毒
endotoxemia	内毒素血症
endotoxin	内毒素
enterotoxin	肠毒素
enterovirus	肠道病毒
envelope	包膜
epidemic encephalitis B virus	流行性乙型脑炎病毒
Epstein-Barr virus（EBV）	EB 病毒
Escherichia	埃希菌属
Escherichia coli	大肠埃希菌
exotoxin	外毒素

F

flagellum	鞭毛
fungus	真菌

G

Gram staining	革兰染色

H

Haemophilus	嗜血杆菌属
β-hemolytic streptococcus	乙型溶血性链球菌

Note

hepatitis B core antigen（HBcAg）	乙型肝炎病毒核心抗原
hepatitis B e antigen（HBeAg）	乙型肝炎病毒 e 抗原
hepatitis B surface antigen（HBsAg）	乙型肝炎病毒表面抗原
help virus	辅助病毒
Hepadnaviridae	嗜肝 DNA 病毒科
hepatitis A virus（HAV）	甲型肝炎病毒
hepatitis B virus（HBV）	乙型肝炎病毒
hepatitis C virus（HCV）	丙型肝炎病毒
hepatitis D virus（HDV）	丁型肝炎病毒
hepatitis E virus（HEV）	戊型肝炎病毒
herpes simplex virus（HSV）	单纯疱疹病毒
Herpesviridae	疱疹病毒科
horizontal transmission	水平传播
human cytomegalovirus（HCMV）	人巨细胞病毒
human immunodeficiency virus（HIV）	人类免疫缺陷病毒
human papilloma virus（HPV）	人乳头瘤病毒
human rotavirus（HRV）	人轮状病毒

I

inapparent infection	隐性感染
inclusion body	包涵体
interferon（IFN）	干扰素
influenza virus	流行性感冒病毒
interference	干扰
invasiveness	侵袭力

L

| latent infection | 潜伏感染 |

M

maturation	成熟
measles virus	麻疹病毒
median infective dose（ID_{50}）	半数感染量
median lethal dose（LD_{50}）	半数致死量
meningococcus	脑膜炎球菌
microbiology	微生物学
microecology	微生态学
microorganism	微生物
mumps virus	腮腺炎病毒

216

mutation	突变
Mycobacterium	分枝杆菌属
Mycobacterium tuberculosis	结核分枝杆菌
mycoplasma	支原体

N

Neisseria	奈瑟菌属
Neisseria gonorrhoeae	淋病奈瑟菌
nonpathogenic bacteria	非病原菌
normal flora	正常菌群
Norovirus	诺如病毒属
nosocomial infection	医院内感染
nucleocapsid	核衣壳

O

opportunistic pathogen	机会致病菌

P

Pathogenic bacterium	致病菌
pathogenic bacteria	病原菌
pathogenicity	致病性
penetration	穿入
persistent infection	持续性感染
pilus	菌毛
plasmid	质粒
poliovirus	脊髓灰质炎病毒
prion	朊粒
pyemia	脓毒血症
pyogenic coccus	化脓性球菌
pyrogen	热原质（致热原）

R

rabies virus	狂犬病病毒
release	释放
replication	复制
respiratory syncytial virus（RSV）	呼吸道合胞病毒
retrovirus	逆转录病毒
rhinovirus	鼻病毒
rickettsia	立克次体

Note

rubella virus	风疹病毒

S

Salmonella	沙门菌属
Salmonella typhi	伤寒沙门菌
septicemia	败血症
Shigella	志贺菌属
slow viral infection	慢发病毒感染
spirochete	螺旋体
staphylococcal protein A（SPA）	葡萄球菌 A 蛋白
Staphylococcus	葡萄球菌属
Staphylococcus aureus	金黄色葡萄球菌
sterilization	灭菌
Streptococcus	链球菌属
subclinical infection	亚临床感染
subvirus	亚病毒
surface infection	表面感染

T

toxemia	毒血症
toxin	毒素
transduction	转导
transformation	转化

U

uncoating	脱壳

V

varicella-zoster virus（VZV）	水痘-带状疱疹病毒
vertical infection	垂直感染
vertical transmission	垂直传播
Vibrio	弧菌属
Vibrio cholerae	霍乱弧菌
viremia	病毒血症
viroid	类病毒
virology	病毒学
virulence	毒力
virus	病毒

 Note

W

| West Nile virus（WNV） | 西尼罗病毒 |
| Widal test | 肥达试验 |

Z

| Zika virus（ZIKV） | 寨卡病毒 |

Note

附录 H　医学免疫学重要英文词汇

A

acquired immunity	获得性免疫
acquired immunodeficiency syndrome（AIDS）	获得性免疫缺陷综合征（艾滋病）
activation-induced cell death（AICD）	活化诱导的细胞死亡
adaptive immunity	适应性免疫
addressin	地址素
adjuvant	佐剂
affinity maturation	亲和力成熟
agglutination reaction	凝集反应
allergen	变应原
allergy	变态反应
allogenic antigen	同种异型抗原
allotransplantation	同种异基因移植
allotype	同种异型
alternative pathway	旁路途径
anaphylaxis	过敏反应
antibody（Ab）	抗体
antibody-dependent cell-mediated cytotoxicity（ADCC）	抗体依赖性细胞介导的细胞毒作用
antigen（Ag）	抗原
antigen presenting cell（APC）	抗原提呈细胞
antigenic determinant	抗原决定簇（基）
antigenic valence	抗原结合价
antigenicity	抗原性
anti-idiotype antibody（Aid）	抗独特型抗体
antiserum	抗血清
antitoxin	抗毒素
artificial active immunization	人工主动免疫
artificial passive immunization	人工被动免疫
autoantibody	自身抗体
autoantigen	自身抗原
autocrine	自分泌
autograft	自体移植物

autoantibody	自身抗体
autoimmune disease	自身免疫病
autoimmunity	自身免疫

B

B cell receptor（BCR）	B 细胞抗原受体
basophil	嗜碱性粒细胞
biotin-avidin system（BAS）	生物素-亲和素系统
B lymphocyte	B 淋巴细胞
bone marrow	骨髓

C

C3 convertase	C3 转化酶
C5 convertase	C5 转化酶
C-reactive protein（CRP）	C 反应蛋白
carrier	载体
cell adhesion molecule（CAM）	细胞黏附分子
cell surface marker	细胞表面标记
central immune organ	中枢免疫器官
central tolerance	中枢耐受
chemokine	趋化因子
chemokine receptor family	趋化因子受体家族
class Ⅱ-associated invariant chain peptide（CLIP）	Ⅱ类分子相关的恒定链多肽
class switch	类别转换
classical pathway	经典途径
clonal anergy	克隆无能
clonal selection	克隆选择
cluster of differentiation（CD）	分化群
colony stimulating factor（CSF）	集落刺激因子
common epitope	共同抗原表位
complement	补体
complement receptor	补体受体
complementarity determining region（CDR）	互补决定区
complete antigen	完全抗原
concanavalin A（Con A）	刀豆蛋白 A
conformational epitope	构象表位
constant region	恒定区,C 区
co-receptor	共受体
costimulatory signal	协同刺激信号

Note

costimulatory molecule	共刺激分子
cross reaction	交叉反应
cytokine (CK)	细胞因子
cytotoxic T cell(CTL)	细胞毒性 T 细胞

D

decay accelerating factor (DAF)	衰变加速因子
delayed type hypersensitivity (DTH)	迟发型超敏反应
dendritic cells (DC)	树突状细胞
DiGeorge syndrome	迪格奥尔格综合征
DNA vaccine	DNA 疫苗
domain	结构域
double immunodiffusion	双向免疫扩散
double negative cell	双阴性细胞
double positive cell	双阳性细胞

E

effector T cell	效应 T 细胞
endogenous antigen	内源性抗原
endosome	内体
enzyme immunoassay (EIA)	酶免疫测定
enzyme linked immunosorbent assay (ELISA)	酶联免疫吸附试验
enzyme linked immunospot assay (ELISPOT assay)	酶联免疫斑点试验
eosinophil	嗜酸性粒细胞
eosinophil chemotactic factor (ECF)	嗜酸性粒细胞趋化因子
epitope	表位
exogenous antigen	外源性抗原
extracellular matrix (ECM)	细胞外基质

F

Fc receptor (FcR)	Fc 受体
flow cytometry (FCM)	流式细胞术
fluorescein isothiocyanate (FITC)	异硫氰酸荧光素
fluorescence-activated cell sorter (FACS)	荧光激活细胞分选仪
follicular dendritic cell (FDC)	滤泡树突状细胞
fragment antigen binding (Fab)	抗原结合片段
framework region	骨架区
Freund's complete adjuvant	弗氏完全佐剂

 Note

G

gene rearrangement	基因重排
genetic engineering antibody	基因工程抗体
germinal center (GC)	生发中心
graft versus host reaction (GVHR)	移植物抗宿主反应
granulocyte colony-stimulating factor (G-CSF)	粒细胞集落刺激因子
granulocyte-macrophage colony-stimulating factor (GM-CSF)	粒细胞-巨噬细胞集落刺激因子
granuloma	肉芽肿
granzyme	颗粒酶
Graves disease	格雷夫斯病
growth factor	生长因子
gut-associated lymphoid tissue (GALT)	肠相关淋巴组织

H

hapten	半抗原
heat shock protein (HSP)	热休克蛋白
heavy chain	重链（H 链）
helper T cell (Th cell)	辅助性 T 细胞
hematopoietic stem cell (HSC)	造血干细胞
hemolytic plaque assay	溶血空斑试验
heterophile antigen	异嗜性抗原
high endothelial venule (HEV)	高内皮小静脉
hinge region	铰链区
homeostasis	内环境稳定
homing receptor	归巢受体
homologous restriction factor (HRF)	同源限制因子
host versus graft reaction (HVGR)	宿主抗移植物反应
human leukocyte antigen (HLA)	人类白细胞抗原
hybridoma	杂交瘤
hypersensitivity reaction	超敏反应
hypervariable region (HVR)	高变区

I

idiotype (Id)	独特型
idiotypic antigen	独特型抗原
immature DC	未成熟树突状细胞
immune complex (IC)	免疫复合物
immune defense	免疫防御

Note

immunomagnetic bead (IMB)	免疫磁珠
immune organ	免疫器官
immune response	免疫应答
immune system	免疫系统
immune tissue	免疫组织
immunity	免疫
immunoblotting	免疫印迹法
immunodeficiency disease (IDD)	免疫缺陷病
immunoelectrophoresis	免疫电泳
immunofluorescence	免疫荧光
immunogen	免疫原
immunogenicity	免疫原性
immunoglobulin (Ig)	免疫球蛋白
immunoglobulin superfamily (IgSF)	免疫球蛋白超家族
immunohistochemistry technique	免疫组织化学技术
immunolabelling technique	免疫标记技术
immunocolloidal gold signature (ICS)	免疫胶体金标记
immunological ignorance	免疫忽视
immunological surveillance	免疫监视
immunological synapse	免疫突触
immunological tolerance	免疫耐受
immunology	免疫学
immunoprophylaxis	免疫预防
immunoreactivity	免疫反应性
immunoreceptor tyrosine-based activation motif (ITAM)	免疫受体酪氨酸激活基序
immunoreceptor tyrosine-based inhibitory motif (ITIM)	免疫受体酪氨酸抑制基序
immunotherapy	免疫治疗
incomplete antigen	不完全抗原
inducible Treg (iTreg) cell	诱导性调节性 T 细胞
innate immunity	固有免疫
integrin	整合素
intercellular adhesion molecule (ICAM)	细胞间黏附分子
interferon (IFN)	干扰素
interleukin (IL)	白细胞介素
invariant chain	恒定链
isotype	同种型

J

| J chain | J 链 |

K

killer cell immunoglobulin-like receptor (KIR)	杀伤细胞免疫球蛋白样受体
killer cell lectin-like receptor (KLR)	杀伤细胞凝集素样受体

L

Langerhans' cells (LC)	郎格汉斯细胞
large multifunctional protease (LMP)	巨大多功能蛋白酶
lectin pathway	凝集素途径
leukocyte differentiation antigen	白细胞分化抗原
leukotriene (LT)	白三烯
light chain	轻链（L 链）
linear epitope	线性表位
lipopolysaccharide (LPS)	脂多糖
luminescent immunoassay (LIA)	发光免疫分析
lymph node	淋巴结
lymphocyte	淋巴细胞
lymphocyte function associated antigen (LFA)	淋巴细胞功能相关抗原
lymphocyte homing	淋巴细胞归巢
lymphocyte homing receptor (LHR)	淋巴细胞归巢受体
lymphocyte recirculation	淋巴细胞再循环
lymphoid organ	淋巴器官
lymphoid progenitor	淋巴样祖细胞
lymphoid stem cell	淋巴样干细胞
lymphoid tissue	淋巴组织

M

macrophage (Mφ)	巨噬细胞
macrophage colony-stimulating factor (M-CSF)	巨噬细胞集落刺激因子
major histocompatibility complex (MHC)	主要组织相容性复合体
mannose-binding lectin (MBL)	甘露糖结合凝集素
mannose-binding protein (MBP)	甘露糖结合蛋白
mast cell	肥大细胞
mature DC	成熟树突状细胞
MBL-associated serine protease (MASP)	甘露糖结合凝集素相关丝氨酸蛋白酶
membrane attack complex (MAC)	攻膜复合物
membrane cofactor protein (MCP)	膜辅因子蛋白
memory T/B cells (Tm/Bm)	记忆 T/B 细胞
MHC restriction	MHC 限制性

β₂ microglobulin (β₂-m)	β₂微球蛋白
mitogen	丝裂原
monoclonal antibody (mAb，McAb)	单克隆抗体
monocyte	单核细胞
monocyte chemotactic protein (MCP)	单核细胞趋化蛋白
mononuclear phagocyte	单核吞噬细胞
mucosal-associated lymphoid tissue (MALT)	黏膜相关淋巴组织
mucosal immune system (MIS)	黏膜免疫系统
multiple hematopoietic stem cells (HSC)	多能造血干细胞
myeloid progenitor	髓样祖细胞
myeloid stem cell	髓样干细胞

N

naïve T(B) cell	初始 T(B)细胞
natural immunity	天然免疫
natural Treg (nTreg) cell	自然调节性 T 细胞
nature killer cell (NK cell)	自然杀伤细胞
negative selection	阴性选择
neutrophil	中性粒细胞
non-specific immunity	非特异性免疫
nude mouse	裸鼠

O

opsonization	调理作用

P

papain	木瓜蛋白酶
pathogen associated molecular pattern (PAMP)	病原体相关分子模式
pattern recognition receptor (PRR)	模式识别受体
pepsin	胃蛋白酶
perforin	穿孔素
periarterial lymphatic sheath (PALS)	动脉周围淋巴鞘
peripheral blood mononuclear cell (PBMC)	外周血单个核细胞
peripheral immune organ	外周免疫器官
peripheral tolerance	外周耐受
Peyer patch (PP)	派尔集合淋巴结
phagocyte	吞噬细胞
phagocytosis	吞噬
phytohemagglutinin (PHA)	植物血凝素

Note

platelet activating factor（PAF）	血小板活化因子
hematopoietic stem cell（HSC）	造血干细胞
pokeweed mitogen（PWN）	美洲商陆丝裂原
polyclonal antibody（pAb）	多克隆抗体
positive selection	阳性选择
postcapillary venule（PCV）	毛细血管后微静脉
precipitation	沉淀反应
primary immunodeficiency disease（PIDD）	原发性免疫缺陷病
primary lymphoid organ	初级淋巴器官
primary response	初次应答
professional antigen presenting cell	专职抗原提呈细胞
programmed cell death（PCD）	程序性细胞死亡
properdin	备解素
proteasome	蛋白酶体

R

radioimmunoassay（RIA）	放射免疫测定
receptor editing	受体编辑
recombinant antigen vaccine	重组抗原疫苗
recombinant vector vaccine	重组载体疫苗
regulatory T cell（Treg cell）	调节性 T 细胞
rheumatoid arthritis（RA）	类风湿关节炎
rheumatoid factor（RF）	类风湿因子

S

scavenger receptor（SR）	清道夫受体
secondary lymphoid organ	次级淋巴器官
secondary response	再次应答
secretory component（SC）	分泌成分
secretory IgA（sIgA）	分泌型免疫球蛋白 A
secretory piece（SP）	分泌片
selectin	选择素
sequential epitope	顺序表位
single immunodiffusion	单向免疫扩散
specific immunity	特异性免疫
spleen	脾
subunit vaccine	亚单位疫苗
superantigen（SAg）	超抗原
systemic lupus erythematosus（SLE）	系统性红斑狼疮

T

T-cell antigen receptor (TCR)	T 细胞抗原受体
T lymphocyte	T 淋巴细胞
thymus stromal cell (TSC)	胸腺基质细胞
thymocyte cell	胸腺细胞
thymosin	胸腺素
thymus	胸腺
thymus dependent area	胸腺依赖区
thymus dependent antigen (TD-Ag)	胸腺依赖性抗原
thymus epithelial cell (TEC)	胸腺上皮细胞
thymus independent antigen (TI-Ag)	非胸腺依赖性抗原
thymus independent area	非胸腺依赖区
thyroid stimulating hormone (TSH)	促甲状腺激素
thyroid stimulating hormone receptor (TSHR)	促甲状腺激素受体
tolerogen	耐受原
Toll-like receptor (TLR)	Toll 样受体
toxoid	类毒素
transforming growth factor (TGF)	转化生长因子
transporter associated with antigen processing (TAP)	抗原加工相关转运蛋白
tumor antigen	肿瘤抗原
tumor associated antigen (TAA)	肿瘤相关抗原
tumor necrosis factor (TNF)	肿瘤坏死因子
tumor specific antigen (TSA)	肿瘤特异性抗原

V

vaccine	疫苗
variable region (V region)	可变区(V 区)
vascular addressin	血管地址素

W

| Western blotting | 蛋白质印迹法 |

X

| xenoantigen | 异种抗原 |
| xenograft | 异种移植物 |

Note

附录 I 人体寄生虫学重要英文词汇

A

amastigote	无鞭毛体
Ancylostoma duodenale	十二指肠钩口线虫
arthropod	节肢动物
Ascaris lumbricoides	似蚓蛔线虫

B

brood capsule	育囊
Brugia malayi	马来布鲁线虫

C

cephalic space	头间隙
cercaria	尾蚴
chigger mite	恙螨
ciliate	纤毛虫
circumoval precipitin test	环卵沉淀试验
Clonorchis sinensis	华支睾吸虫
cockroach	蜚蠊(蟑螂)
Cryptosporidium parvum	隐孢子虫
cysticercus	囊尾蚴

D

daughter cyst	子囊
daughter sporocyst	子胞蚴
demodicid mite	蠕形螨
dust mite	尘螨

E

Echinococcus granulosus	细粒棘球绦虫
Entamoeba histolytica	溶组织内阿米巴

Note

Enterobius vermicularis	蠕形住肠线虫
excysted metacercaria	后尾蚴

F

Fasciolopsis buski	布氏姜片吸虫
fertilized ovum	受精卵
filariform larva	丝状蚴
flagellate	鞭毛虫
flea	蚤
fly	蝇

G

gamasid mite	革螨
gametocyte	配子体
germinal layer	生发层
Giardia lamblia	蓝氏贾第鞭毛虫

H

hard tick	硬蜱
host	宿主
hydatid cyst	棘球蚴

I

iodine-stain smear	碘液染色涂片

L

Leishmania donovani	杜氏利什曼原虫
louse	虱

M

malarial pigment	疟色素
medical arthropod	医学节肢动物
microfilaria	微丝蚴
miracidium	毛蚴
mosquito	蚊
mother sporocyst	母胞蚴

Note

N

Necator americanus	美洲板口线虫
nematode	线虫
nocturnal periodicity	夜现周期性
Novy-McNeal-Nicolle（NNN）medium	NNN 培养基

O

oncosphere	六钩蚴
ookinete	动合子
operculum	卵盖

P

Paragonimus skrjabini	斯氏并殖吸虫
Paragonimus westermani	卫氏并殖吸虫
parasite	寄生虫
Plasmodium	疟原虫属
Plasmodium falciparum	恶性疟原虫
Plasmodium malariae	三日疟原虫
Plasmodium ovale	卵形疟原虫
Plasmodium vivax	间日疟原虫
plerocercoid	裂头蚴
procercoid	原尾蚴
proglottid	节片
promastigote	前鞭毛体
protoscolex	原头节
protozoa	原虫

R

redia	雷蚴
rhabtidiform larva	杆状蚴
ring form	环状体

S

sand fly	白蛉
scab mite	疥螨

231

Schistosoma haematobium	埃及血吸虫
Schistosoma japonicum	日本血吸虫
Schistosoma mansoni	曼氏血吸虫
schistosomulum	童虫
schizont	裂殖体
Schuffner's dot	薛氏点
scolex	头节
sedimentation hatching method	沉淀孵化法
soft tick	软蜱
Spirometra mansoni	曼氏迭宫绦虫
sporocyst	胞蚴
strobila	链体

T

Taenia saginata	肥胖带绦虫
Taenia solium	链状带绦虫
tapeworm	绦虫
tick	蜱
Toxoplasma gondii	刚地弓形虫
trematode	吸虫
Trichinella spiralis	旋毛形线虫
Trichomonas vaginalis	阴道毛滴虫
Trichuris trichiura	毛首鞭形线虫

U

unfertilized egg	未受精虫卵

W

Wuchereria bancrofti	班氏吴策线虫

Z

zygote	合子

Note

附录 J　病原生物学与免疫学实验室规则

病原生物学与免疫学实验室是进行病原生物培养、鉴定及研究的场所,是一个病原生物高度集中的区域,为了防止病原生物感染人体及扩散,保证安全及满足实验教学要求,进入实验室操作学习的人员必须严格遵守以下规则。

(1)实验室设门禁管理和准入制度,实验室工作人员需取得相应资质,实验操作人员需经过实验室生物安全培训及考核,其他外来人员进入生物安全实验室需经负责人批准。

(2)与实验无关的物品不得带入实验室,实验室内的任何物品不得带出实验室。

(3)进入实验室应穿着实习服,离室时脱下,反折收置,并定期清洁。

(4)进入实验室应更换实验鞋或穿戴鞋套,离开实验室时脱下,并定期清洁。

(5)禁止在实验室工作区域进食、饮水、吸烟、化妆和处理隐形眼镜,禁止触摸头面部。

(6)进入实验室前要摘除首饰,长发应束在脑后,禁止在实验室内穿露脚趾的鞋。

(7)严格禁止用嘴取液,禁止舔标签、咬笔等入口动作。

(8)操作人员在实验过程中,应按照教学及实验室的要求,树立有菌观念,严格按照生物安全操作规范进行操作,防止污染临床标本及纯培养物,防止临床或纯培养中的病原生物污染人体及环境。

(9)根据实验操作内容的安全防护要求,穿戴对应的防护用具,如口罩、手套、护目镜、隔离衣等。离开操作区域或实验室前,摘除防护用具,按照实验室规定消毒处理。

(10)尽可能减少使用利器,尽量使用替代品。针头、玻璃、一次性手术刀等利器在使用后应立即放入耐扎容器中。尖利物容器应在内容物达到 2/3 前置换。

(11)实验室内要保持安静,有秩序,不得高声谈笑,或随便走动,影响他人实验。

(12)实验室废弃物需分类处理,含菌材料、被污染的废弃物等在实验室内消毒灭菌预处置后,由专业废弃物处理机构处置。

(13)实验过程中若发生实验材料破损、溅出等意外事故和明显或潜在的暴露于感染性材料等情况时,都必须向实验室负责人报告,在相关负责人的指导下进行应急处理,不得擅自处理。此类事故要做好事故记录,存档备案。

(14)实验室应建立实验档案,记录实验室使用情况和安全监督情况。实验结束后,应填写各类记录,存档备案。

(15)实验完毕,应及时清洁整理实验室(包括桌面、地面、实验用具等),活菌实验操作后,实验室应采用紫外线消毒,桌面定期采用消毒液擦拭消毒,关好门、窗、水、电。

(16)离开实验室前,充分清洁手部,推荐"七步法"洗手。

附录 K 病原微生物实验室生物安全

实验室生物安全(laboratory biosafety)是指根据相应法律法规及标准,保证实验室的生物安全条件和状态不低于容许水平,避免实验室人员、来访人员、社区及环境受到不可接受的损害[《实验室生物安全通用要求》(GB19489—2008)]。医学微生物学领域涉及的生物安全主要包括病原微生物实验室的生物安全、生物恐怖事件和重大传染病暴发流行的防控,此处所说的病原微生物实验室特指从事与人体健康相关的病原微生物研究和操作的实验室。

病原微生物实验室生物安全的核心是保护操作人员、防止病原微生物扩散至外环境。不同的国家或地区根据各国具体情况,制定了生物安全相关法律法规,通过病原微生物的分类、实验室的分级、实验室感染的控制以及监督和法律责任等,加强对病原微生物实验室生物安全的管理。我国制定的生物安全法律法规包括《中华人民共和国传染病防治法》《中华人民共和国生物安全法》、国务院 424 号令《病原微生物实验室生物安全管理条例》、原国家卫生部 36 号令《医疗卫生机构医疗废物管理办法》等。

根据所研究病原微生物的危害程度或实验操作内容的不同,应在不同等级的生物安全实验室开展实验活动。实验室应在风险评估的基础上,配备相应的设施设备,建立生物安全管理体系(包括实验室设计、人员进入的限制、个人专业技术及培训、设施设备的使用和感染性材料的安全操作方法或技术等),制订相应的风险控制措施并进行生物安全的管理和监督。

一、病原微生物危害程度分类

中华人民共和国国务院 424 号令《病原微生物实验室生物安全管理条例》中,根据病原微生物的传染性、感染后对个体或者群体的危害程度,将病原微生物分为以下四类。

第一类是指能够引起人类或者动物非常严重疾病的微生物,以及我国尚未发现或者已经宣布消灭的微生物,如天花病毒、埃博拉病毒、猴痘病毒、亨德拉病毒等。

第二类是指能够引起人类或者动物严重疾病,比较容易直接或者间接在人与人、动物与人、动物与动物间传播的微生物,如汉坦病毒、高致病性禽流感病毒、人免疫缺陷病毒(Ⅰ型和Ⅱ型)、乙型脑炎病毒、脊髓灰质炎病毒、狂犬病病毒(街毒)、新型冠状病毒、SARS 冠状病毒、炭疽芽胞杆菌、布鲁菌属、结核分枝杆菌、霍乱弧菌、鼠疫耶尔森菌等。

第三类是指能够引起人类或者动物疾病,但一般情况下对人、动物或者环境不构成严重危害,传播风险有限,实验室感染后很少引起严重疾病,并且具备有效治疗和预防措施的微生物,如腺病毒、肠道病毒、登革病毒、轮状病毒、各型肝炎病毒、风疹病毒、疱疹病毒、流行性感冒病毒、百日咳鲍特菌、破伤风梭菌、致病性大肠埃希菌、肠沙门菌、志贺菌属、脑膜炎奈瑟菌、沙眼衣原体、白念珠菌等。

第四类是指在通常情况下不会引起人类或者动物疾病的微生物。

其中第一类、第二类病原微生物统称为高致病性病原微生物。不同国家或地区根据微生物的流行情况、控制措施的有效性等,病原微生物列入的级别或类别有所不同。我国是按照中华人民共和国相应的法律法规来管理实验室的生物安全。

病原微生物的危害程度还与所研究或操作的内容有关,2023 年国家卫生健康委员会发布《人间传染的病原微生物目录》,明确了具体病毒、细菌、放线菌、衣原体、支原体、立克次体、螺旋体和真菌等危害程度分类,对有关实验活动所需生物安全实验室级别,以及菌(毒)种或感染性样本运输包装分类等提出了相应的要求;在需要开展相关微生物学研究或菌(毒)种和标本运输时,应参照《人间传染的病原微生物目录》的要求执行(注:如研究动物疾病相关的病原微生物则应参照农业部颁发的《动物病原微生物分类名录》的要求执行)。

二、病原微生物生物安全实验室的分级

我国根据实验室对病原微生物的生物安全防护水平(biosafety level,BSL)及实验室生物安全标准的规定,将实验室分为一级(BSL-1)、二级(BSL-2)、三级(BSL-3)和四级(BSL-4)。从事动物实验活动的实验室的动物安全防护水平(animal biosafety level,ABSL)分别以 ABSL-1、ABSL-2、ABSL-3、ABSL-4 表示。不同生物安全级别的实验室,所要求的实验室管理体系、设施设备、人员要求及个人防护不同,见附表 K-1。在确定建设或使用实验室生物安全水平级别时,首先需要进行风险评估,考虑所操作的病原微生物种类及其危害程度、可利用的实验设施及实验室内从事安全工作所需要的仪器操作和程序等。

附表 K-1　病原微生物安全实验室的分级

实验室生物安全级别*	操作的病原微生物	实验室操作和个人防护	实验室必须配备的关键设施和设备
一级 (BSL-1)	适用于操作在通常情况下不会引起人类或者动物疾病的微生物	微生物学操作技术规范	开放实验台
二级 (BSL-2)	适用于操作能够引起人类或者动物疾病,但一般情况下对人、动物或者环境不构成严重危害,传播风险有限,实验室感染后很少引起严重疾病,并且具备有效治疗和预防措施的微生物	微生物学操作技术规范、个人防护服、生物危害标识、人员进入制度、健康监测、污染废弃物的处置	生物安全柜(防护操作中可能生成的气溶胶) 高压蒸汽灭菌器(污染废弃物灭菌)
三级 (BSL-3)	适用于操作能够引起人类或者动物严重疾病,比较容易直接或者间接在人与人、动物与人、动物与动物间传播的微生物	在二级生物安全防护水平上增加特殊防护服,更严格的人员进入制度、上岗前体检、健康监测、污染废弃物的处置	负压、高效过滤器等送排风系统(排出空气过滤) 生物安全柜和(或)其他生物安全实验室工作所需要的基本设备 双扉高压蒸汽灭菌器
四级 (BSL-4)	适用于操作能够引起人类或者动物非常严重疾病的微生物,以及我国尚未发现或者已经宣布消灭,或没有预防治疗措施的微生物	在三级生物安全防护水平上增加气锁入口、出口淋浴、污染物品的特殊处理	负压、高效过滤器等送排风系统(排出空气过滤) Ⅲ级或Ⅱ级生物安全柜 正压服 双扉高压蒸汽灭菌器及污水灭菌系统

*动物实验室的生物安全防护水平要高于体外操作的生物安全防护水平,在此不详细介绍。由于动物行为的不可控性,在进行动物实验过程中必须加强防护,并制订好应急预案。

我国法律法规明确规定一级、二级生物安全实验室不得从事高致病性病原微生物实验活动;

三级、四级生物安全实验室必须获得上级有关主管部门批准后方可建设和从事相应的高致病性病原微生物实验活动。

病原微生物实验室设立单位应成立生物安全委员会并制定科学、严格的管理制度,明确实验室生物安全负责人及其职责,强化日常管理和菌毒种的管理;定期对实验室设施设备、材料等进行检查、维护和更新,合理处置废弃物,防止污染环境。实验室应配备符合要求的个人防护用品,包括防护服、口罩(必要时佩戴呼吸器)、手套、防护目镜、面部防护罩、鞋套、帽子等;应建立健康档案;进行预防接种等。实验室工作人员应掌握实验室技术规范、操作规程、生物安全防护知识和实际操作技能,并经生物安全培训和通过考核。

三、病原微生物实验室的风险评估

实验室生物安全管理工作的基础是风险评估。实验室及设立单位应根据风险评估结论决定是否开展相应的科研项目或实验活动,制订生物安全风险管理措施,将相关风险降低至可接受的范围。风险评估应由熟悉相关病原微生物特性、实验室设备和设施、动物模型以及个人防护装备的专业人员进行。实验室生物安全的风险评估应是动态的,应及时收集相关的新资料和新信息,必要时对风险评估的结果及风险管理措施进行修订。

在进行实验室生物安全风险评估时,除考虑病原微生物的危害程度(参照《人间传染的病原微生物目录》)外,还应考虑病原微生物的其他特性及其他相关因素:①微生物的致病性、感染数量、自然感染途径;②实验室操作所致的其他感染途径(非消化道途径、空气传播、食入);③微生物在环境中的稳定性;④所操作微生物的浓度和浓缩标本的量;⑤暴露的潜在后果;⑥适宜宿主(人或动物)的存在;⑦已报道的实验室感染情况;⑧拟进行的操作(如超声处理、气溶胶化、离心等);⑨可能会扩大微生物的宿主范围或改变微生物对于已知有效治疗方案敏感性的所有基因操作技术;⑩当地是否能进行有效的预防或治疗干预等。此外,风险评估内容还必须包括实验室生物安全管理体系、实验室人员素质、生物安保等。对于未知病原微生物、突发新现传染病病原微生物、病原微生物重组等研究或检测,则应通过单位和(或)上级主管单位生物安全专业委员会风险评估和批准。

在所操作的病原微生物有关信息有限时,可借助于患者的医学资料、流行病学资料(发病率和死亡率资料、可疑的传播途径、其他有关暴发的调查资料)及有关标本来源地的信息,判断标本的危害程度。在研究暴发病因不明的疾病时,应参照国家卫生健康委员会、中国疾病预防控制中心和(或)WHO制定的专门指南,指导标本应如何运输以及在标本操作时应按何种生物安全水平执行。根据风险评估结果,可确定拟开展研究工作的生物安全水平级别,选择合适的生物安全水平级别实验室,采用相应的个体防护装备,并制定操作规范,以确保实验在生物安全的条件下开展。

参考文献

［1］ 尚红,王毓三,申子瑜. 全国临床检验操作规程［M］. 4 版. 北京:人民卫生出版社,2015.

［2］ 周庭银,胡继红,吴文娟,等. 临床微生物检验标准化操作程序［M］. 2 版. 上海:上海科学技术出版社,2024.

［3］ 付玉荣,张玉妥. 临床微生物学检验技术实验指导［M］. 武汉:华中科技大学出版社,2021.

［4］ 宋鸿,周艳萌. 医学微生物学实验教程［M］. 北京:科学出版社,2021.

［5］ 李凡,徐志凯. 医学微生物学［M］. 9 版. 北京:人民卫生出版社,2018.

［6］ 王琦. 医学微生物学［M］. 北京:人民卫生出版社,2020.

［7］ 张红军,吾拉木·马木提,刘水平. 病原生物学实验［M］. 北京:华中科技大学出版社,2013.

［8］ 胡晓梅,饶贤才. 医学微生物学实验指南［M］. 北京:科学出版社,2017.

［9］ 人力资源社会保障部教材办公室. 公共卫生辅助服务员指导手册［M］. 北京:中国劳动社会保障出版社,2020.

［10］ 徐国成,韩秋生,王继春,等. 人体寄生虫学图谱［M］. 北京:高等教育出版社,2023.

彩　　图

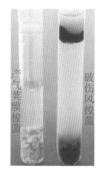

彩图 1-7-1　厌氧芽胞梭菌在疱肉
培养基中的生长现象

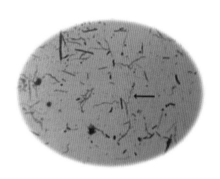

彩图 1-8-1　奋森疏螺旋体革兰染色镜检
（10×100）

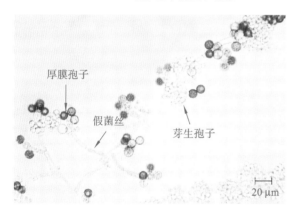

彩图 1-12-1　白念珠菌

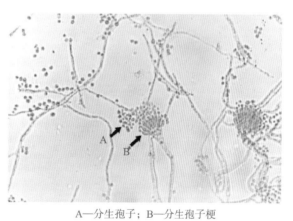

A—分生孢子；B—分生孢子梗

彩图 1-12-2　烟曲霉（乳酸酚棉蓝染色）

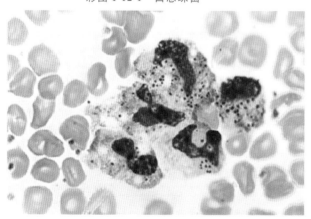

彩图 2-7-1　中性粒细胞吞噬细菌现象

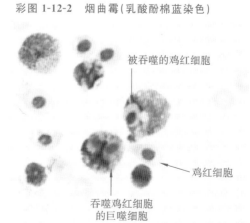

彩图 2-10-1　小白鼠腹腔巨噬细胞吞噬鸡
红细胞的现象（瑞氏染色）

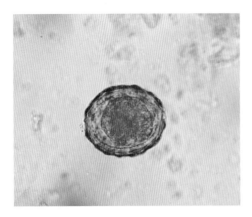

彩图 3-1-1　蛔虫受精卵

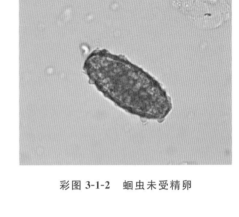

彩图 3-1-2　蛔虫未受精卵

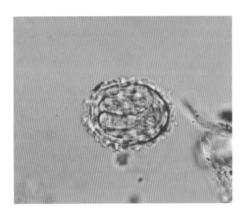

彩图 3-1-3　蛔虫感染期卵

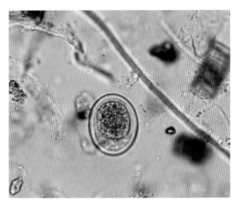

彩图 3-1-4　蛔虫脱蛋白质膜卵

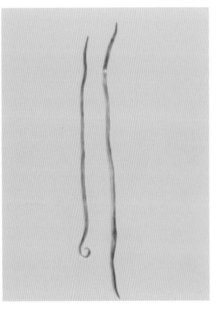

彩图 3-1-5　蛔虫成虫

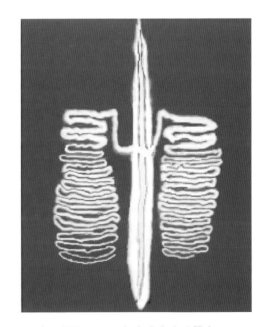

彩图 3-1-6　蛔虫成虫生殖器官

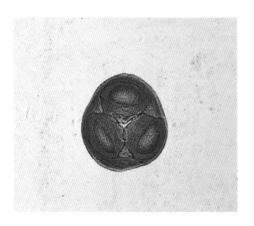

彩图 3-1-7　蛔虫唇瓣

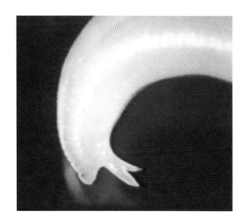

彩图 3-1-8　雄蛔虫尾部

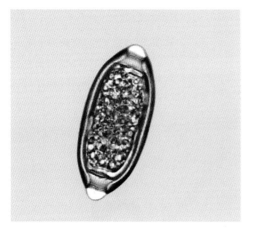

彩图 3-1-9　鞭虫卵

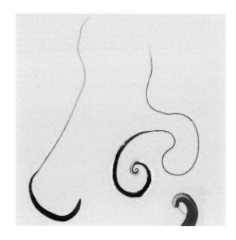

彩图 3-1-10　鞭虫成虫

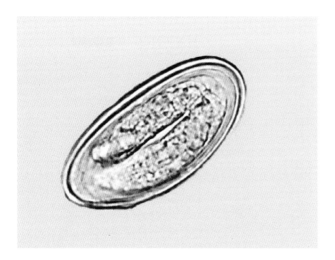

彩图 3-1-11　蛲虫卵

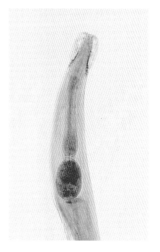

彩图 3-1-12　蛲虫成虫

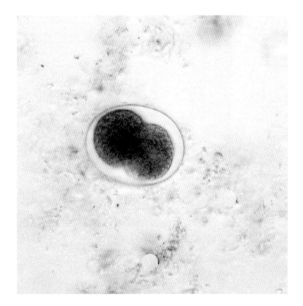

彩图 3-1-13　钩虫卵

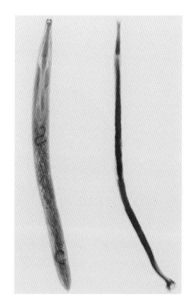

彩图 3-1-14　十二指肠钩虫成虫

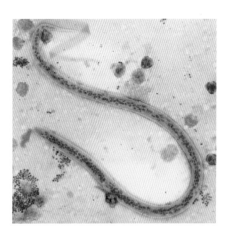

彩图 3-2-1A　班氏微丝蚴

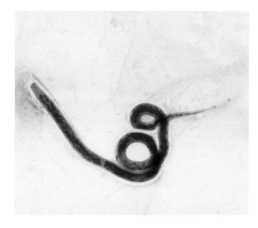

彩图 3-2-1B　马来微丝蚴

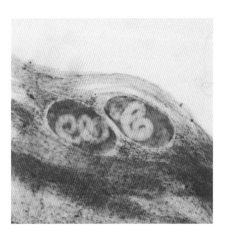

彩图 3-2-2　旋毛虫幼虫囊包

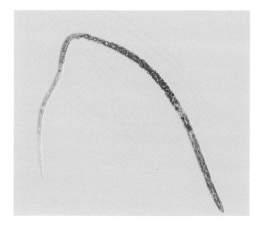

彩图 3-2-3　旋毛虫成虫(雌虫)

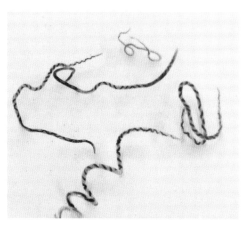

彩图 3-2-4　广州管圆线虫成虫

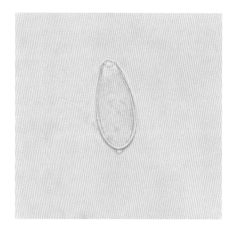

彩图 3-3-1　华支睾吸虫卵

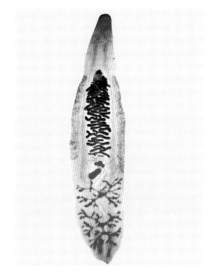

彩图 3-3-2　华支睾吸虫成虫

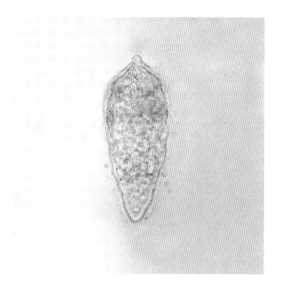

彩图 3-3-3　华支睾吸虫毛蚴

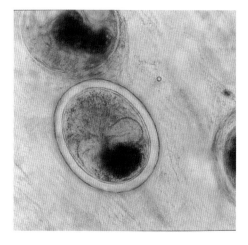

彩图 3-3-4　华支睾吸虫囊蚴

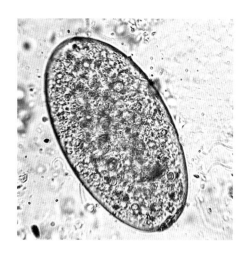

彩图 3-3-5　布氏姜片吸虫卵

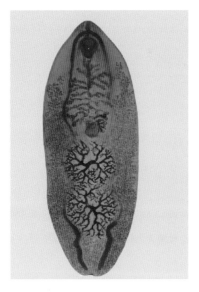

彩图 3-3-6　布氏姜片吸虫成虫(卡红染色)

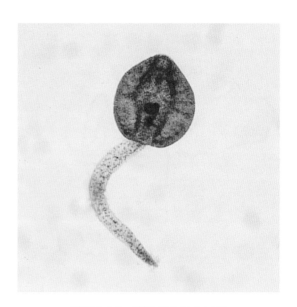

彩图 3-3-7　布氏姜片吸虫尾蚴

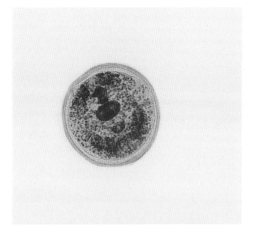

彩图 3-3-8　布氏姜片吸虫囊蚴

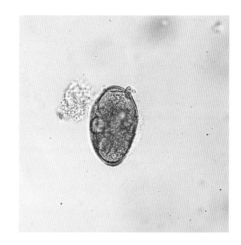

彩图 3-4-1　卫氏并殖吸虫卵

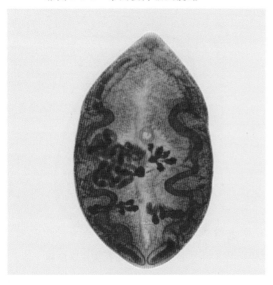

彩图 3-4-2　卫氏并殖吸虫成虫(卡红染色)

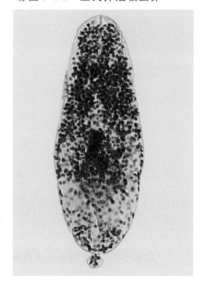

彩图 3-4-3　卫氏并殖吸虫尾蚴

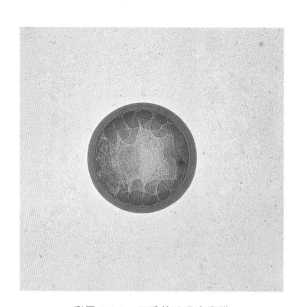

彩图 3-4-4　卫氏并殖吸虫囊蚴

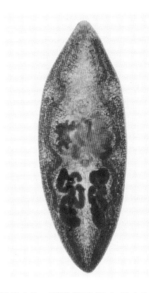

彩图 3-4-5　斯氏并殖吸虫成虫(卡红染色)

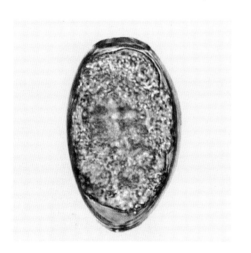

彩图 3-4-6　斯氏并殖吸虫卵

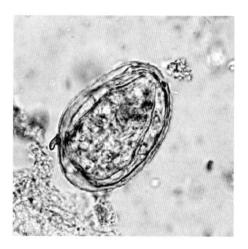

彩图 3-4-7　日本血吸虫卵

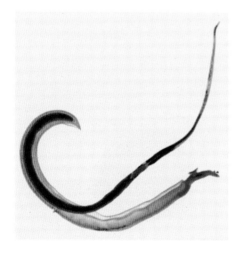

彩图 3-4-8　日本血吸虫雌雄成虫合抱(卡红染色)

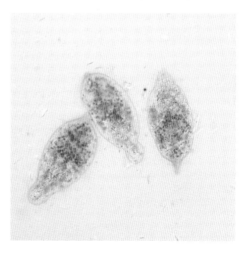

彩图 3-4-9　日本血吸虫毛蚴(卡红染色)

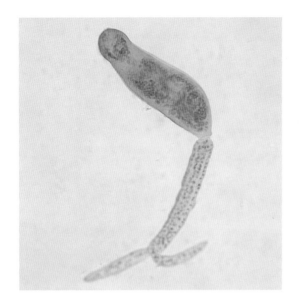

彩图 3-4-10　日本血吸虫尾蚴(卡红染色)

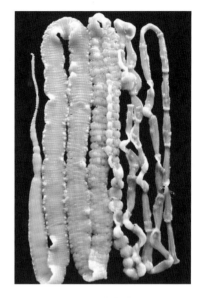

彩图 3-5-1　猪带绦虫成虫

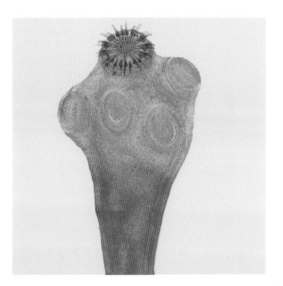

彩图 3-5-2　猪带绦虫成虫头节(卡红染色)

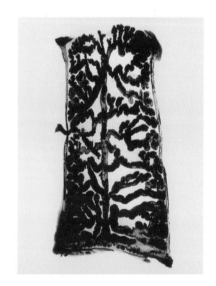

彩图 3-5-3　猪带绦虫成虫孕节

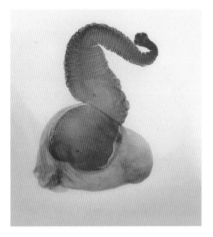

彩图 3-5-4　猪带绦虫囊尾蚴(卡红染色)

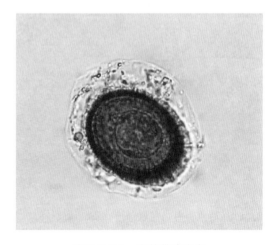

彩图 3-5-5　完整带绦虫卵

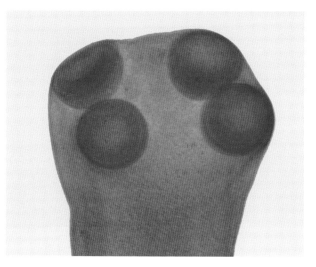

彩图 3-5-6　牛带绦虫成虫头节

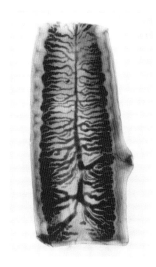

彩图 3-5-7　牛带绦虫成虫孕节

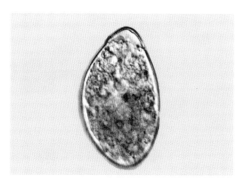

彩图 3-5-8　曼氏迭宫绦虫卵

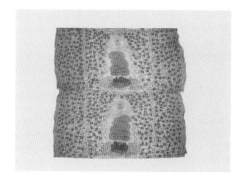

彩图 3-5-9　曼氏迭宫绦虫成节及孕节

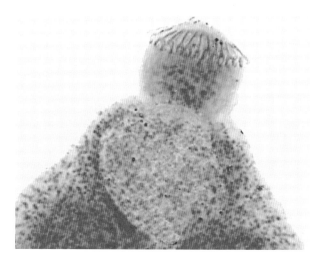

彩图 3-5-10　微小膜壳绦虫成虫头节

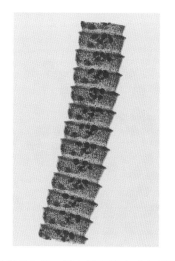

彩图 3-5-11　微小膜壳绦虫成虫成节

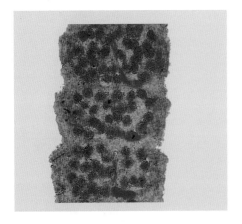

彩图 3-5-12　微小膜壳绦虫成虫孕节

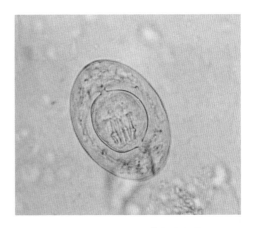

彩图 3-5-13　微小膜壳绦虫卵

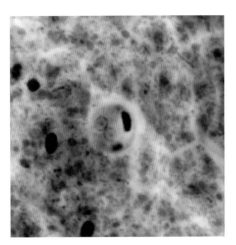

彩图 3-6-1　溶组织内阿米巴双核包囊

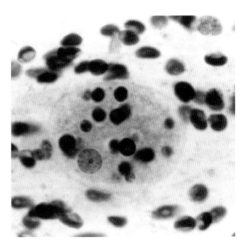

彩图 3-6-2　溶组织内阿米巴组织型
滋养体(铁苏木素染色)

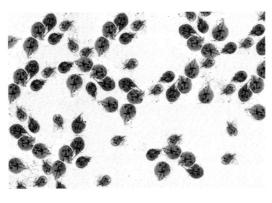

彩图 3-6-3　蓝氏贾第鞭毛虫滋养体

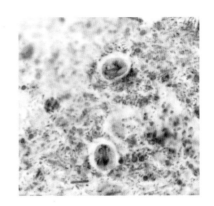

彩图 3-6-4　蓝氏贾第鞭毛虫包囊

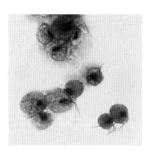

彩图 3-6-5　阴道毛滴虫滋养体（吉姆萨染色）

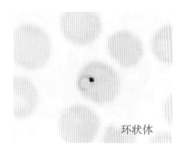

环状体

彩图 3-7-1A　间日疟原虫环状体

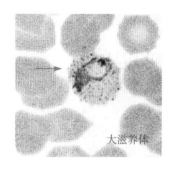

大滋养体

彩图 3-7-1B　间日疟原虫大滋养体

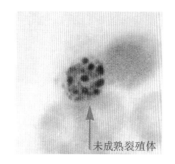

未成熟裂殖体

彩图 3-7-1C　间日疟原虫未成熟裂殖体

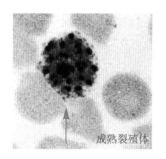

成熟裂殖体

彩图 3-7-1D　间日疟原虫成熟裂殖体

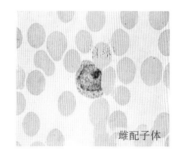

雌配子体

彩图 3-7-1E　间日疟原虫雌配子体

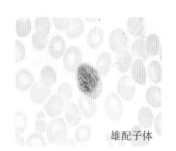

雄配子体

彩图 3-7-1F　间日疟原虫雄配子体

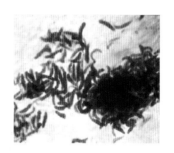

彩图 3-7-2　间日疟原虫子孢子

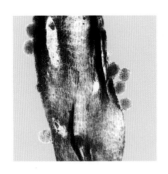

彩图 3-7-3　蚊胃壁间日疟原虫卵囊

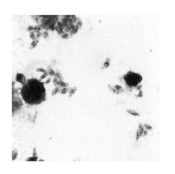

彩图 3-7-4　刚地弓形虫滋养体

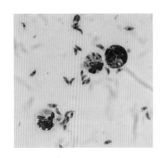

彩图 3-7-5　刚地弓形虫假包囊

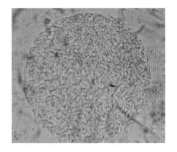

彩图 3-7-6　刚地弓形虫包囊

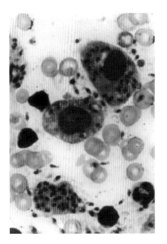

彩图 3-7-7　杜氏利什曼原虫无鞭毛体

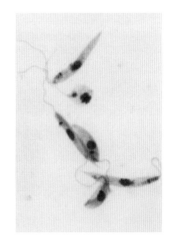

彩图 3-7-8　杜氏利什曼原虫前鞭毛体

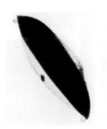
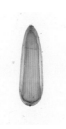
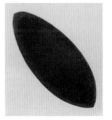

按蚊卵　　　　库蚊卵　　　　伊蚊卵

彩图 3-8-1　按蚊卵、库蚊卵、伊蚊卵

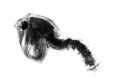

按蚊蛹 库蚊蛹 伊蚊蛹

彩图 3-8-2 按蚊蛹、库蚊蛹、伊蚊蛹

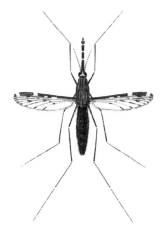

彩图 3-8-3 中华按蚊

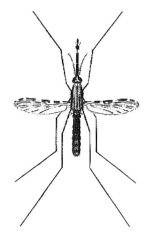

彩图 3-8-4 微小按蚊

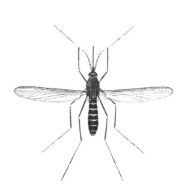

彩图 3-8-5 致倦库蚊

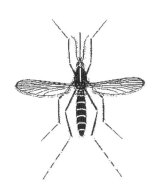

彩图 3-8-6 白纹伊蚊

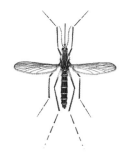

彩图 3-8-7 埃及伊蚊

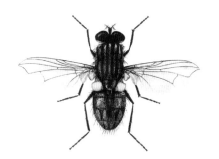

彩图 3-8-8 家蝇

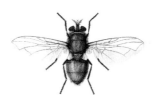

彩图 3-8-9　丝光绿蝇

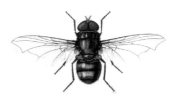

彩图 3-8-10　大头金蝇

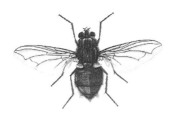

彩图 3-8-11　巨尾阿丽蝇

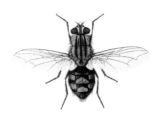

彩图 3-8-12　黑尾黑麻蝇

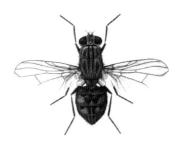

彩图 3-8-13　厩腐蝇

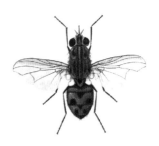

彩图 3-8-14　厩螫蝇

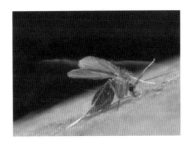

彩图 3-8-15　白蛉成虫

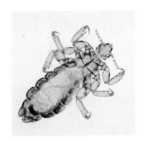

彩图 3-8-16　人虱

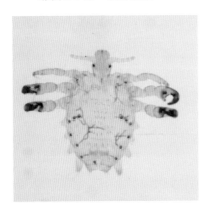

彩图 3-8-17　耻阴虱

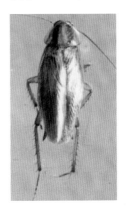

彩图 3-8-18　蜚蠊成虫

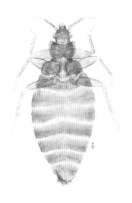

彩图 3-8-19　温带臭虫

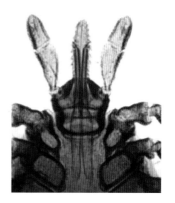

彩图 3-9-1　硬蜱颚体

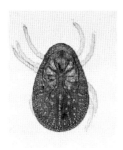

彩图 3-9-2　软蜱

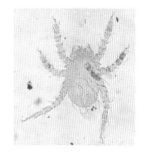

彩图 3-9-3　恙螨幼虫

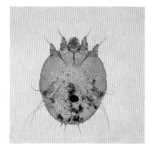

彩图 3-9-4　疥螨雌虫

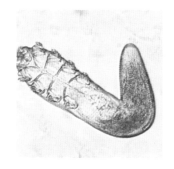

彩图 3-9-5　毛囊蠕形螨

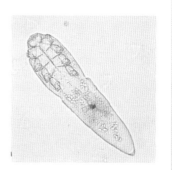

彩图 3-9-6　皮脂蠕形螨

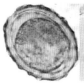
受精蛔虫卵

未受精蛔虫卵

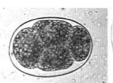
钩虫卵

蛲虫卵

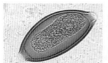
鞭虫卵

带绦虫卵

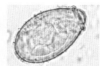
华支睾吸虫卵

日本血吸虫卵

彩图 3-10-1　粪便中常见的虫卵

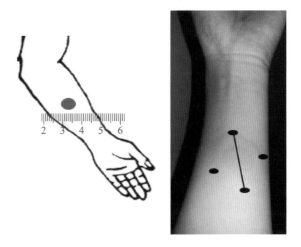

彩图 4-4-1　结核菌素试验示意图